_____ 님께 드립니다.

"빠른 쾌유를 기원합니다."

암 치료에 꼭 필요한
암 식단 가이드

SELF CLINIC

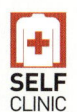

암 치료에 꼭 필요한
암 식단 가이드

연세암센터, CJ프레시웨이,
세브란스병원 영양팀 지음

삼호미디어
samho MEDIA

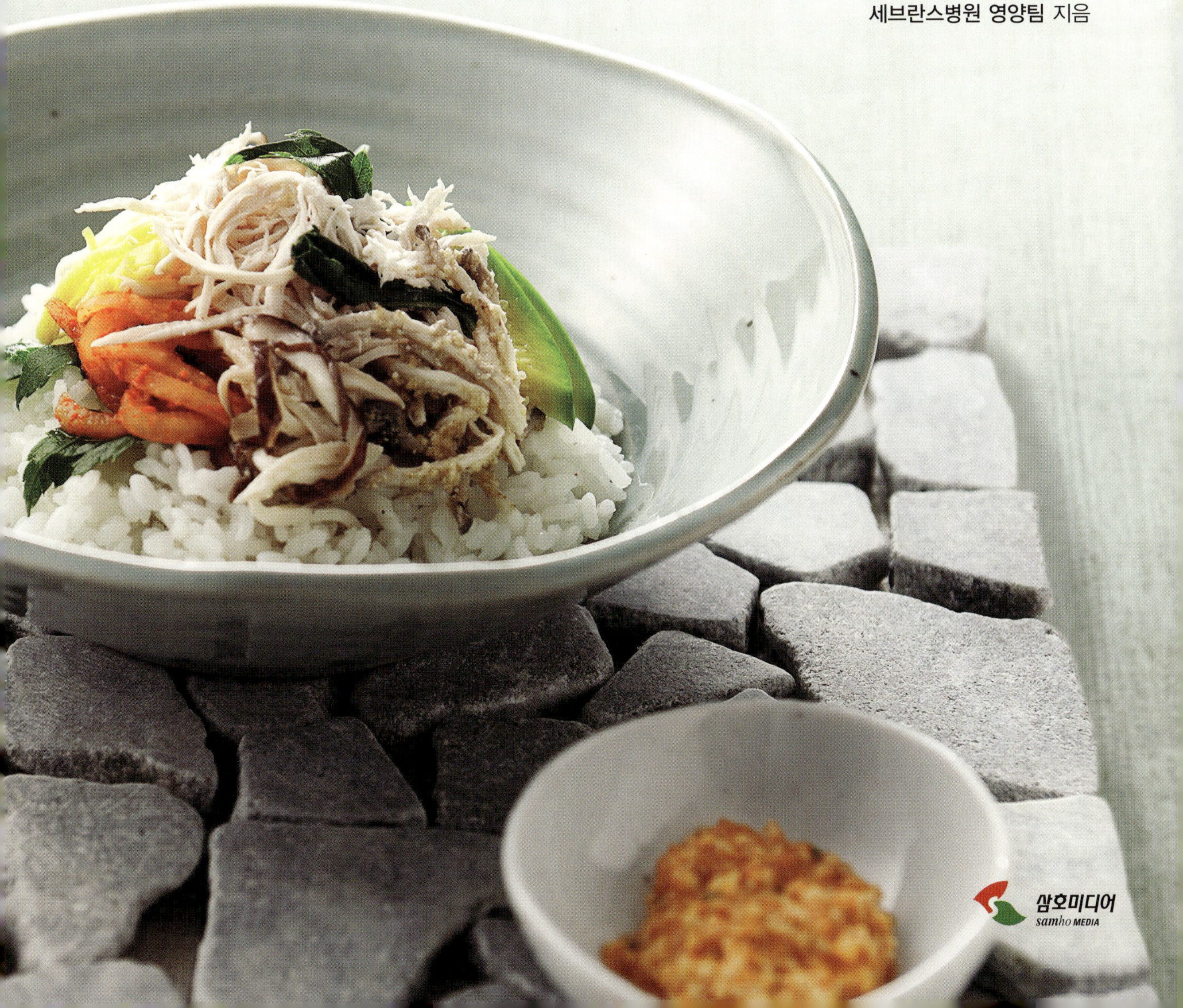

머리말

"식생활로 고생하는 암 환자들을
내 가족처럼 여기며 정성을 다해 준비했습니다"

많은 암 환자들이 암 진단 이후 식생활에 대해 두려움을 느낍니다. 진료실이나 병실에서 가장 많이 듣는 질문은 '무엇을 먹어야 하는지'와 '어떤 식품을 먹지 말아야 하는지'에 관한 것입니다. 생각보다 많은 환자들이 암 발병 후 그동안의 잘못된 식습관으로 암에 걸렸다는 생각에 억지로 채식 위주로 식생활을 바꾸기도 합니다. 이렇듯 치료 과정 중에 예전 식습관을 완전히 거부하다 보니 적절한 음식 섭취를 못해 체력이 떨어져 고생하는 경우도 있고, 검증되지 않은 민간요법을 따라 하느라 많은 시간과 비용을 허비하는 경우도 많습니다.

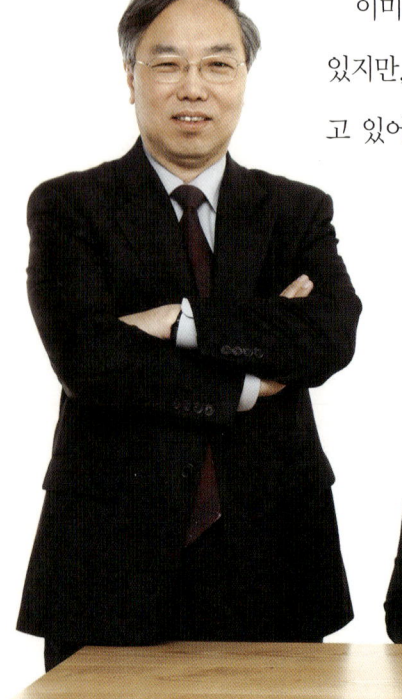

이미 시중에는 암과 관련된 식사 및 식품에 관한 많은 책이 출간되어 있지만, 대부분의 책들이 예방법이나 기적의 식품을 소개하는 내용을 담고 있어 암 환자는 물론 주변 가족들에게 혼란만 가중시키는 경우가 허다합니다. 이러한 정보의 홍수와 유혹 속에서 부적절한 식품을 섭취하거나, 스트레스나 항암 치료의 부작용으로 식욕까지 잃어 적절한 영양 관리가 이루어지지 않으면 치료가 지연되어 회복이 어려울 수도 있습니다.

환자에게 항암 치료만큼이나 중요한 것은 바로 올바른 영양 관리입니다. 그래서 저희 의료진은 오랜 기간 환자를 치료하면서 어떻게 하면 올바른 식사에 관하여 구체적으로 조언하고, 입원 기간 동안 환자들이 좀 더 제대로 식사를 하게 할 수 있을까를 고민하였습니다. 그 해결책으로 연세암센터 의료진과 세브란스병원 영양팀, 그리고 CJ프레시웨이 메뉴팀이 그동안의 경험과 연구를 바탕으로 항암 치료를 받는 환자를 위해 새로운 메뉴를 개발하였습니다. 특히 개발 과정에서 의료진의 철저한 의학적 검증과 환자 및 보호자들을 대상으로 한 수차례의 시연회를 열어 문제점을 파악하고 보완함으로써 완성도를 높여나갔습니다. 이렇게 완성된 식단을 2009년 7월부터 연세암센터에서는 환자들에게 실제로 제공하고 있습니다. 더 나아가 이를 바탕으로 항암 치료를 받는 환자들의 영양 문제와 실제적인 식단 선정, 준비 방법 등을 다룬 식생활 안내서를 이렇게 발간하였습니다.

이 책은 항암 치료 기간 동안의 적절한 영양 관리 방법과 저희 연세암센터와 CJ프레시웨이에서 개발한 메뉴 조리법을 통해 환자나 보호자들에게 치료 기간 동안의 식생활과 음식에 대해 올바른 정보와 아이디어를 드릴 것입니다.

모쪼록 많은 환자와 가족들이 이 책을 읽고 힘든 항암 치료 과정에서 '무엇을 어떻게 먹어야 할까'하는 고민을 덜 수 있기를 기원합니다.

연세암센터장 정현철
세브란스병원 영양팀장 김형미

머리말

"암 환자들과 가족들을 위해
든든한 영양 도우미가 되어 드리겠습니다"

과거에는 정말 희귀한 병이라고 생각했던 암이 이제는 일상 깊숙이 파고들었다는 것을 느낄 때가 많습니다. 텔레비전을 틀면 어김없이 암 보험 광고가 나오고, 특정 음식이 암 예방 효과가 있다는 뉴스와 그런 음식들을 활용한 각종 요리 프로그램도 자주 볼 수 있습니다. 발암물질은 왜 또 그리 많은지요. 오염된 공기와 환경호르몬, 생활용품 속 각종 화학물질은 물론 자극적인 음식, 과음, 심지어 스트레스까지도 암을 유발할 수 있습니다.

현실이 이렇다 보니 가족이나 지인이 암에 걸려 고생하다가 극복했다는 이야기도 예전보다 훨씬 더 자주 접할 수 있게 되었습니다. 또한 암에 관한 정보도 인터넷 등으로 쉽게 구할 수 있습니다. 그러나 가장 중요한 것은 누가 뭐래도 평소에 건강 관리를 잘해서 암을 예방하는 것입니다.

하지만 나름대로 노력했음에도 암에 걸렸을 때는 어떻게 해야 할까요? 병원에서 치료를 받는 것 외에 무엇을 할 수 있을까요?

환자들은 치료만큼이나 중요한 음식조차 '무엇을 어떻게 먹어야 하는지' 잘 모르고 있습니다. 심지어는 그 누구보다 잘 먹고 체력을 길러서 암 세포와 싸워 이겨야 할 환자들이 암 세포를 키우게 될까봐 오히려 부실하게 먹고 영양실조로 고생하는 웃지 못할 일까지 벌어지고 있습니다.

질병으로 의학 치료를 받으면 우리 몸속은 평소 건강할 때와 달리 여러 가지 변화가 생긴다고 합니다. 암 환자의 경우 여러 가지 항암 치료를 받다보면 냄새에 더 예민해지고 입맛까지 변해 식사를 제대로 하지 못하게 되기도 합니다. 먹는 것조차 힘든 암 환자에게 무조건 잘 먹어야 한다고 평소와 같이 조리한 음식을 강요하면 더욱 고통스럽기만 할 뿐입니다. 이럴 때는 영양의 균형을 이루고 섭취량 등을 충분히 채워주면서 맛이나 냄새에서 거부감이 들지 않도록 새롭게 개발한 맞춤형 식사가 필요합니다.

아픈 것 자체만으로도 힘든데, 음식 때문에 더 고생하는 암 환자들에게 조금이나마 도움을 드리고 싶은 소박한 바람으로 이 책을 준비하였습니다. 국내 최고 암 전문기관인 연세암센터 의료진과 세브란스병원 영양팀 그리고 영양 정보와 음식 조리에 관한 전문 조직인 CJ프레시웨이 메뉴팀이 힘을 모아 암 환자에게 꼭 맞는 전문적이고도 실용적인 내용을 담으려 노력했습니다.

부디 이 책이 암 환자들과 가족들에게 든든한 영양 도우미가 되길 바라며, 이 책이 출간되기까지 지원과 노력을 아끼지 않으신 많은 분들께 이 자리를 빌어 진심으로 감사의 인사를 전합니다.

CJ프레시웨이 대표이사 이창근

격려사

21세기 인류 공영의 가장 큰 난제인 암 정복을 위한 진료와 연구를 선도해온 연세암센터와 국민들의 영양 문제와 음식 조리에 관한 한 국내 최고의 전문기관인 CJ프레시웨이의 「암 치료에 꼭 필요한 암 식단 가이드」 출간을 진심으로 축하드립니다.

한국인 사망 원인 1순위인 암은, 현재 추세라면 암 환자의 수가 지속적으로 늘어날 것이며, 암으로 인한 사망 인구도 증가할 것으로 보입니다. 이러한 원인 중 하나가 암 환자들이 가장 고민하고 어려워하는 먹을거리에 관한 문제입니다. 치료 중인 환자들은 제대로 잘 먹어야 치료를 잘 견뎌낼 수 있고, 치료 효과 또한 높아질 수 있습니다. 그러나 대부분 환자들이 영양실조로 고생하거나 기적의 식품을 찾아 헤매는 일들이 벌어지고 있습니다.

이러한 안타까운 현실 속에서 암 환자와 가족들에게 조금이나마 올바른 정보를 제공하고 도움을 드리고자 연세암센터와 CJ프레시웨이 관계자들이 약 1년에 가까운 기간 동안 열정을 다해 공동으로 프로젝트를 수행해왔습니다. 그리고 수많은 검증과 시행착오를 거쳐 얻은 소중한 결실을 이제 여러분 앞에 조심스럽게 내놓았습니다.

이 책으로 인해 항암 치료 시 음식 섭취에 관한 암 환자와 가족들의 의식이 변화하기를 희망합니다. 그리고 당연히 변해야 할 것입니다. 그래야 치료에 조금이라도 더 도움이 될 수 있습니다. 또한 더 이상 암으로 인해 고통받고 눈물 흘리는 사람들이 생기지 않고 모두가 건강해질 수 있기를 간절히 바랍니다. 암 환자 여러분의 빠른 쾌유와 평온을 진심으로 기원하는 바입니다.

연세대학교 의무부총장 겸 의료원장 박창일

축사

거듭 발전하는 연세암센터를 생각할 때마다 늘 가슴 뿌듯하고 마음 든든하던 차에 「암 치료에 꼭 필요한 암 식단 가이드」 출간 소식을 듣고 이렇게 축하를 드립니다. 연세암센터는 설립 이래 '암 정복! 99.9% 도전'이라는 신념으로 임상과 연구 부분에서 지금 이 순간에도 앞장서고 있습니다.

최근 연세암센터는 국내 최초로 암 환자의 영양 보충을 돕고, 직접적인 고충 사항이었던 식사 문제를 해결하고자 세브란스병원 영양팀의 영양 전문 지식과 CJ프레시웨이의 실전 경험을 접목하여 항암 치료 중인 환자를 위한 메뉴를 개발하여 입원 환자에게 적용하고 있습니다.

그동안 환자들의 올바른 영양 섭취는 암 치료의 아킬레스건이라고 할 정도로 큰 문제점이었습니다. 갑작스런 발병에 지푸라기라도 잡고 싶은 환자와 가족들의 심정은 충분히 헤아릴 수 있지만, 이러한 절박함이 오히려 치료에 도움이 되지 않는 선택을 하게 되는 경우를 자주 보아왔습니다.

이러한 때에 연세암센터와 CJ프레시웨이가 국내 최초로 개발한 항암 식단은 국내 암 치료의 수준을 한 단계 높일 수 있을 정도로 가치가 있다고 할 수 있습니다. 암으로 고생하는 수많은 환자들에게 이러한 소중한 정보를 드리고자 책으로 출간하는 것은 더욱더 의미가 있다 하겠습니다.

부디 이 책이 암 환자들과 가족들에게 암 치료 여정에 믿음직한 동반자가 되길 바랍니다. 끝으로 이 책이 출간되기까지 노력을 아끼지 않으신 연세암센터 의료진과 세브란스병원 영양팀, CJ프레시웨이 메뉴팀, 그리고 그 외 많은 분들께 진심으로 감사와 축하의 인사를 전합니다.

세브란스병원장 이철

목차

머리말...4
격려사...8
축사...9

1장 항암 치료 시 식사는 달라야 한다...14

항암 치료 중에는 체력을 최상으로 유지해야 한다...16
암 환자의 대부분은 영양 불량을 겪는다...18
암 세포가 영양 불균형을 일으킨다...20
항암 치료 시 발생할 수 있는 증상들...23
현재 식습관을 중심으로 대비해야 한다...29

2장 항암 치료 시 올바른 식사 가이드...32

암 세포는 약으로, 정상 세포는 영양소로 다스려라...34
나의 적정 체중과 영양 필요량 알아보기...36
균형 잡힌 영양 섭취를 위한 식사 계획...38
음식 섭취가 힘들 때의 식사 요령...44
암 환자의 올바른 식사를 위한 가족의 역할...56

3장 암 환자와 가족이 알아야 할 식사 준비 요령...60

좋은 식재료를 선택하는 기준...62
식재료를 올바르게 보관하는 방법...65
올바른 식사를 위한 건강 조리법...69
천연 조미료 만들기...74

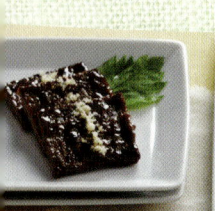
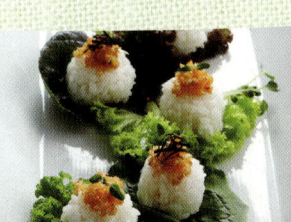
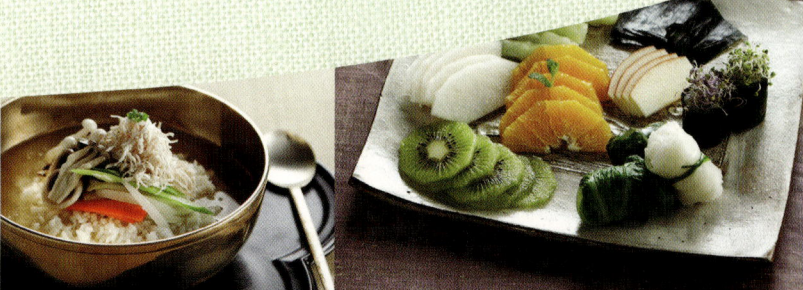

4장 항암 치료를 위한 맞춤형 요리 만들기...80

모든 영양소를 한 그릇에 담은 요리...82
- 신선초비빔밥...84
- 아삭김치날치알쌈밥...86
- 사색사미주먹밥...88
- 채소쌈으로 만드는 건강롤...90
- 된장라이스...92
- 중화풍 청경채덮밥...94
- 김치말이국수...96
- 오색고명국수...98
- 닭안심메밀전병...100
- 버섯브리또...102

메슥거리는 속을 가라앉히는 요리...104
- 동치미메밀국수...106
- 닭고기버섯온반...108
- 우렁된장찌개와 과일숙쌈...110
- 약선물김치...112
- 명이나물장아찌...114
- 청포묵초무침...116
- 오이찬국...118

색다른 분위기가 생각날 때 먹는 별미...120
- 사태과일탕수...122
- 양송이버섯전...124
- 누룽지치킨커틀릿...126
- 청국장동태조림...128
- 전복무침...130
- 아몬드새우무침...132
- 제철채소구이...134
- 두유소스버섯볶음...136
- 미역청국장무침...138

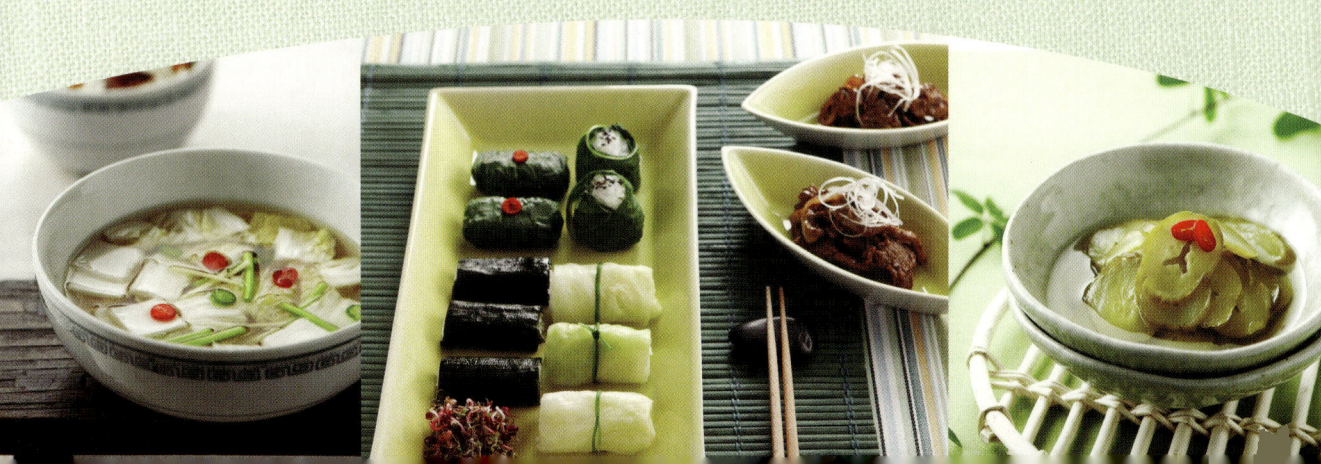

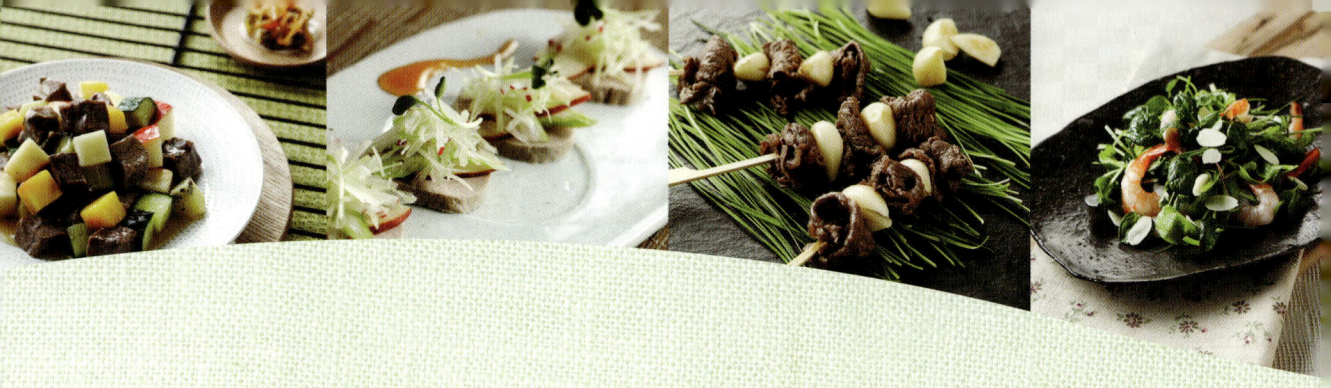

단백질 섭취에 좋은 고기 요리...140

- 바싹불고기...142
- 소고기마늘꼬치...144
- 수육과 양배추사과샐러드...146
- 숙성김치보쌈...148
- 닭섭산적...150
- 도미간장조림...152
- 된장소스연어구이...154
- 두부완자지짐...156

부드럽게 술술 넘어가는 요리...158

- 목이버섯검은콩죽...160
- 토마토죽...162
- 아스파라거스죽...164
- 매생이게살스프...166
- 황태누룽지미역국...168

틈틈이 영양을 보충해주는 간식...170

- 단호박부꾸미...172
- 두부과일샐러드...174
- 고구마만주...175
- 고기납작만두...176
- 검은콩음료...178
- 가래떡구이와 수삼청...179
- 블루베리주스...180
- 단호박요구르트...181

* 빠른 조리를 위해 미리 준비할 사항...182

* 암 환자를 위한 1주일 식단 짜기...184

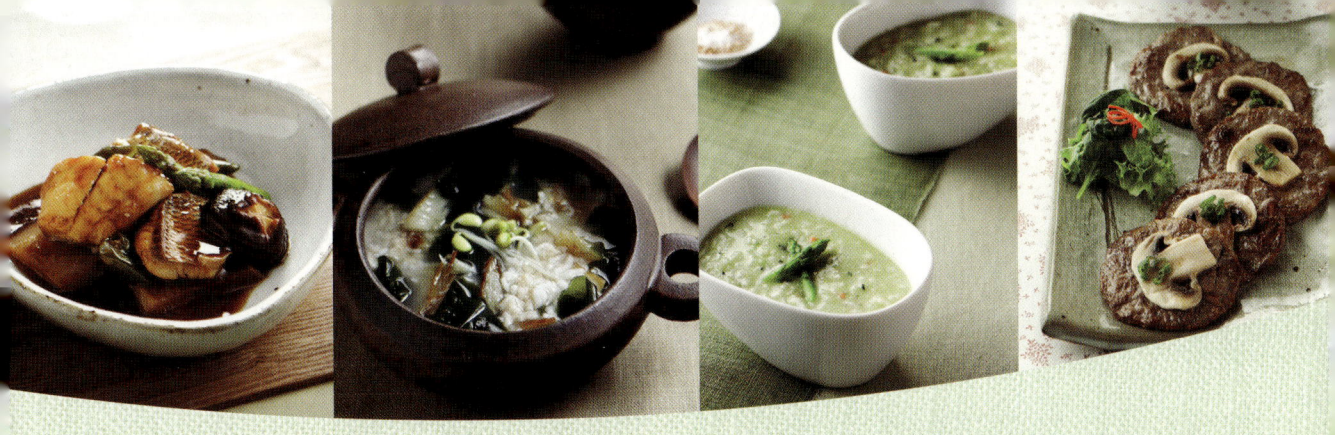

5장 암 환자가 걱정하는 상황별 올바른 식사법...194

외식 시 고려해야 할 사항...196
도시락 올바르게 싸기...198
건강기능식품 현명하게 선택하기...201
영양보충식품 제대로 활용하기...204
적극적인 영양 공급 방법...208

6장 암 재발을 예방하는 식사 요령...212

건강 균형식으로 돌아가라...214
개인 상황에 따라 다르게 식사하라...216
식사 선택은 환자 스스로 하라...218
5초만 생각하고 선택하라...219
소박한 식사의 힘을 믿어라...220
좋은 생활습관을 유지하라...221

부록   미국에서 보내온 암 환자를 위한 레시피...226
암 환자 영양 관리에 대한 친절한 안내서가 되길 바라며...230

1장
항암 치료 시 식사는 달라야 한다

암 치료를 시작하면 환자는 신체적·정신적 변화를 겪게 됩니다. 암 세포에 의한 영양소 대사 변화와 치료의 부작용 등으로 식욕을 잃게 되거나 체력이 점점 떨어지면서 치료조차도 견디기 힘든 상황을 경험할 수도 있습니다. 불안한 마음에 기적의 식품이나 약을 찾아 시간과 돈을 소모하기도 합니다. 그러나 안타깝게도 그런 식품이나 약은 없습니다.

암 환자에게 먹을거리는 삶의 질을 좌우할 뿐만 아니라 치료의 기초가 됩니다. 이 책은 항암 치료 효과를 높이고, 환자의 삶의 질을 증진시켜주며, 치료 중인 환자들에게 바람직한 식사 가이드가 되어줄 것입니다.

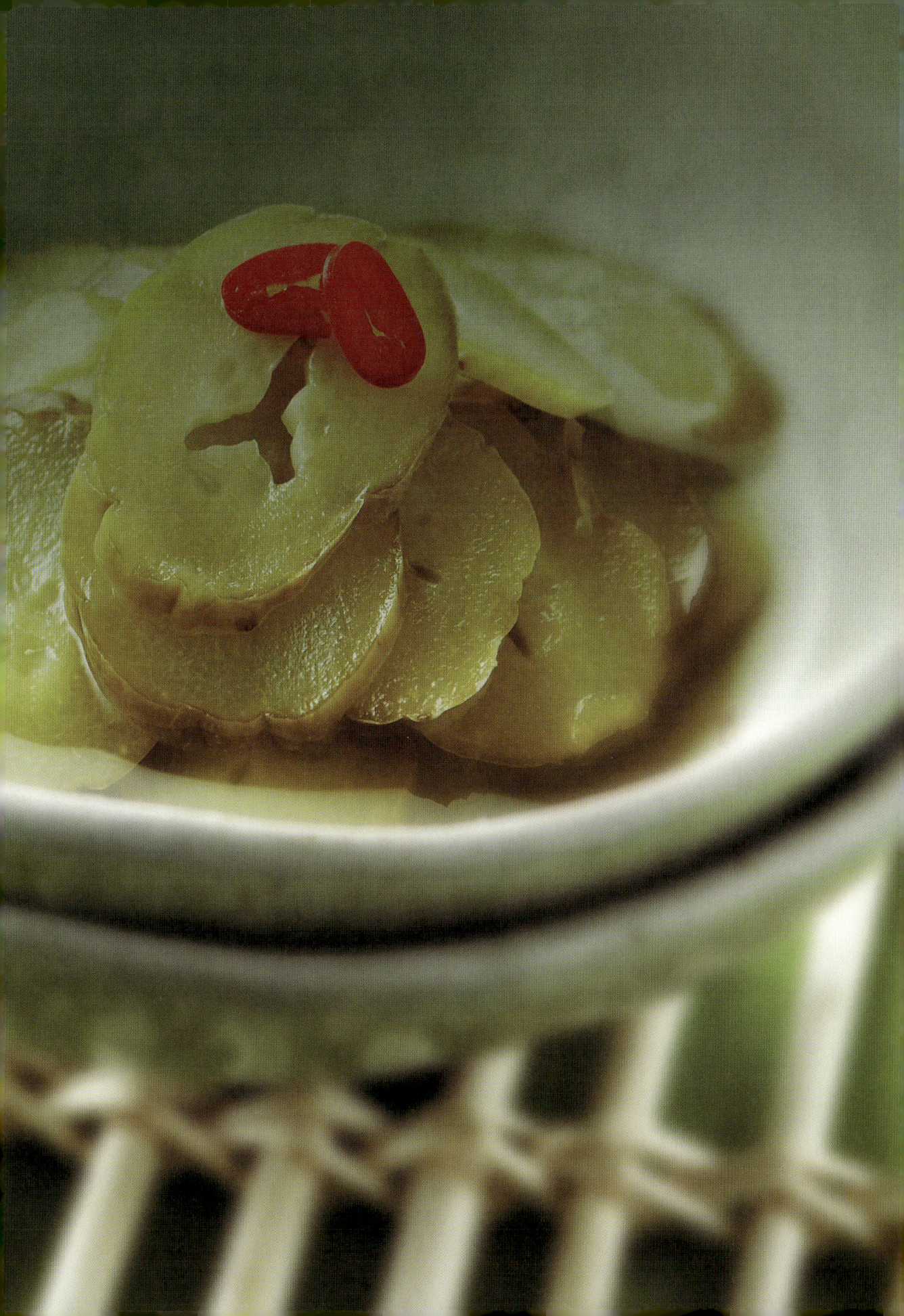

항암 치료 중에는 체력을 최상으로 유지해야 한다

환자가 암 치료를 결정하면 주치의는 환자에게 치료 계획에 대해서 설명해줄 것입니다. 치료 방법으로는 수술, 방사선 치료, 항암약물 치료, 호르몬 치료, 면역 치료 등 여러 가지가 있는데, 환자의 상태에 따라 병용할 것입니다. 항암 치료는 대부분 오랜 기간 진행되기 때문에 환자가 감당해야 할 몫도 그만큼 크며, 지루한 지구전이라고 할 수 있습니다. 게다가 치료 과정 중에 발생되는 부작용이라든가, 불안감, 절망감 등이 때로는 치료를 포기할 정도로 괴롭힐 수 있습니다. 그러나 힘든 치료를 견디고 나면 '완치'라는 희망의 선물이 기다리고 있으므로 포기하지 않기를 바랍니다.

제대로 된 일상생활의 유지 또한 치료 못지않게 필요합니다. 일상생활 자체가 또 하나의 치료 보조 수단이 될 수 있기 때문입니다. 특히 먹는 문제는 삶의 질 향상 외에도 치료를 견디기 위한 수단으로서 의미가 있습니다.

그런데 문제는 암 치료 과정 중에 어쩔 수 없이 건강한 세포들도 손상을 받을 수 있다는 것입니다. 이러한 이유로 암 치료 시 부작용이 발생하여 환자의 식사 섭취와 소화, 흡수에 영향을 줍니다. 환자의 식사량이 줄어들면 영양 상태가 나빠지고 체력이 떨어지게 마련입니다. 결국 이러한 현상은 다른 합병증을 초래하기도 하고 때로는 치료를 더 이상 진행할 수 없게 합니다.

결론적으로 암 환자들이 치료를 받는 기간 내내 노력해야 할 일은 체력과 신체 기능을 최상의 상태로 유지하는 것입니다. 그러기 위해서는 음식을 제대로 먹는 것이 중요합니다. 그래야 좋은 영양 상태를 지속하여 체력을 유지하고, 신체 조직이 손상되는 것을 예방하며, 손상된 정상 세포들을 빠르게 재생시키고, 면역력을 증강시켜 감염에 대한 저항성을 유지할 수 있기 때문입니다. 실제로 많은 환자들의 경우 영양 상태가 좋을 때 치료 과정에서 발생할 수 있는 부작용이 훨씬 덜 하고, 힘든 치료 과정도 잘 견디고 있습니다.

의료진의 의견 ① – 암을 진단받고서

절대로 피하지 말고
가능한 모든 노력을 다 하십시오

"당신의 병명은 암입니다."

아마도 이 말이 여러분이 일생을 살면서 들은 가장 놀라운 말이었을 것입니다. 그러나 두려워하지 마십시오. 암으로 진단되었다고 해서 곧 모든 생활이, 삶의 목적이, 가족과 친구와의 모든 인간관계가 끝났음을 뜻하는 것은 절대 아닙니다. 여러분 주위를 둘러보면 암을 진단받고서도 적절한 치료를 한 후에 평소 일상생활을 잘 유지하고 계신 분들을 쉽게 찾을 수 있을 것입니다.

암이 심각한 병인 건 사실이지만, 그렇다고 해서 반드시 죽음을 의미하는 병도 아닙니다. 암은 조기에 발견하여 치료하면 완치율이 높기 때문입니다. 게다가 새로운 항암제뿐 아니라 설사 완치가 되지 않는다 하더라도, 일상생활을 하는 데 지장이 없는 치료법이 지속적으로 연구, 개발되고 있습니다.

암을 진단받고 나서 두렵고 당황한 마음으로 모든 것을 급하게 대응하기보다는 가능한 한 많은 정보를 습득하고 의료진과 상담하여 적절한 치료 방법을 결정하시기 바랍니다. 그리고 의료진을 믿고, 치료와 일상생활을 조화롭게 유지하십시오.

병원은 암을 치료하기 위해 모든 노력을 다 할 것입니다. 여러분을 위한 이러한 노력이 끊임없이 지속되는 한, 여러분 역시 암을 이기기 위해 가능한 모든 노력을 하는 것이 당연합니다. 이렇게 환자 자신이 치료 과정에 적극적으로 참여할 때 '완치'라는 희망이 현실로 이루어질 것입니다. 절대로 피하지 마십시오.

암 환자의 대부분은 영양 불량을 겪는다

●●●●● 2006년 미국 뉴욕의대 종양내과 전후근 교수팀이 '암 환자의 식욕 부진과 영양 상태'라는 제목의 심포지엄에서 발표한 자료에 따르면, 암으로 사망하는 환자의 20% 이상에게 나타나는 직접적인 사망 원인은 영양실조인 것으로 밝혀졌습니다. 또한 암 환자의 평균 63%가 영양실조를 겪고 있으며, 췌장암이나 위암 환자의 경우는 83% 이상이 영양실조로 고통을 받고 있다고 조사되었습니다. 한국 호스피스완화의료학회에서도 암 환자의 약 85% 정도가 심각한 식욕 부진을 호소하고 있으며, 전체 암 환자의 80%가 영양 상태의 주요 지표가 되는 혈청 알부민 농도가 떨어져 있었다고 발표하였습니다.

이러한 연구들은 영양 상태가 양호한 암 환자가 암 치료에 더 잘 반응하는 것을 보여주며, 따라서 암 치료 과정에서 나타날 수 있는 부작용을 극복하고 면역계를 활성화하기 위해서는 잘 먹어야함을 강조하고 있습니다.

그러나 현실은 어떤가요? 암 진단을 받으면 환자들은 그동안의 식생활을 부정하며, 암을 유발한다고 알려진 음식은 피하고, 암을 치료한다고 알려진 음식만을 먹기 시작합니다. 육류 특히 붉은 고기가 암에 좋지 않다고 하여 육류는 전혀 먹지 않으면서 약초 수준의 채소류만을 섭취하는 분들도 종종 있습니다.

질환에 대한 걱정은 먹는 즐거움을 감소시킬 수 있습니다. 식사량이 부족하거나 적절한 영양소 공급이 이루어지지 않으면 일부 영양소의 결핍이나 과잉을 초래할 수 있으며, 체력이 고갈되기도 합니다. 일부 야채류를 농축하여 과하게 섭취할 경우 간 기능을 떨어뜨리는 등의 부작용을 초래하여 지속적으로 항암 치료를 진행할 수 없게 됩니다.

치료를 받는 동안, 정상적인 세포를 만드는 재료인 필수아미노산이 풍부한 질 좋은 단백질을 비롯하여 우리 몸에 필요한 모든 영양소를 충분하게 공급하는 것이 무엇보다도 중요합니다. 좋은 영양이 곧 좋은 체력으로 이어지며, 좋은 체력을 유지하여야만 암과의 투병에서 이길 수 있음을 기억하기 바랍니다.

■ 암 종류별 영양실조 발생률(단위 %)

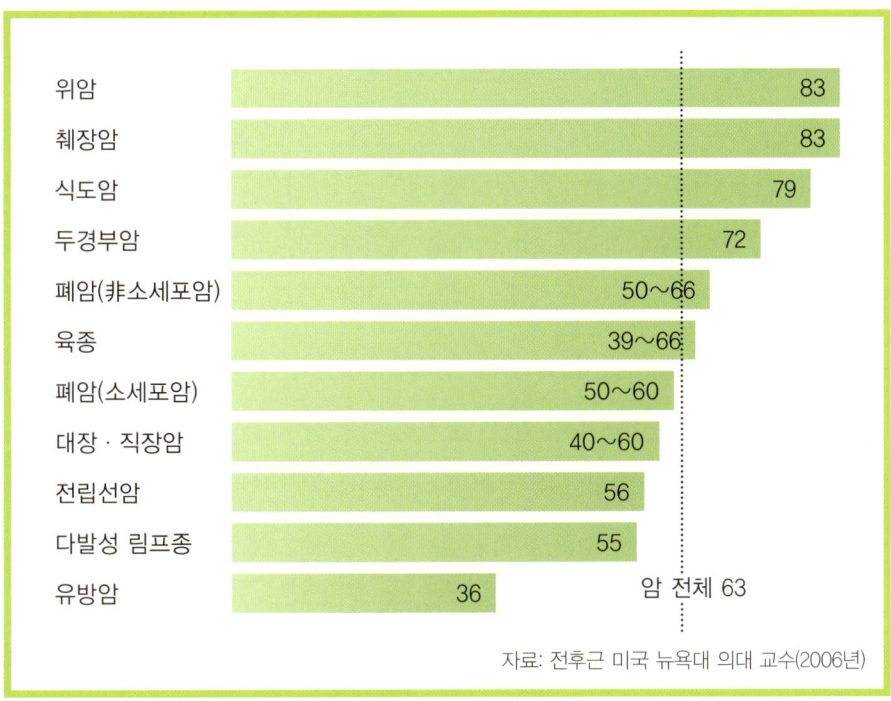

자료: 전후근 미국 뉴욕대 의대 교수(2006년)

암 세포가 영양 불균형을 일으킨다

●●●●● 암 세포는 여러 가지 식욕 억제 물질을 배출하여 식욕 부진, 미각 변화, 조기 포만감을 일으켜 식사를 못 하게 합니다.

많은 환자들이 식사를 할 수 없는 가장 큰 어려움으로 맛과 냄새에 대한 감각 이상을 호소합니다. 암 환자의 경우 단맛에 대한 민감도는 증가 또는 감소하고, 짠맛과 신맛에 대한 민감도는 줄어들며, 쓴맛에 대한 민감도는 강해집니다. 특히 쓴맛에 대해 예민해지면서 육류에 함유되어 있는 철분의 맛까지 느끼게 되는데, 이는 단백질 급원 식품으로 좋은 육류를 거부하는 원인이 되기도 합니다. 음식 냄새에도 예민해지고, 음식 냄새만으로도 포만감을 느끼게 되어 식사를 많이 할 수 없게 되기도 합니다.

한편, 암 세포가 활발하게 증식하면 이 과정에서 열량이 많이 소모됩니다. 따라서 신체의 정상적인 세포에 사용되는 열량뿐 아니라 더 많은 열량을 필요로 하게 됩니다. 뿐만 아니라 항암 치료에 따라 영양소의 대사 과정이 변화됩니다. 이러한 대사적인 변화는 환자마다 개인차가 심하여 일정하지 않으며, 병변의 단계와 치료 과정에 따라 매우 다양한 경향을 보입니다.

이렇게 열량과 영양소의 소모는 늘어나면서 반대로 식사량이 줄어들면 결국 영양 불량 상태가 됩니다. 그러면 설상가상으로 부족한 열량을 보충하기 위해 결국 신체 조직인 체내 단백질을 조금씩 분해하여 열량 공급원으로 사용하게 됩니다. 그러다 보니 신체 구성 성분인 단백질 손실이 많아집니다.

식사를 통한 단백질 공급이 부족해지면 단백질 합성에 사용되는 아미노산의 양이 감소하여 체내 단백질 합성이 줄어듭니다. 그러면 결국 체내 단백질이 부족하게 되고, 장 점막 세포가 변화되어 장 질환을 초래하고, 면역 세포의 생성 부족으로 면역력이 떨어지게 됩니다.

또한 부족한 에너지원을 충당하기 위해 체내 조직에 저장되어 있던 지방을 이용하게 됩니다. 이렇게 체내에 저장되었던 지방량까지 감소하면 환자의 체력은 급격히 떨어집니다. 더욱 심각한 것은 매일 식품을 통해 공급해야 하는 비타민과 무기질까지 점점 고갈되고, 일부 영양소의 경우 결핍 증세가 나타나게 됩니다. 영양 불량 상태가 회복되지 못하면 더 심각한 상태인 카켁시아로 점점 빠져들게 됩니다.

  카켁시아란 식욕 부진 외에도 포만감, 미각 변화, 섭취 열량 요구량 증가, 영양소 대사 과정 변화, 비정상적인 대사 등으로 빈혈, 쇠약감, 심한 체중 감소, 체력 저하가 발생하는 총체적인 영양 불량 상태를 의미합니다. 특히 두경부, 위, 췌장, 폐, 결장, 난소에 종양이 있는 환자에게 흔히 나타납니다. 반면, 유방암 환자에게는 거의 나타나지 않는 특징이 있습니다.

의료진의 의견 ② – 치료를 받기 전에

항암약물 치료가 무엇인가요

항암약물 치료란 암 세포를 죽이는 약제를 사용하는 치료를 의미합니다. 이 치료는 수술 후에 부가적인 치료 혹은 보조 치료로써 시행하거나 수술하기 어려울 정도로 암이 퍼진 경우에 시행됩니다. 항암약물 요법을 받아야 할지의 최종 결정은 병리학 전문의가 암 조직의 특성을 정밀 분석하고, 림프에 암 세포가 퍼졌는지 등을 확인한 다음 환자가 걸린 암의 특성에 따라 자료를 분석한 후 결정합니다.

항암약물 치료제는 암 세포가 증식하는 여러 단계를 방해하여 암 세포의 분열을 막거나 유전자에 손상을 주어 암 세포를 죽입니다. 보통은 수많은 항암약물 치료제 중 3~4종류를 같이 사용하는데, 이들 약제가 암 세포들이 증식하는 여러 단계를 동시에 방해하여 치료 효과를 증가시킵니다. 주치의가 환자 개개인의 종양 특성, 의심되는 전이 정도, 건강 상태에 기초하여 최선의 치료제를 선택할 것입니다. 이와 같은 치료를 암의 표준 치료라고 합니다. 하지만 환자 여러분이 받는 치료 내용을 다른 사람의 치료와 비교하는 것은 의미가 없습니다. 암은 그 특성이 매우 다양하며, 진단 시기, 전이 정도 등도 다르고, 그러한 많은 변수를 토대로 약물 치료 내용을 결정하기 때문입니다.

암을 진단받은 환자들이 가장 두려워하는 것은 항암약물 치료입니다. 왜냐하면 항암약물 치료는 견딜 수 없을 정도로 고통스럽고, 머리카락이 모두 빠진다는 등과 같은 이야기를 주변에서 많이 들어왔고, 영화나 소설 등에서도 항암 치료를 받으며 고통스러워하는 환자들의 모습이 자세하게 묘사되고 있기 때문입니다.

그러나 항암약물 치료는 환자들이 상상하거나, 영화나 소설 등에서 본 것만큼 고통이 심하지 않을 수도 있습니다. 대부분의 부작용은 사용하는 약제에 따라 다양하게 나타나고, 동일한 약제를 사용하더라도 약에 대한 개개인의 감수성에 따라 증상이 다릅니다. 뿐만 아니라 최근에는 항암 치료의 고통을 줄여주는 약제가 많이 개발되어 있으며, 이러한 약제를 같이 투여하면 현저하게 고통을 감소시킬 수 있습니다. 그러므로 주치의가 항암약물 치료를 권한다면 암을 물리칠 수 있는 가장 강력한 무기라 생각하시고 기꺼이 응하시기를 바랍니다.

항암 치료 시 발생할 수 있는 증상들

●●●●● 항암 치료의 기본적인 원리는 세포의 성장과 분열을 막는 것입니다. 따라서 암 세포와 같이 빨리 분열하는 세포에 가장 강력하게 그 효과가 나타나지만, 정상 조직 중에서도 빨리 분열하는 세포가 있는 장기에 영향을 줄 수도 있습니다. 특히 혈액을 생성하는 골수 세포, 위장관의 점막 세포, 생식기 계통 그리고 머리카락이 자라는 모낭 세포에 많은 부작용을 초래합니다. 이 중 소화관에 있는 점막 세포의 손상은 영양소의 소화와 흡수에 영향을 미칩니다.

오심과 구토는 가장 일반적인 약물요법의 부작용이며, 약제의 종류, 용량, 주입 기간과 빈도, 환자의 개인차 등에 따라 다르게 나타납니다. 특히 고용량의 항암약물 치료 시에는 면역 기능 저하로 항생제를 함께 투여하므로 오심, 구토가 더욱 심화되어 전해질 불균형, 탈수, 체중 감소 등이 가속화될 수 있습니다. 반면, 유방암으로 화학요법을 받는 여성에게는 보통 체중 증가 현상이 나타나기도 합니다. 물론 이러한 부작용은 사용하는 약제에 따라, 용량에 따라, 환자 개개인마다의 약제에 대한 감수성에 따라 증상 또한 매우 다양하게 나타납니다.

다음은 항암 치료 시 발생할 수 있는 증상들에 대한 간략한 설명입니다.

| 오심·구토

오심(토할 것 같고 메스꺼운 느낌)은 항암 치료 시 나타날 수 있는 가장 흔한 증상입니다. 오심은 보통 항암제를 주사한 지 4~6시간 후부터 나타나기 시작하여 개인에 따라서 2~3시간에서 2~3일간 지속되기도 합니다. 때로는 약물 자체에 대한 반응보다는 오심 그 자체에 대한 두려움으로 약물 치료를 받기 전날부터 오심을 느끼거나 병원에 들어서면서 구토 증상을 호소하는 환자들도 있습니다. 오심 때문에 식욕을 상실하여 충분한 영양 공급이 어려워지고 탈수나 전해질 불균형이 초래되어 결국은 항암 치료를 중단할 수도 있습니다. 따라서 오심은 조절해야 하며, 주치의와 상의하여 오심 조절 약을 처방받을 수도 있습니다.

| 피로감

피로감은 암이라는 질환 그 자체에 대한 스트레스와 치료 과정에 발생하는 부작용입니다. 피곤감보다 더 심한 상태를 의미하며, 단순히 지쳐 있다는 느낌이기보다는 간단한 집안일이나 샤워, 요리, 쇼핑 등과 같은 일상생활도 힘들게 느껴지는 상태를 말합니다.

피로감은 충분한 식사 섭취가 되지 않아 기초 활동에 사용되는 열량 부족이나 치료 부작용의 하나인 빈혈 등이 주원인이 될 수 있습니다. 따라서 충분한 식사를 하고 특히 고단백 음식을 섭취하도록 합니다.

고용량의 항암제를 투여하는 경우 급격하게 피로감을 느끼는 환자들도 있습니다. 항암 주사를 맞은 뒤 2~3일이 지나면 슬슬 기운이 떨어지기 시작하여 일반적으로는 2주 정도 힘이 듭니다. 만일 일상생활조차도 유지하기 힘들다면 주치의와 상의하여 약물 용량을 다시 조절받는 것도 필요합니다.

| 탈모

항암 치료를 시작한 뒤 약 3주부터는 머리카락이 빠지기 시작하여 몇 주 동안 계속 됩니다. 자고 난 뒤 베개에 머리카락이 한 움큼 빠져 있거나, 샤워 중에 혹은 빗질을 하다가 머리카락이 많이 빠지는 현상을 볼 수 있습니다. 이는 성장이 빠른 모낭 세포가 항암제의 영향을 받고 감소되면서 생기는 현상입니다.

또 한 가지 이유가 있습니다. 항암 치료 중에 고단백 식사를 하지 않은 경우 단백질 공급이 부족하여 지속적으로 머리카락이 만들어지지 않거나 가늘어지기 때문입니다. 빠지는 머리카락이 신속하게 보충되지 못하여 상대적으로 머리카락이 적어 보이는 것입니다. 그러므로 항암 치료를 받는 환자는 평소에 고단백 식사를 충실히 하여 건강한 머리카락이 자라도록 해야 합니다.

그러나 항암 치료가 끝나면 머리카락은 다시 자랄 것이므로, 머리카락이 빠지는 것에 너무 우울해하지 마십시오. 그래도 신경 쓰인다면 주치의에게 물어보아 머리카락이 많이 빠지는 항암 치료일 경우에는 머리숱이 적어지기 전에 미리 짧게 자르는 것도 좋습니다. 또한 환자에게 맞는 가발이나 모자, 스카프 등을 사용하여 색다른 멋으로 분위기를 바꿔보는 것도 한 방법입니다.

| 골수의 혈액 및 혈구 생성 억제

혈액 성분인 적혈구, 백혈구, 그리고 혈소판을 만드는 골수 세포는 항암 치료에 가장 영향을 많이 받는 세포로서 항암 치료 후 그 기능이 일부 혹은 전부 상실되어 혈구 생성 감소를 초래합니다. 또한 백혈구 감소로 감염이 되기 쉽고 감기 등에도 잘 걸리고, 혈소판이 일정 기준 이하로 낮아지면 출혈도 쉽게 나타납니다.

물론 이때 환자들에게 투여하는 항암제 용량은 골수에 영향을 많이 주지 않을 정도로 조절합니다. 단, 환자는 이 시기에 혈구 생산 재료가 부족하지 않도록 충분한 고단백 식사를 하고 있어야 합니다. 식사로 섭취하는 단백질 성분이 혈구를 만드는 데는 4주 이상이 소요되므로 지속적으로 고단백 식사를 하는 것이 매우 중요합니다.

| 감염

감염은 의료진이 가장 걱정하는 부작용입니다. 항암 치료로 백혈구 수치가 정상 이하로 떨어지면 더 이상 항암 치료를 할 수 없게 되고, 그러면 계획된 치료 프로그램이 지연될 뿐 아니라, 세균 감염에 노출될 우려가 높아집니다.

따라서 일상생활에서 감염을 방지하기 위해 위생 관리에 온 힘을 기울여야 합니다. 특히 사람이 많은 곳을 피하고, 감기에 걸리지 않도록 조심해야 하며, 생고기나 생선회, 해산물 등의 음식을 날로 먹는 것을 피하는 등 위생적인 음식 섭취에 유의해야 합니다. 뿐만 아니라 가벼운 감염 증세가 보이면, 예를 들어 열이 나거나 하면 방치하지 말고 주치의와 상의해야 합니다.

구강궤양과 소화관 손상

입안과 소화관 점막은 분열을 많이 하는 상피 세포로 이루어져 있습니다. 따라서 항암 치료 시 이들 세포 또한 손상을 입게 됩니다. 입안이 헐기 시작하면 통증이 생기고 음식 섭취가 어려워집니다. 소화관의 상피 세포가 손상되면 설사를 일으킬 수 있는데, 이럴 때는 '2장 항암 치료 시 올바른 식사 가이드'를 참고하기 바랍니다. 또한 한약은 물론 설사약 등 임의로 약을 복용하지 않도록 합니다.

이상과 같이 암 환자들은 항암약물 치료로 여러 가지 신체 변화와 식욕 변화를 경험하게 됩니다. 앞에서도 말했듯이 이러한 변화는 약물 치료 시 암 세포 외에도 우리 신체 내의 건강한 세포가 손상되기 때문에 발생합니다.

때로는 환자의 지나친 걱정이나 두려움으로 여러 가지 변화가 발생하는 경우도 있습니다. 예를 들면, 식욕 상실이나 구토 등은 신경을 많이 쓰거나 두려움을 느낄 때 나타나는 정상적인 반응일 수 있습니다. 암 치료 시 나타날 수 있는 여러 가지 증상을 줄이기 위해 대비하는 것도 중요하지만, 이러한 증상들이 자신에게 모두 나타날 것이라고 미리 겁먹는 것 또한 치료를 힘들게 하는 원인이 되므로 부정적인 생각을 버려야 합니다.

치료가 시작되면 좋은 기분을 가지도록 노력하십시오. 그러면 적어도 신경성이나 두려움으로 인해 나타나는 증상은 금방 좋아질 것입니다. 최근에는 치료법이 많이 발전되어 부작용이 크게 감소하였고, 부작용을 완화시키는 약제도 많이 개발되어 있으므로 주치의와 상담하여 적절한 조치를 받는 것이 좋습니다.

간혹 치료를 시작한 후에 이러한 부작용이 나타나지 않을 수도 있습니다. 그 경우 항암 치료 효과가 없다 생각하고 걱정하시는 분도 있습니다. 그러나 치료 과정에 아무런 변화가 없다고 해서 치료 효과가 없는 것은 아니므로 안심해도 좋습니다.

의료진의 의견 ③ - 치료 과정 중에

항암약물 치료 과정을 알아봅시다

항암 치료제의 대부분은 정맥을 통해 주사합니다. 물론 최근에 일부 항암제가 알약 형태로 개발되었지만, 아직은 연구 단계에 있습니다. 일반적으로 항암제는 매주 혹은 3~4주마다 주기적으로 투여합니다. 그 이유는 정상 세포가 회복될 시간을 가지기 위함입니다.

항암약물 치료 과정은 개인 상태에 따라 6~16개월 정도 걸립니다. 항암약물 치료를 시작하기 전에는 혈액 검사를 먼저 합니다. 혈액 내 백혈구 수와 혈소판(지혈에 필요한 성분) 수의 변화를 조사하고 간 기능 또는 다른 장기의 기능을 조사하기 위해서입니다. 만일 혈액 내에 백혈구나 혈소판 수치가 일정 기준 감소하면 투여하는 항암제의 용량을 줄이거나 치료를 연기할 것입니다. 사실 이러한 상황은 암 치료를 하는 데 매우 좋지 않습니다. 왜냐하면 투여하는 약의 용량을 10% 줄이면 치료 효과가 30~40% 정도 감소할 수 있으며, 투여 용량을 줄이면 고생한 만큼 효과를 보지 못하기 때문입니다. 반면, 치료 간격이 계획보다 길어지는 것 또한 치료 효과를 감소시킬 수 있습니다. 따라서 환자여러분은 치료 기간 내내 백혈구와 혈소판 수치가 정상 범위를 유지하도록 최선을 다해야 합니다.

혈액 검사 결과 항암제를 맞을 수 있는 상태로 확인되면 간호사가 정맥 주사를 맞히기 시작할 것입니다. 어떤 약은 빨리 주입되고, 어떤 약은 3시간 혹은 종일 한 방울씩 떨어지기도 합니다. 간혹 환자들의 혈관 상태에 따라 주사를 맞기가 어려울 수도 있습니다. 그러나 걱정하시 마십시오. 그 상황에 맞는 치료법이 준비되어 있습니다.

항암 주사를 맞는 것은 매우 힘든 경험이 될 것입니다. 어떤 환자들은 치료 전날부터 가슴이 울렁거리고 입맛이 떨어지며 잠을 못 이룬다고 호소합니다. 그러나 피할 수 없으면 즐기려고 노력해 보십시오. 예를 들면, 치료 중인 다른 환자들과 친분을 쌓거나, 책을 보거나, 음악을 들으면 시간이 좀 더 빨리 갈 것입니다. 또한 명상이나 마인드 컨트롤을 하거나, 보호자나 친구를 동반하는 것도 좋습니다.

항암약물 치료 후에는 집중력이 현저하게 떨어지므로 운전은 절대로 하지 않도록 하십시오.

현재 식습관을 기준으로 대비해야 한다

●●●●● 암 진단을 받은 환자들이 가장 궁금해하는 질문 중 하나는 "무엇을 먹어야 하나요?"입니다. 물론 식습관이 암 발생과 관련이 있다는 연구 결과가 많이 있지만, 암은 오랜 기간 형성된 식습관에 의해 발생하는 것이므로 당장 식습관을 바꾼다고 해서 없어지지는 않습니다. 오히려 걱정과 고민으로 식사를 하지 못하거나, 갑작스런 식사 변경으로 영양의 균형이 깨어지면서 발생하는 체력 저하 등이 더 큰 문제가 될 수 있습니다.

특히 암 환자들은 체력을 강하게 유지하여 앞으로 받을 치료에 대비해야 합니다. 따라서 무리한 식사 조절보다는 현재 식습관을 그대로 유지하면서 건강에 좋지 않은 식생활은 피하고, 몸에 좋거나 암 치료에 도움이 되는 것은 단계적으로 시도하라고 권장합니다.

예를 들어, 흡연하시는 분은 금연부터 시도하고, 음주량을 줄이며, 체중의 급격한 감소를 주의해야 합니다. 체중은 감량하기보다는 오히려 치료 전까지 잘 먹어 증가시키는 것이 좋습니다. 암 치료 시 부작용으로 식사량이 부족해질 때를 대비할 수 있기 때문입니다. 치료를 시작하기 전에 2~4kg 정도 몸무게를 늘리는 것을 목표로 잡으십시오. 입맛이 있을 때 치료에 좋은 식습관을 만드는 것도 필요합니다.

무엇보다 제일 중요한 것은 긍정적인 생각입니다. 치료에 대한 막연한 걱정과 두려움으로 위축되지 마십시오. 치료 계획 및 치료 과정에서 발생할 수 있는 부작용과 그에 따른 식사 요령과 적절한 대응법 등을 치료 경험이 있는 환자나 의료진에게 미리 알아보기 바랍니다.

또한 친구나 가족에게 도움을 요청하십시오. 특히 여자 환자의 경우 평소에 장보기, 요리 등의 가사를 전담했다면 가족과 상의하여 분담하기 바랍니다.

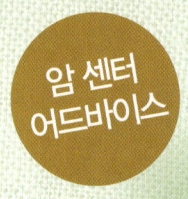
암 센터 어드바이스

"입맛이 없어서 계속 죽만 먹고 있습니다. 그래도 괜찮을까요?"

죽은 일반식보다 수분이 많고 영양소 함유량이 적어 많은 양을 먹어도 충분한 영양보충을 기대하기 힘듭니다. 가급적 죽보다 밥을 다른 반찬과 함께 먹는 것이 좋습니다.

그렇지만 치아 상태가 좋지 않거나 항암 치료로 구강에 염증이 생겨서 씹기가 어려운 경우에는 부드러운 음식이 좋습니다. 이럴 경우 단순하게 쌀로만 흰 죽을 끓여 먹기보다는 다양한 식품을 넣어 영양을 보충하면 됩니다.

죽을 끓일 때 육류를 다져 넣거나 계란을 푸는 방법 등으로 단백질을 보충하고, 당근, 브로콜리, 양파, 버섯 등의 야채도 다양하게 준비하여 같이 넣고 조리하십시오. 그러면 쌀죽 섭취 시 부족한 단백질과 비타민, 무기질을 보충할 수 있습니다. 마지막으로 잣이나 깨, 참기름을 추가하면 지방까지 쉽게 보충할 수 있습니다. 다만, 잣, 땅콩과 같이 지방 함량이 높은 식품은 설사 등의 소화 장애가 있을 때 설사를 더 악화시킬 수 있으므로 사용을 제한해야 합니다.

"피로감이 심해서 먹기도 싫어요."

피로감은 암에 걸리거나 항암 치료 중일 때 나타나는 가장 흔한 합병증입니다. 피로감 때문에 식사 자체도 힘들 수 있지만, 열량 및 영양소 섭취가 부족하면 피로감이 더욱 가중되므로 고열량, 고단백 섭취가 보다 더 필요합니다.

피로감이 너무 심할 때는 우선 휴식을 취하고, 장보기나 식사 준비는 친구나 가족에게 부탁하기 바랍니다. 직접 가사를 담당해야 하는 경우라면 준비하기 쉽고 바로 먹을 수 있는 식품을 미리 준비해둡니다.

잔손이 많이 가고 조리 과정이 복잡한 음식이라고 해서 영양가가 높은 것은 아닙니다. 삶은 계란이나 두부부침, 로스구이 등으로도 간단하게 양질의 단백질을 보충할 수 있습니다. 간식으로는 우유 또는 치즈, 요구르트류, 아이스크림과 같은 유제품을 챙겨 드세요. 한 끼 식사량이 부족하다 싶으면 과일, 주스, 스프, 시리얼, 빵, 떡 등 간단한 음식을 간식으로 활용하고, 그것도 싫으면 영양 성분을 골고루 함유한 영양보충 음료를 한 캔 마시는 것도 도움이 됩니다.

2장
항암 치료 시 올바른 식사 가이드

본격적으로 치료가 시작되면 인생에서 잘 먹는 문제가 이 시기보다 더 중요한 때가 없을 것입니다. 또한 이 시기처럼 잘 먹기가 힘든 때도 없을 것입니다. 설상가상으로 보호자들의 걱정, 주변의 권유, 기적의 식품에 대한 유혹 등 먹을거리에 대한 혼돈이 오기 시작합니다.

제대로 먹는 방법에는 정답이 없습니다. 질환, 건강과 감정 상태, 식습관, 기초 체력, 현재 영양 상태 및 치료 방법, 그리고 항암 치료의 적응 정도에 따라 개인차가 있습니다. 그러므로 전문가에게 영양 상태를 진단받고 상황에 맞게 개별적으로 영양 공급 계획을 세워야 합니다.

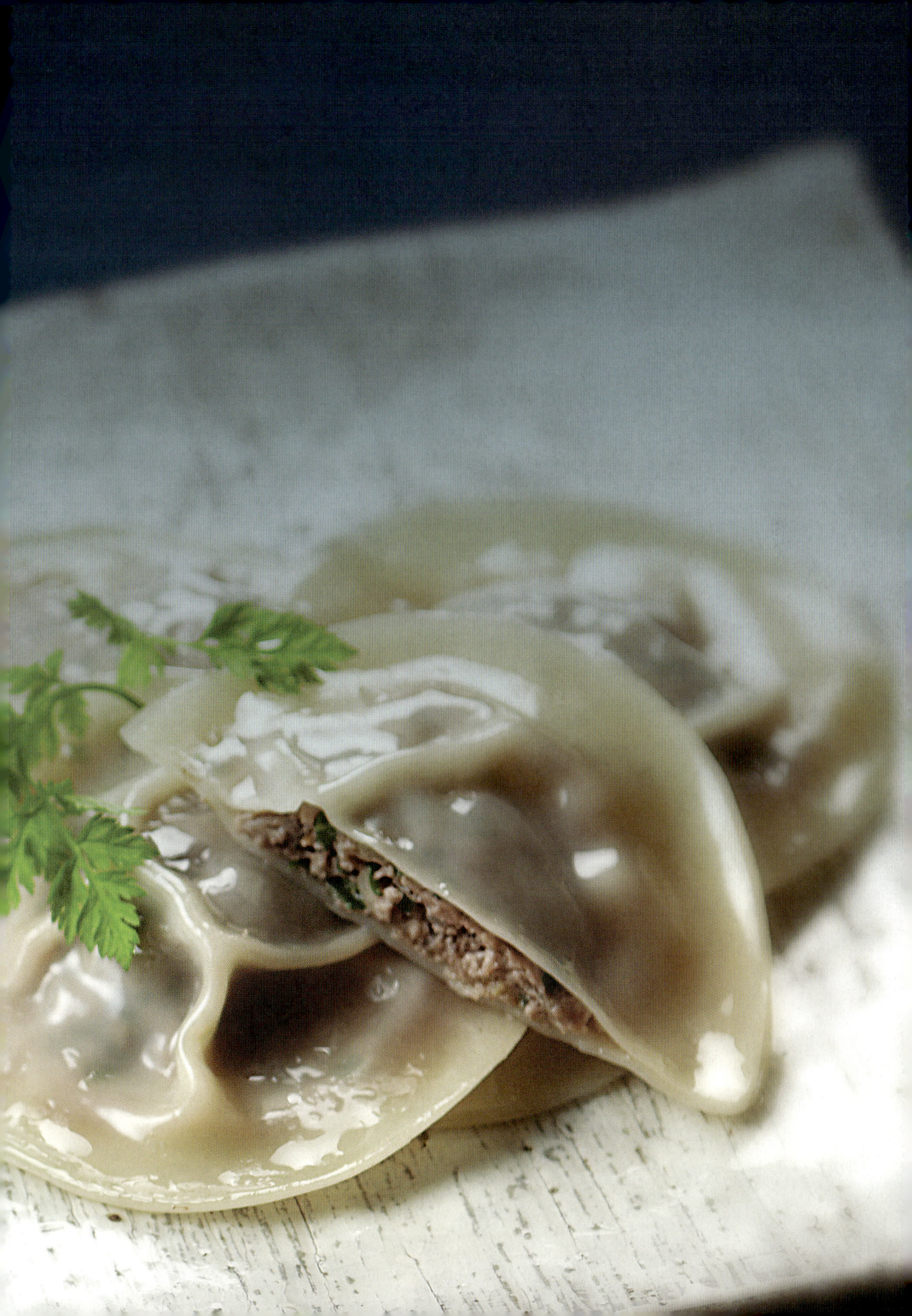

암 세포는 약으로, 정상 세포는 영양소로 다스려라

대부분 환자들은 암 세포를 없애는 데에만 온통 신경 쓰고, 정작 우리 몸을 이루는 정상 세포들에 대해서는 소홀히 생각합니다. 우리 몸은 약 60조 개의 세포로 구성되어 있는데, 이 세포들은 매초마다 수천만 개씩 파괴되고 생성되면서 1년에 걸쳐 약 98%가 새롭게 교체됩니다.

건강한 세포로 교체되기 위해서는 세포를 구성하는 재료가 지속적으로 공급되어야 하는데, 그것이 바로 영양소입니다. 현재까지 밝혀진 영양소로는 탄수화물, 단백질, 지방, 20여 종의 비타민과 무기질, 물 등이 있습니다. 최근에는 섬유소나 피토케미컬(식물에 있는 화학물질로 항산화 작용과 세포 손상을 억제함), 항산화영양소 등 아직까지 영양소로는 정의되어 있지는 않지만 체내에서 중요한 생리 기능을 하고 있는 성분들이 밝혀지고 있습니다.

이러한 영양소는 에너지원뿐만 아니라 신체 구성 단위인 세포와 수많은 효소와 호르몬의 구성 성분이 되고, 다른 영양소들과 협력하여 세포의 생명 활동을 지원하고 있습니다. 인체는 영양소의 상호 관계로 생명을 유지한다고 해도 지나친 말이 아닙니다. 따라서 단 한 가지 영양소만 부족해도 세포 조직이 손상되고, 복원되지 못하며, 기능을 수행하지 못합니다. 따라서 영양소가 지속적으로 심하게 부족하거나 영양소 간에 균형이 깨어지면 질병이 발생하기도 합니다.

건강한 신체는 결국 건강한 세포에 의해 만들어지고, 건강한 세포는 영양소에 의해 만들어집니다. 그런데 영양소는 식품을 통하여 섭취한 영양소를 이용하여 인체에서 자체적으로 만들어지는 것 외에는 반드시 음식으로 공급해야 합니다. 그러므로 우리 생명의 탯줄은 음식이라고 할 수 있습니다. 생명은 한 순간도 쉼이 있어서는 안 되기에 생명 활동의 힘이 되는 영양소 또한 지속적으로 공급해야 합니다. 여기에 매일 음식을 먹어야 하는 이유가 있습니다. 암 세포는 치료로 다스리고, 건강한 세포를 만들기 위하여 우리는 제대로 먹어야만 합니다.

의료진의 의견 ④ －치료 과정 중에

치료 과정 중 식사는 암 예방 식사와 다릅니다

암 진단을 받은 뒤 많은 환자들이 가장 혼란스러워하는 부분이 바로 식생활입니다. 그 예로 이전의 식생활을 다 부정하고, 이때부터 고기나 생선 등 단백질 음식을 거부하며 극단적인 채식주의자가 됩니다.

항암 약제는 성장 속도가 빠른 암 세포에 대한 공격을 목표로 하지만, 건강한 세포들도 손상을 입힐 수 있습니다. 특히 구강점막, 소화관, 머리카락 세포와 같이 정상적으로 빨리 자라는 건강한 세포들이 종종 암 치료의 영향을 받습니다. 바로 이런 손상이 건강한 식생활을 방해하는 부작용을 일으키는 원인이 될 수 있습니다.

특히 강조하고 싶은 영양소는 정상 세포를 만드는 재료인 단백질입니다. 단백질을 충분히 공급해야만 정상 세포의 회복 속도가 빨라져서 체력이 유지되고, 감염에 대한 저항성을 유지할 수 있습니다. 잘 먹는 사람일수록 부작용을 비교적 쉽게 극복할 수 있을 뿐 아니라 치료도 잘 견디는 경우를 많이 봅니다. 이처럼 암 환자의 경우 충분한 열량과 단백질을 섭취하여 영양 상태가 좋을 때 치료 효과가 더 크다는 것은 이미 증명된 사실입니다. 따라서 치료 중에는 고기, 생선, 계란, 우유, 두부, 콩 등 질 좋은 단백질 식품을 위주로 식사량을 꾸준히 유지하는 것이 무엇보다 중요합니다.

식생활을 어렵게 만드는 원인은 암 치료 자체에 의해서 발생하기도 하지만, 지나친 걱정과 두려움 때문에 생기기도 합니다. 그 대표적인 것이 식욕 상실과 구역질(오심)인데, 이는 신경을 많이 쓰거나 두려워할 때에 나타나는 정상적인 반응입니다.

일단 치료가 시작되면 기분이 좋아지도록 노력해보십시오. 그러면 이런 신경성 증상으로 인해 나타나는 문제점은 쉽게 사라질 것입니다. 마음이 모든 병을 지배한다는 것을 잊지 마십시오. 그리고 건강한 식생활을 유지하는 데 필요한 사항에 대해서는 병원의 임상 영양사나 치료 경험이 있는 환자들에게 물어보십시오.

암 치료 시 꾸준히 먹는 것 외에는 올바른 영양 섭취 방법이 없다는 것을 반드시 기억하십시오. 영양제를 맞는 것으로는 절대로 이 문제를 해결할 수 없습니다. 실제로는 많은 환자들이 치료 과정 내내 식사와 관련한 부작용을 거의 겪지 않고, 먹는 것을 즐거워할 정도로 식욕을 정상적으로 유지합니다. 반면, 식사에 대한 부작용을 겪는 환자들 대부분은 지나친 걱정, 두려움, 예민함 등 심리적인 요인으로 과민 반응을 보이고 있습니다. 치료 과정에 대한 지식과 이해로 걱정과 불안감을 덜어내고 불편감을 극복하면 먹는 기쁨을 느낄 수 있으리라 생각합니다.

나의 적정 체중과 영양 필요량 알아보기

이제 항암 치료 중에 왜 잘 먹어야 하는지에 대하여 충분히 이해했을 것입니다. 그러나 내 몸에 어떤 영양소가 얼마만큼 필요한지, 또 과연 무슨 식품을 얼마만큼 먹어야 하는지 막연할 것입니다. 잘 먹는 것에 대해 집착 하다 보니 오히려 먹는 것이 스트레스가 되는 경우도 있습니다.

잘 먹고 있는지 알 수 있는 가장 간단한 지표는 체중입니다. 환자의 표준 체중과 현재 체중을 기록하고 실제 체중이 변화하는 상태를 보면 잘 먹고 있는지 없는지를 대략 알 수 있습니다.

● **체중 감소가 표준 체중의 10% 이상 되지 않도록 합니다.**

체중을 매일 일정한 시각에 측정하여 기록해놓습니다. 체중의 변화를 살펴보며 그 원인을 파악하고, 지나친 변화가 있을 때에는 주치의와 상의하도록 합니다.

> **Tip 표준 체중**
>
> 이상적 체중, 또는 바람직한 체중을 의미하는 것으로 건강 유지에 가장 적절하고 신체 활동에 가장 효율적인 체중을 말합니다.
> ※표준 체중 = (신장 − 100cm) × 0.9 ± 10%

● **현재 자신에게 필요한 열량과 단백질 공급량을 산출합니다.**

자동차가 달리는 데 필요한 열량을 연료로 공급받듯 우리 신체도 활동에 필요한 열량, 탄수화물, 단백질, 지방 등을 음식을 통해 제공받습니다. 앞에서도 말했듯이 환자의 영양 상태, 종양 세포 그 자체, 치료에 따른 정상 세포의 손상 정도에 따라 열량과 단백질 요구량이 평소보다 증가합니다. 그러므로 병원의 임상 영양사와 상담하여 환자의 상태에 따른 적합한 열량과 단백질 요구량을 계산하는 것이 좋습니다.

■ 환자의 치료에 따른 열량 및 단백질 필요량

체중 필요량	정상적 영양 상태		치료 진행 중	
	열량	단백질	열량	단백질
50kg	1,500 ~ 1,750kcal	50 ~ 60g	1,750 ~ 2,000kcal	70 ~ 100g
60kg	1,800 ~ 2,100kcal	60 ~ 72g	2,100 ~ 2,400kcal	90 ~ 120g
70kg	2,100 ~ 2,450kcal	70 ~ 84g	2,450 ~ 2,800kcal	105 ~ 140g

(기준 : 50kg, 60kg, 70kg 성인 남성)

● 필요 열량과 영양소에 맞는 식품의 종류와 양을 알아둡니다.

필요 열량과 단백질, 그리고 다른 영양소를 공급하도록 이에 맞는 식품의 종류와 양을 결정하여 매일 먹을 수 있도록 해야 합니다. 약에도 복용량이 있듯이 식품도 필요 열량에 따라 하루 동안 섭취해야 할 종류와 양이 있습니다. 이 부분에 대한 자세한 내용은 다음 페이지의 '균형 잡힌 영양 섭취를 위한 식사 계획'에서 다루도록 하겠습니다.

균형 잡힌 영양 섭취를 위한 식사 계획

나에게 필요한 영양소를 다 공급하기 위해서는 어떻게 하면 될까요? 인체에 필요한 영양소를 다 갖추고 있는 단일 식품이 있다면 좋겠지만, 문제는 그런 식품은 없다는 것입니다. 게다가 식품 종류별로 포함되어 있는 영양소의 종류와 함량도 달라서 식품마다 일일이 따지며 먹는 것도 현실적으로 거의 불가능합니다.

필요한 영양소를 다 갖춘 단일 식품이 없다면 매일 필요한 영양소를 어떻게 다 공급할 수 있을까요? 이에 대한 답으로 환자와 가족들이 영양소가 골고루 포함된 식사를 쉽게 할 수 있도록 영양 전문가들이 고안한 식품 선택 방법을 소개하겠습니다. 물론 더 쉬운 방법은 전문가의 도움을 받는 것이 좋습니다.

여섯 가지 식품군

기초식품군	주요 함유 영양소	주요 역할	식품 종류
곡류 및 전분류	탄수화물과 단백질 약간, 섬유소	에너지원	밥류, 국수류, 빵류, 떡류, 감자, 고구마, 밤, 옥수수 등
채소류	비타민과 무기질, 피토케미컬, 섬유소	생리 조절 작용	시금치, 호박, 오이, 당근, 양상추, 해조류, 양파 등
과일류	비타민과 무기질, 피토케미컬, 섬유소	생리 조절 작용	사과, 귤, 배, 딸기, 포도 등
고기, 생선, 계란, 콩류	단백질과 포화지방	구성 성분	소고기, 닭고기, 돼지고기, 각종 생선류, 콩류, 육가공품류
우유 및 유제품류	단백질과 칼슘	칼슘 공급원	우유, 치즈, 아이스크림, 요구르트, 멸치 등
유지, 견과 및 당류	지방 및 단순당류	구성 성분, 에너지원	대두유, 참기름, 들기름, 잣, 마가린, 버터, 마요네즈, 설탕, 탄산음료 등

모든 식품을 함유 영양소가 비슷한 것끼리 묶어서 여섯 가지로 분류한 것을 기초 식품군이라고 합니다. 기초 식품군별로 주요 함유 영양소와 식품의 종류는 다음과 같습니다. 이러한 여섯 가지 기초 식품군에 있는 식품들을 매일 빠짐없이 적절한 양 섭취하는 방법만이 좋은 영양을 유지하는 '유일한 길'입니다.

곡류 및 전분류

주요 에너지원인 탄수화물을 가장 많이 함유하고 있는 식품군으로, 우리나라에서는 주식으로 섭취하고 있습니다. 곡류는 상당량의 단백질도 함유하고 있어 단백질 공급원으로서 역할도 무시할 수 없습니다.

가급적 섬유질이 풍부한 도정하지 않은 현미밥이나 잡곡밥, 현미빵을 선택하는 것이 좋습니다. 그러나 소화가 어렵고 현미밥이나 잡곡밥을 싫어한다면 흰밥이나 국수를 먹어도 괜찮습니다. 매끼 잡곡밥 한 공기와 간식으로 감자, 빵, 밤, 옥수수 등을 먹으면 충분합니다. 매끼 밥으로 한 공기를 먹지 못한다면 간식의 양을 늘려야 합니다.

채소류 및 과일류

인체의 영양소 대사와 생리 활성을 돕는 비타민과 무기질의 함량이 높습니다. 특히 미세 종양의 성장을 억제하는 강력한 항산화 작용, 항암 작용 등으로 주목받고 있는 건강 영양소인 피토케미컬과 식이섬유소의 주요 급원입니다. 열량과 단백질이 적게 함유되어 있어 에너지원으로 사용되기보다는 윤활제 역할을 합니다.

채소류는 매일 매끼 섭취하는 것이 좋습니다. 특히 푸른 잎채소 및 당근, 토마토, 마늘, 브로콜리, 양배추, 양파, 그리고 김, 미역 등과 같은 해조류는 생채나 숙채 형태로 식사 때마다 먹는 것이 좋습니다.

과일류는 간식으로 매일 1~2회 정도 섭취합니다. 만약 씹기가 어려우면 여러 가지 야채나 과일을 주서기로 갈아 한 잔씩 마시는 것도 좋습니다. 가급적 매일 다양한 종류를 많이 먹도록 합니다. 면역력이 떨어지거나 설사가 심한 경우에는 생채로 먹지 않도록 주의해야 합니다.

고기, 생선, 계란, 콩류

인체 기초 단위인 세포와 생리 조절 작용을 하는 성분들의 구성물질인 단백질의 주요 공급 식품입니다. 필수아미노산이 풍부한 완전단백질 식품이기는 하나, 포화지방산의 함유량도 높기 때문에 매일 섭취는 하되 그 종류와 양을 조절해야 합니다.

이미 앞에서도 말했지만, 육류 특히 소고기나 돼지고기 등 붉은색 고기가 암에 좋지 않다 하여 기피하는 사람이 많고, 암 치료에 따른 부작용으로 이상한 맛을 느끼거나 기호 변화로 육류 섭취를 거부하는 경우가 많습니다.

> 육류는 신체 세포의 원료가 되며, 면역력 증강에도 필요한 필수아미노산을 가장 많이 함유하고 있으므로 암 치료 시 반드시 섭취해야 합니다.

그러나 육류는 신체 세포의 원료가 되며, 면역력 증강에도 필요한 필수아미노산을 가장 많이 함유하고 있으므로 암 치료 시 반드시 섭취해야 합니다. 특히 소고기는 철분까지 함유하고 있어 암 환자들이 많이 경험하는 부작용 중 하나인 빈혈 예방에도 도움이 됩니다.

매일 매끼니 다른 종류의 어육류 식품을 다양한 방법으로 조리하여 섭취하도록 합니다. 소고기나 돼지고기, 닭고기 섭취가 어렵다면 계란, 생선류, 두부류로 대신 해도 좋습니다. 일일 권장 섭취량은 소고기나 돼지고기를 기준으로 할 때 200~300g입니다.

우유 및 유제품류

칼슘 함량이 높은 식품군입니다. 우유는 탄수화물, 단백질, 지방을 골고루 함유하고 있는 완전식품이며, 특히 질 좋은 단백질 급원 식품입니다. 그런데도 이렇게 별도로 분류된 이유는 칼슘 성분 때문입니다. 골격과 치아의 구성 원소인 칼슘을 함유하고 있는 식품이 자연계에 제한적으로 존재합니다.

우유나 치즈, 멸치류는 하루 1~2회 섭취하는 것이 좋습니다. 우유를 소화하지 못한다면 따뜻하게 데우거나, 다른 음식과 섞어 먹거나, 두유나 요구르트 등 다른 유제품으로 대체하여 섭취하는 것도 좋습니다. 1회 섭취량은 한 컵(200cc) 정도입니다. 어육류군의 섭취가 충분하지 않다면 우유 섭취량을 늘리는 것도 좋은 방법입니다.

유지·견과류 및 당류

이 식품군에는 식물성 기름과 견과류처럼 우리 몸의 구성 성분이 되는 필수지방산의 급원 식품이 있는가 하면, 버터, 마가린, 마요네즈와 같이 건강에 해로운 포화지방산을 함유하고 있는 것도 있습니다. 이 외에도 열량만 내는 단당류 식품으로 설탕 등이 있습니다.

조리 시 기름을 사용할 때에는 식물성 기름(옥수수기름, 참기름, 들기름, 올리브유 등)이 좋습니다. 쇼트닝이나 돼지기름 등은 되도록 섭취하지 않도록 합니다. 그러나 식사량이 적을 경우 버터나 생크림 등을 활용하여 조리하거나 간식으로 섭취하면 적은 양으로도 열량을 높일 수 있습니다. 설탕이나 사탕과 같은 단당류 식품은 평소에는 많이 먹지 않는 것이 좋지만, 식사량이 적을 때는 쨈이나 식혜, 수정과, 유자차 등과 같이 당이 많이 들어간 음료를 마시는 것도 열량을 높일 수 있는 한 방법입니다.

기타

식사량이 적으면 더불어 수분량이 줄어들어 변비가 생길 수도 있습니다. 따라서 암 치료에 들어간 환자는 수분 섭취에 유념하여 2~3시간 간격으로 물을 마시도록 합니다. 가급적 얼음물보다는 따뜻한 물이 좋으며, 변비가 심한 환자는 저녁 식사 후 잠자리에 들기 1시간 전까지 30분마다 물을 마시는 것이 좋습니다.

많은 암 환자들이 비타민과 무기질이 함유된 제품, 또는 다른 건강기능성 식품이 몸을 튼튼하게 하거나 암과 싸울 수 있도록 도와주는지에 대해서 알고 싶어 합니다. 그러나 건강기능성 식품이나 약초가 암을 치료하거나 재발을 방지한다는 객관적이며 과학적인 증거는 아직 미흡합니다. 특히 효과뿐만 아니라 지속적인 섭취와 그 양에 대해 안정성을 밝힌 연구가 객관적으로 되어 있지 않으므로 함부로 복용해서는 안 됩니다. 더구나 현재 치료 중인 항암 치료제의 효능을 방해할 수도 있으므로 더욱 주의해야 합니다.

비타민이나 무기질 보충제는 복용하기 전에 반드시 주치의에게 문의하도록 합니다. 특히 미량 영양소의 경우 너무 많은 양을 섭취하면 부족할 때만큼이나 위험할 수 있으며, 고용량의 비타민은 항암제의 효능을 저해한다는 연구 결과도 있습니다. 어떤 환자는 비타민 A가 암에 좋다고 하여 복용량을 초과 섭취하다가 간 기능 수치가 증가하는 바람에 항암 치료를 중단한 적도 있습니다.

이상 내용을 일상에서 실천하기 쉽도록 다음과 같이 표로 정리하였습니다.

■ 암 환자의 올바른 식사 계획표

구분	내용
식사 시간	• 가급적 규칙적으로 3회 식사하기 • 간식 간단하게 먹기
매일 먹어야 하는 음식	• 잡곡밥 또는 국수, 통밀빵, 감자, 고구마(양 조절 필요) • 가급적 매일 다른 제철채소와 과일 • 미역이나 다시마 같은 해조류 • 매끼 고기 혹은 생선, 두부, 계란 등 1~2종류 • 우유 혹은 두유, 플레인요구르트 1잔 • 견과류 약간(호도 1알 또는 땅콩 10알) + 식물성 기름 3~4찻술
1주일에 3번 먹으면 좋은 음식	등 푸른 생선(고등어, 꽁치, 삼치, 연어 등)
매일 마실 음료	생수, 보리차
가급적 피해야 하는 음식	• 흰 빵, 흰 설탕과 설탕이 들어 있는 빵이나 과자류 • 단 음료수 • 트랜스지방산이 들어있는 과자류나 도넛 • 포화지방산이 포함된 고기 기름 • 젓갈류, 염장식품
복용하면 좋은 것	종합 비타민

*가급적 피해야 하는 음식도 때로는 식사 섭취량을 높이기 위해 활용할 수 있습니다.

음식 섭취가 힘들 때의 식사 요령

많은 암 환자들이 치료 과정 중에 앞에서 설명한 부작용이 발생하면 정상적인 식사 섭취를 어려워하면서 먹는 것과의 전쟁 아닌 전쟁을 하게 됩니다. 음식을 못 먹게 되면 우선 체력이 떨어지지만, 극도의 두려움과 공포감을 느끼게 됩니다. 그렇게 되면 부작용이 더 심화되면서 심각한 악순환으로 빠지게 됩니다.

부작용이 나타났을 때 기억해야 할 두 가지 중요한 사항이 있습니다.

첫째, 영양은 식욕이 아니라는 것입니다. 환자는 식욕이 없더라도 먹는 것 자체가 치료의 일부분임을 이해하고 치료 차원에서 조금이라도 먹으려는 노력을 해야 합니다. 그러나 도저히 먹을 수 없는 경우도 있을 수 있습니다. 억지로 먹으면 오히려 역효과가 날 수 있습니다. 이럴 때는 '한 수저'만이라도 먹는데 의의를 두고 긍정적인 마음을 갖도록 하십시오.

둘째, '부작용 기억하기'와 '기록하기'입니다. 이미 언급한 바와 같이 치료에 따른 부작용은 개인마다 다르게 나타날 수 있으며, 치료는 한 번에 끝나는 것이 아니라 수차례 반복됩니다. 그러므로 치료 시 발생하는 자신만의 부작용을 기억하고, 치료 중 좋았던 음식 등을 기록해두면 다음 치료 과정에서 식품을 선택할 때 큰 도움이 될 것입니다.

환자마다 음식을 잘 먹을 수 있는 시간이 있습니다. 대부분의 환자들은 아침에 식욕이 좋다고 합니다. 이때 가능한 한 많이 먹도록 하십시오. 아침에 식욕이 좋을 경우 이른 시간일지라도 많이 먹고, 오후에 별로 먹고 싶은 생각이 들지 않을 때는 간단한 간식이나 유동식을 먹도록 합니다.

만약 한두 가지 음식만 입에 당긴다면 다른 음식을 먹을 수 있기 전까지는 그 음식만이라도 충분히 먹도록 하십시오. 여러 가지 식품을 넣어 만든 영양죽이나 영양보충음료를 먹는 것도 부족한 열량과 단백질을 보충하는 한 방법입니다.

음식을 전혀 먹을 수 없을 때는 너무 걱정만 하지 말고 기분이 좋아질 수 있는 무엇인가를 해보십시오. 그러나 가능한 한 빨리 다시 먹을 수 있도록 하여야 하며, 2~3일 안에 상태가 좋아지지 않으면 주치의와 의논하십시오.

여기서 주의할 점은 수분 섭취입니다. 식사량이 적어지면 수분 섭취량도 감소하는 경우가 많습니다. 따라서 식사량이 줄어들더라도 매일 1,000~1,400cc 정도(5~7컵)의 물을 마시도록 해야 합니다.

지금부터는 항암 치료 시 부작용에 따른 식사 방법에 관해 알아보겠습니다.

| 식욕 상실·부진

식욕 상실이나 식욕 부진은 암에 의해서 직접적으로 발생하거나 치료 과정에서 나타나는 가장 흔한 증상입니다. 원인은 아직 밝혀지지 않았지만, 치료에 의해 생길 수도 있고, 암 자체에 의해 생길 수 있으며, 막연한 두려움이나 우울한 감정 때문에 나타나기도 합니다. 이 외에도 오심, 구토 혹은 입맛 자체가 바뀌어 식욕이 상실되는 증상이 생길 수도 있습니다.

이러한 증상이 지속되는 기간은 개인에 따라 다릅니다. 어떤 환자는 식욕 상실이 하루 이틀 정도에서 그치는 반면, 어떤 사람은 상당 기간 지속되기도 합니다. 그러므로 우선 이러한 식욕 상실이 치료 시 나타날 수 있는 현상임을 이해하고, 입맛이나 식욕에 의존하여 식사를 하지 말고 보다 의식적으로 식사를 하도록 신경 써야 합니다.

> 암 환자에게 먹는 것은 치료의 일부이므로 조금이라도 먹을 수 있도록 노력해야 합니다.

정상적인 식사를 통해 충분한 열량과 단백질을 섭취할 수 없다면 영양보충식품을 먹는 것도 도움이 될 수 있습니다. 하루 내내 음식을 주변에 두고 조금씩 자주 먹는 것도 한 방법입니다.

다음은 식욕 상실이나 부진 시 먹을 수 있는 요령입니다. 참고하여 그때그때 시도해보기 바랍니다.

1. 식사를 전혀 하고 싶지 않다면 음료 형태로 먹는 것을 권장합니다. 여러 가지 식품들을 골고루 넣어 주스나 스프로 만들어 먹거나, 시중에 나와 있는 영양보충음료 등을 이용해도 많은 도움이 될 것입니다. 요구르트, 우유, 두유 등을 기본적인 음료로 하고 여기에 과일, 아이스크림, 혹은 단백질 파우더 등을 섞어 마시는 것도 좋습니다.

2. 식사하는 동안에는 음료를 적은 양만 드십시오. 왜냐하면 음료 때문에 포만감을 쉽게 느껴서 다른 음식을 많이 먹지 못하기 때문입니다. 음료는 식전이나 식후 30~60분에 마시는 것을 권합니다.

3. 가능한 한 식사 시간은 긴장을 풀고 즐겁게 보내도록 하십시오. 예쁜 그릇을 이용하거나 매력적인 상차림 등으로 식사 분위기를 돋우는 것도 식욕 증진에 도움이 됩니다. 가족들이 모여서 함께 식사를 하며 질환에 대한 긴장감을 풀고 화기애애한 분위기를 만든다면 더욱 좋습니다.

4. 주치의가 허락한다면 식사하는 동안 와인을 반 잔 정도 마십니다. 이는 식욕을 자극하는 좋은 방법이 될 수 있습니다.

5. 규칙적인 운동을 하여 식욕을 돋우도록 합니다. 식사 전에 산책을 하거나 맛있는 요리 프로그램을 보며 입맛을 자극하는 것도 도움이 됩니다.

6. 손이 쉽게 가는 곳에 간식을 둡니다. 쉽게 먹을 수 있는 치즈, 크래커, 빵, 떡, 고구마, 감자, 옥수수, 과일, 아이스크림, 푸딩 등을 준비하여 애용하도록 합니다.

7. 가능하다면 취침 시간 전에는 소화하기 쉬운 음식을 먹습니다. 그러면 아침에 공복감이 느껴지면서 식사하기가 수월해질 수 있습니다.

8. 음식의 종류를 자주 바꾸어 먹습니다. 기분 전환이 되어 식욕을 돋우는 데 도움이 될 뿐 아니라 영양소를 골고루 섭취하는 효과도 있습니다.

입안이나 목의 궤양

입안이 헐거나 잇몸이 아프고 목과 식도에 이물감이 느껴지는 증상이 나타나면 음식을 삼킬 때 통증이 느껴지고, 심하면 고통스러워서 거부하게 됩니다. 우선 딱딱한 음식이나 매운 음식, 신 음식은 피하고 부드럽고 삼키기 쉬운 음식을 먹어야 합니다. 예를 들면, 밀크셰이크, 바나나, 메론, 부드러운 복숭아, 과즙음료, 치즈, 요구르트류, 아이스크림, 삶아 으깬 감자, 카스테라와 같이 부드러운 빵, 계란찜, 오트밀, 당근즙, 고기즙, 생선살 등을 이용하여 후루룩 넘기기 좋게 요리한 것입니다(참고: 4장 항암 치료를 위한 맞춤형 요리 만들기).

구강 건조증

항암 치료 시 침 분비가 줄어들어 구강 건조증이 일어날 수 있습니다. 이런 상황에서는 음식을 씹는 것뿐 아니라 삼키는 것도 어렵게 되고, 음식 맛도 다르게 느껴질 수 있습니다.

다음은 구강 건조증을 있을 때 음식을 먹는 요령입니다. 상황에 따라 이용하기 바랍니다.

1. 항상 물병을 가지고 다니며 물을 한 모금씩 자주 마십니다. 그러면 말하는 것과 음식을 삼키는 데 도움이 됩니다. 평소 식사량이 적다면 물 대신 우유나 두유 등을 마셔 열량 섭취를 늘리도록 합니다.
2. 레모네이드나 스포츠음료 등과 같이 매우 달고 신 음료를 마십니다. 최근에는 식초발효음료도 나와 있는데 이러한 신 음료가 침 분비를 촉진하는 데 도움이 될 수 있습니다. 그러나 너무 자극적이면 구강 내 통증을 유발할 수 있으므로 적절하게 농도를 조절해야 합니다.
3. 레몬을 얇게 썰어 냉장고에 보관하였다가 입에 살짝 물어보십시오. 그러면 침샘이 자극되어 침 분비가 촉진됩니다.
4. 침이 잘 분비되도록 사탕을 빨거나 껌을 씹습니다.
5. 음식물 섭취 시 국이나 육수에 말아서 젖은 상태 또는 영양죽 형태로 만들어 먹도록 합니다.
6. 입술 유연제를 사용하여 항상 입술을 촉촉하게 합니다.
7. 입 마름이 많이 심하다면 '인공침'이라고 부르는 구강을 촉촉하게 유지하는 약품을 주치의와 상의하여 사용합니다.

후각과 미각의 변화

치료 기간 동안 미각과 후각의 변화가 있을 수 있습니다. 특히 고기류를 먹고 쓴 맛이 느껴지거나 심지어는 쇠 맛이 느껴진다고 하며 거부하는 환자들도 많습니다.

이때는 고기를 과일주스나 포도주 등에 재워서 요리하거나 오렌지, 레모네이드와 같이 신 음식과 함께 조리하는 것도 좋습니다. 고기류, 생선류를 전혀 섭취할 수 없을 때는 두부, 우유, 치즈, 계란 등도 좋은 단백질 급원 식품이므로 적절히 이용하면 됩니다.

음식 냄새로 섭취에 어려움이 있다면 조리 공간을 분리하고 상온에서도 먹을 수 있는 음식을 선택하는 것이 좋습니다. 식사 전에 구강을 세척하여 입맛을 돋우는 것도 중요합니다.

오심

오심의 경우 치료 즉시 느끼는 환자가 있는 반면, 치료 후 2~3일 뒤에야 느끼는 환자도 있습니다. 최근에는 오심을 막는 약제가 많이 개발되어 있으므로 오심이 심하여 일상생활에 지장을 초래할 경우 주치의에게 처방받아 사용할 수 있습니다.

오심이 있을 때는 토스트나 크래커, 요구르트, 셔베트, 크림스프, 찐 감자, 쌀 또는 국수 음식, 부드러운 과일 통조림, 얼음 조각 등이 도움이 됩니다. 반면, 기름지거나 튀긴 음식, 사탕, 과자, 케이크와 같이 단 음식, 짜거나 매운 음식, 향이 짙은 음식 등은 되도록 피하는 것이 좋습니다.

새로운 음식을 먹을 때는 천천히 적은 양으로 시도합니다. 배고픔은 오심을 자극할 수 있으므로 배가 고프기 전에 식사를 해야 합니다. 그리고 오심으로 특정 음식을 먹을 수 없다면 빨리 포기하고 다른 음식을 섭취하도록 합니다.

자극적인 냄새가 나거나 습하고 너무 따뜻한 방에서 식사하는 것은 피합니다. 또한 뜨거운 음식은 오심을 심화시킬 수 있으므로 상온에서 먹거나 차게 해서 먹도록 합니다. 요리 직후에 바로 섭취하는 것도 도움이 됩니다.

여러 식품을 혼합한 요리보다는 식품 그 자체의 향과 고유한 맛을 살려 먹는 것도 도움이 됩니다. 음료는 천천히 지속적으로 조금씩 마시고, 빨대를 이용하는 것도 좋습니다.

오심이 심할 경우에는 억지로 음식을 먹거나 먹이지 않는 것이 중요합니다. 왜냐하면 억지로 음식을 먹으면 좋지 않은 기억이 생겨서 장기적으로 그 음식을 기피하는 경우가 생길 수 있기 때문입니다. 식사 후 바로 운동을 하면 소화를 느리게 할 수 있으므로 식후에는 앉아 있는 상태에서 약 한 시간 정도 쉬도록 합니다.

아침에 오심이 나타나서 식사가 어렵다면 취침 전에 소화하기 쉬운 음식을 먹고 자면 도움이 됩니다. 일어나서 몸을 움직이기 전에 머리맡에 토스트나 크래커, 누룽지, 쌀 튀밥 등 마른 음식을 준비하여 먹는 것도 좋습니다.

> 음식을 먹을 수 없을 때는 걱정만 하지 말고 기분이 좋아지는 것을 해서 가능한 한 빨리 다시 먹을 수 있도록 해야 합니다.

약물 치료나 방사선 치료 시 오심이 생긴다면 치료 2~3시간 전부터 금식을 하는 것이 좋습니다. 오심이 심해질 경우에는 개인차가 있으므로 이를 잘 기록하여 두었다가 오심이 나타나는 시간에는 음식을 피하는 것도 현명한 방법입니다.

| 구토

구토는 오심 뒤에 나타나는 증상으로 치료, 음식 냄새, 장 속의 가스, 과민한 장의 움직임에 의해서 발생할 수 있습니다. 일부 환자들은 병원과 같은 특정한 환경이나 냄새에 영향을 받아 구토를 하기도 합니다. 하지만 오심을 잘 조절하면 구토를 막을 수 있습니다.

오심과 마찬가지로 치료 직후에 구토를 하는 환자가 있는가 하면 치료 하루 이틀 뒤에 구토를 하는 환자도 있습니다. 이것은 그냥 개인의 신체적 차이이지 치료나 암의 진행 정도와는 아무런 상관이 없으므로 걱정할 필요는 없습니다. 구토가 심하거나 2~3일 이상 지속될 경우에는 주치의에게 진토제(구토를 막는 약) 투여를 요청하는 것이 좋습니다.

일단 구토를 하게 되면 증세가 없어질 때까지 어떠한 음식물도 먹거나 마시지 않는 것이 좋습니다. 구토가 조절되기 시작하면 적은 양의 물이나 고기 국물, 혹은 미음을 10분마다 먹도록 합니다. 이것에 적응이 되면 20분마다 큰 숟가락으로 하나씩 먹고, 그래도 괜찮으면 30분마다 큰 숟가락으로 두 번씩 먹습니다.

맑은 액체 음식을 먹는 것이 가능해지면 연한 유동식을 조금씩 자주 먹다가 천천히 양을 늘려 정상적인 분량만큼 먹도록 합니다. 그리고 열량과 단백질 밀도를 높이기 위해서는 우유나 두유 등에 영양보충식품을 섞어 섭취하는 것을 권합니다.

설사

설사가 발생하는 원인으로는 항암약물 치료 외에도 복부에 시행하는 방사선 요법, 세균 감염, 특정 음식에 대한 알레르기, 유당불내증 등 여러 가지가 있습니다.

장기적으로 설사가 심하거나 몇 일간 지속되면 열량 부족, 체중 감소 등의 심각한 문제가 동반될 수 있으므로 주치의와 상의해야 합니다. 설사 시에는 손실된 수분을 충분히 섭취해야 하며, 한 번에 많이 먹기보다는 적게 자주 먹는 것이 좋습니다.

특히 신체 내 중요한 전해질 균형을 위하여 포타슘과 나트륨 보충이 필요하므로 이런 성분이 많이 포함된 음식을 먹도록 합니다. 스포츠음료는 흡수가 쉬운 포타슘과 나트륨을 충분히 포함하고 있으므로 권장하고 있습니다. 나트륨이 풍부한 음식으로는 고깃국이 있으며, 포타슘을 많이 함유한 음식 중 설사를 일으키지 않는 식품으로는 바나나, 복숭아, 찐 감자 등이 있습니다. 치즈, 쌀, 국수, 곡물가루, 계란, 홍시, 흰 식빵, 잘 익힌 야채나 야채국물, 지방을 제거한 소고기, 고기국물, 흰 살 생선 등도 좋습니다.

반대로 기름지거나 튀긴 음식, 생야채 및 날로 된 음식, 섬유질이 많은 야채, 양배추, 옥수수, 마른 콩, 완두콩 등은 피하는 것이 좋습니다. 매우 뜨겁거나 찬 음식과 음료는 피하고, 실내 온도 정도의 따뜻한 음식을 먹어야 합니다. 커피, 초콜릿과 같이 카페인을 많이 함유한 음식은 제한합니다. 우유 속에 있는 유당이 설사를 악화시킬 수도 있으므로 우유나 유제품은 섭취하지 않도록 합니다.

갑작스럽게 설사를 한다면 일단 12~14시간 동안은 물 외에는 아무것도 먹지 말고 장을 쉬게 해야 합니다. 그 후에도 설사가 멈추지 않는다면 주치의와 상의합니다.

유당불내증

유당불내증은 우유에 포함되어 있는 유당을 소화하거나 흡수하지 못하여 우유나 유제품(치즈나 아이스크림), 우유가 첨가된 음식(밀크셰이크나 크림스프)을 섭취할 경우 소화 불량, 복부 팽만, 위 경련, 설사 등이 동반되는 증상을 말합니다.

한국인은 특히 성인 대부분이 우유를 지속적으로 섭취하지 않아 유당 분해 효소가 적기 때문에 유당불내증이 생기는 경우가 많습니다. 평소에는 아무 증상이 없다가도 방사선 치료를 하거나 소화관에 영향을 주는 치료를 한 후에는 유당불내증이 나타나는 경우가 종종 있습니다. 이 경우 치료가 끝난 뒤 몇 주 혹은 몇 달만에 증상이 사라지기도 합니다.

하지만 증상이 지속되는 경우에는 유당이 적은 음식을 선택하여 따뜻하게 데워서 먹거나 우유 대신 두유로 대체하는 것이 좋습니다.

변비

일부 항암약물이나 진통제와 같은 약물 또는 식욕 저하에 따른 식사량 감소, 운동량 부족 등으로 변비가 생길 수 있습니다.

변비 예방을 위해서는 평소에 음료수를 많이 마시는 것이 좋습니다. 적어도 하루에 6~8컵 또는 몸무게 1kg당 적어도 약 30cc 정도는 수분을 섭취해야 합니다. 음식 섭취 약 30분 전에 따뜻한 음료를 마셔 장에 신호를 보낸 뒤 식사를 하는 것도 도움이 됩니다.

식사에는 섬유질이 풍부한 음식을 포함하도록 합니다. 잡곡밥에 고구마, 콩류, 신선한 야채나 과일, 다시마나 미역 같은 해조류를 포함하는 것이 좋습니다. 특히 푸룬(서양 건자두)주스는 섬유질이 풍부하여 변비 해소에 도움이 되는데, 이때 충분한 수분 섭취가 뒤따라야 효과가 좋습니다.

매일 조금씩 규칙적으로 운동하는 것도 변비 예방에 도움이 됩니다. 때로는 섬유질 제품을 수분과 함께 식후에 섭취하는 것을 권장합니다. 그리고 하제(장의 내용물을 배설시킬 목적으로 사용하는 약제)나 변 연하제(대변을 무르게 하거나 장관 운동을 활성화하는 약)를 쓰기 전에는 반드시 주치의와 상의해야 합니다.

| 피로감과 우울증

피로감과 우울증은 그 자체가 식생활과 직접적으로 관련된 문제는 아닙니다. 하지만 식욕이나 식사 준비 의욕을 떨어뜨려 체력을 저하시키고 빈혈을 초래함으로써 피로감을 더 악화시키는 악순환을 일으킬 수 있으므로 주의해야 합니다.

무엇보다 환자 자신이 암 치료법과 부작용에 대해 이해하고 적응할 수 있도록 마음의 준비를 하고, 이러한 부작용이 있을 때 대처하는 식사 요령을 배워야 합니다. 가급적 식사 시간에는 가족과 함께 즐거운 분위기를 느끼기 바랍니다. 평소 환자의 기호를 지나치게 억압하기보다는 허용되는 범위에서 자극적인 맛의 음식을 먹는 것도 도움이 되므로 임상 영양사와 상의하여 섭취하도록 합니다.

| 알레르기

암 환자의 경우 여러 가지 원인으로 면역력의 균형이 깨집니다. 따라서 평소 건강했을 때는 문제가 되지 않던 음식들이 알레르기 반응을 일으키기도 합니다. 환자에 따라 피부 질환, 설사 증상을 보이기도 하고 심하면 쇼크 상태에 빠지기도 합니다.

가장 흔하게 알레르기를 유발하는 음식으로는 우유, 밀가루, 돼지고기, 달걀, 옥수수, 땅콩, 콩, 닭고기, 등 푸른 생선류(꽁치, 삼치, 고등어 등), 조개류 등이 있습니다. 아주 적은 양을 섭취하더라도 반응이 크게 나타날 수 있으므로 심하게 체력이 떨어지거나 면역력이 약해진 경우에는 되도록 알레르기를 유발하는 음식은 제한해야 합니다.

기타

● **다른 만성 질환이 동반되어 있는 경우**

만약 항암 치료 이전부터 당뇨병이나 신장병, 심장병 등으로 식이요법을 하고 있었던 경우에는 이미 영양 섭취가 많이 제한된 상태라고 할 수 있습니다. 그 상태에서 암 치료까지 병행하기 위해서는 병원의 임상 영양사와 상의하는 것이 좋습니다.

● **면역력이 저하된 상태에서 위생적으로 식사하기**

항암 치료 중에는 항암제로 인해 백혈구를 생성하는 능력이 현저하게 떨어질 수 있으므로 감염에 각별히 주의해야 하고, 음식으로 유발되는 질병을 피해야 합니다.

식사 준비나 섭취 시 다음과 같은 위생적인 처리가 필요합니다.

1. 식사 준비 전이나 식사 전에 손을 깨끗이 닦습니다.
2. 음식을 준비하기 전후에 칼, 도마 등을 깨끗하게 씻고, 날고기를 다루었을 경우에는 요리 도구를 소독제로 소독한 후 다른 식품을 취급해야 합니다. 특히 날계란을 만진 후에는 반드시 손을 깨끗이 닦고 다른 식재료를 다루어야 합니다.
3. 두부 등은 개봉 후 밀폐하여 보관하고 가능한 한 빨리 섭취해야 합니다.
4. 먹다 남은 식품은 반드시 재가열한 후 냉장고에 보관해야 합니다.
5. 냉장고에 보관해둔 음식은 70℃에서 3분 이상 재가열한 후 섭취합니다. 냉장고 안에서도 식품끼리 또는 식품을 다루는 사람에 의해 오염될 수 있기 때문입니다. 특히 오래 보관 중인 식품, 유통 기한이 지난 식품, 먹다가 그대로 보관하는 식품 등을 통해 냉장고 안 다른 식품이 오염될 수 있으므로 이들 식품을 빠른 시일 내에 섭취하고, 보관하던 음식은 재가열한 후 먹도록 합니다.
6. 냉동 보관한 식품은 냉장실에서 해동하거나 전자레인지를 사용하여 녹입니다. 냉동 보관하던 식품은 상온이나 흐르는 물에서 해동하면 세균이 증식할 수 있기 때문에 주의가 필요합니다.
7. 모든 생과일과 생야채는 깨끗이 씻도록 합니다. 수박, 메론과 같이 껍질이 두꺼운 과일도 자르기 전에 껍질을 깨끗하게 씻어야 합니다.

8. 육류와 계란, 생선은 완전하게 익혀서 드십시오. 특히 조개류와 생선 등은 날 것으로 절대 먹지 않도록 합니다.
9. 외식 시에는 위생적인 식당을 선택하며 가급적 익힌 음식을 먹도록 합니다.

암 환자의 올바른 식사를 위한 가족의 역할

암 진단을 받으면 환자뿐만 아니라 가족, 친지, 친구들도 놀라고 당황하게 됩니다. 그들은 처음에는 도와줄 일이 없을까 하여 많은 정보와 관심을 가지게 되지만, 치료가 진행되면서 서로 일치하지 않는 생각으로 갈등하게 되고 지치게 됩니다.

따라서 환자는 주체적으로 주위 분들과의 관계를 새롭게 해야 합니다. 식사와 관련하여 본인의 입맛, 기호 등에 관해서 정확하게 의사소통을 해야 합니다.

환자가 여성인 경우 장보기, 음식 만들기 등에 대하여 미리 가족들과 의논하여 분담하는 것이 좋습니다. 보호자 또한 암과 관련한 많은 정보를 환자와 공유하고, 암과 치료 그리고 그에 따른 환자의 상태를 이해하고 도와주도록 하십시오. 특히 환자의 입맛이 매일 변한다는 것을 알아야 합니다. 어떤 날에는 입맛이 없어져서 이전에 좋아하던 음식도 먹지 않고, 어떤 날에는 갑작스럽게 평소에 먹지 않던 음식을 먹기도 합니다.

가족들은 이러한 상태를 이해하고, 책망하거나 걱정하기보다는 환자가 음식을 잘 먹을 수 있는 새로운 방안을 고안하여 권유하는 것이 좋습니다. 환자가 무엇인가를 먹으려 요구하기 전에 알아서 미리 도와주어야 합니다. 환자가 원하면 언제든지 먹을 수 있게 식사나 간식거리를 상시 준비해두고, 환자가 며칠 동안 한두 가지 음식만 먹으려 하는 경우도 대비하십시오. 특히 환자가 먹고 싶다고 하는 음식은 가급적 빨리, 그것도 냄새 없이 조리할 수 있어야 합니다. 따라서 일부 음식 재료는 미리 준비해두는 것이 필요합니다.

환자가 음식을 전혀 먹지 못할 경우에는 책망하거나 강요하지 말고 대체할 수 있는 음식을 준비하고, 충분한 양의 수분을 섭취하도록 도와주십시오. 때로는 음식을 먹지 않는 것에 대한 보호자들의 지나친 염려와 관심이 환자에게는 정신적 부담을 느끼게 할 수도 있습니다.

환자가 필요로 하는 것이 무엇이고, 관심거리가 무엇이며, 무엇이 도움이 되는지를 환자와 자주 이야기하십시오. 환자로 하여금 억지로 먹거나 마시게 하는 것보다는 격려하고 지지하는 것이 더 나을 때도 있음을 잊지 마십시오. 환자식이라고 하여 별도로 환자만 홀로 먹는 것보다는 가족들이 모여 자연스럽게 식사할 때 만들어지는 따뜻한 분위기가 더 큰 도움이 될 수 있습니다.

마지막으로 식사와 관련해서 환자와 가족 간에 일치된 신념이 필요합니다. 그렇지 않으면 주변에서 권유하는 정체 모를 식품과 건강기능식품의 홍수 속에서 환자와 보호자 모두 혼돈스럽고 부담스러워할 수 있습니다. 아울러 암 치료 기간과 회복 시간이 오래 걸릴 수 있으므로 고가의 식품을 구하여 어려운 방법으로 조리하기보다는 일상에서 쉽게 먹는 식품을 선택하여 식재료의 맛을 최대한 살리는 방법으로 요리하여 온 가족이 대화하며 즐겁게 먹는 것이 더 좋습니다.

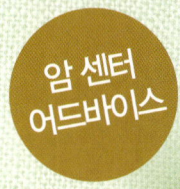
암 센터 어드바이스

단백질 음식을 많이 먹으라는데 고기는 어떤 종류가 좋은가요?

의사 선생님이 치료를 할 때마다 고기를 많이 먹으라고 강조할 겁니다. 사실 그 말은 단백질 음식을 충분하게 섭취하라는 뜻입니다. 그럼 단백질 음식은 고기 외에 또 무엇이 있을까요?

여러 가지 단백질 식품 가운데서 무엇보다 질 좋은 단백질 음식을 먹는 것이 중요합니다. 질이 좋은 단백질 음식으로는 육류가 으뜸입니다. 우리가 흔히 먹는 소, 돼지, 닭, 오리는 물론 개, 염소 고기 등이 그것입니다. 살코기만 먹는다면 육류의 종류에 상관없이 단백질 함량은 큰 차이가 없습니다. 다만, 돼지고기를 먹을 때 삼겹살을 즐긴다든가 닭고기를 먹을 때 껍질을 주로 먹는다면 단백질보다 지방 섭취량이 많아지므로 주의해야 합니다. 즉, 육류의 종류보다 부위 선택에 신경을 쓰고 양질의 단백질 섭취를 위해서는 반드시 살코기를 먹어야 합니다. 설렁탕, 갈비탕, 삼계탕 등의 탕류를 먹을 때 고기와 같이 먹어야 진정한 단백질 섭취가 되지, 국물만 마시면 단백질은 보충되지 않습니다. 만일 씹기가 어려운 경우라면 육류를 다지거나 가는 방법을 이용해서라도 고기 자체를 섭취할 수 있도록 해야 합니다.

항암 치료 중에 비타민제를 먹어도 되나요?

항암 치료 중에도 종합 비타민제 정도는 먹을 수 있습니다. 비타민, 무기질은 열량원인 탄수화물, 단백질, 지방의 대사 기능을 조절하거나 우리 몸의 생리 기능을 도와주는 물질입니다.

하지만 기본적인 권장량을 초과하여 과량 복용하는 것이나, 특정 효과를 강조하며 한두 가지 성분만을 강화한 보충제는 피해야 합니다. 우리 몸에 꼭 필요한 비타민이라도 과다 복용하면 간에 무리를 주거나 항암제의 효과를 떨어뜨릴 수 있기 때문입니다. 기본적인 열량원이 충족되지 않은 상태에서 미량 영양소만 과다 섭취하는 것은 체력 유지에 전혀 도움이 되지 않습니다.

제품 선택 시 단일 비타민제보다는 종합 비타민제 또는 종합 비타민과 무기질을 동시에 보충할 수 있는 제품을 고르는 것이 좋습니다. 신뢰도 있는 회사 제품으로 결정하십시오.

비타민을 섭취할 때는 1일 섭취량을 확인하여 권장 섭취량 이상 복용하는 것을 삼가기 바랍니다. 음식과 함께 섭취하거나 식후 15분 이내에 먹으면 좀 더 흡수율을 높일 수 있습니다. 햇볕이 들지 않는 서늘한 곳에 보관하고, 유효 기간을 확인하기 바랍니다. 일단 개봉하면 6개월 이내에 복용하는 것이 좋습니다.

3장
암 환자와 가족이 알아야 할 식사 준비 요령

암 환자식이라고 해서 별도의 음식이 있는 것은 아닙니다. 환자의 일일 영양 필요량에 맞추어 일상에서 늘 먹던 식품을 가급적 다양하고 맛있게 먹게 하는 것이 가장 중요합니다. 많은 환자나 보호자들은 그동안 환자의 식습관을 부정하며 뭔가 새로운 것, 특별한 것을 원합니다. 그러나 치료 기간만큼은 어느 특정한 항암식품을 섭취하기보다는 체력 유지를 위한 영양 균형식에 초점을 두어야 합니다.

이 장에서는 가장 기본적인 식재료 준비부터 조리까지 전 과정을 환자와 보호자들이 잘 알 수 있도록 단계별로 설명해 드리겠습니다.

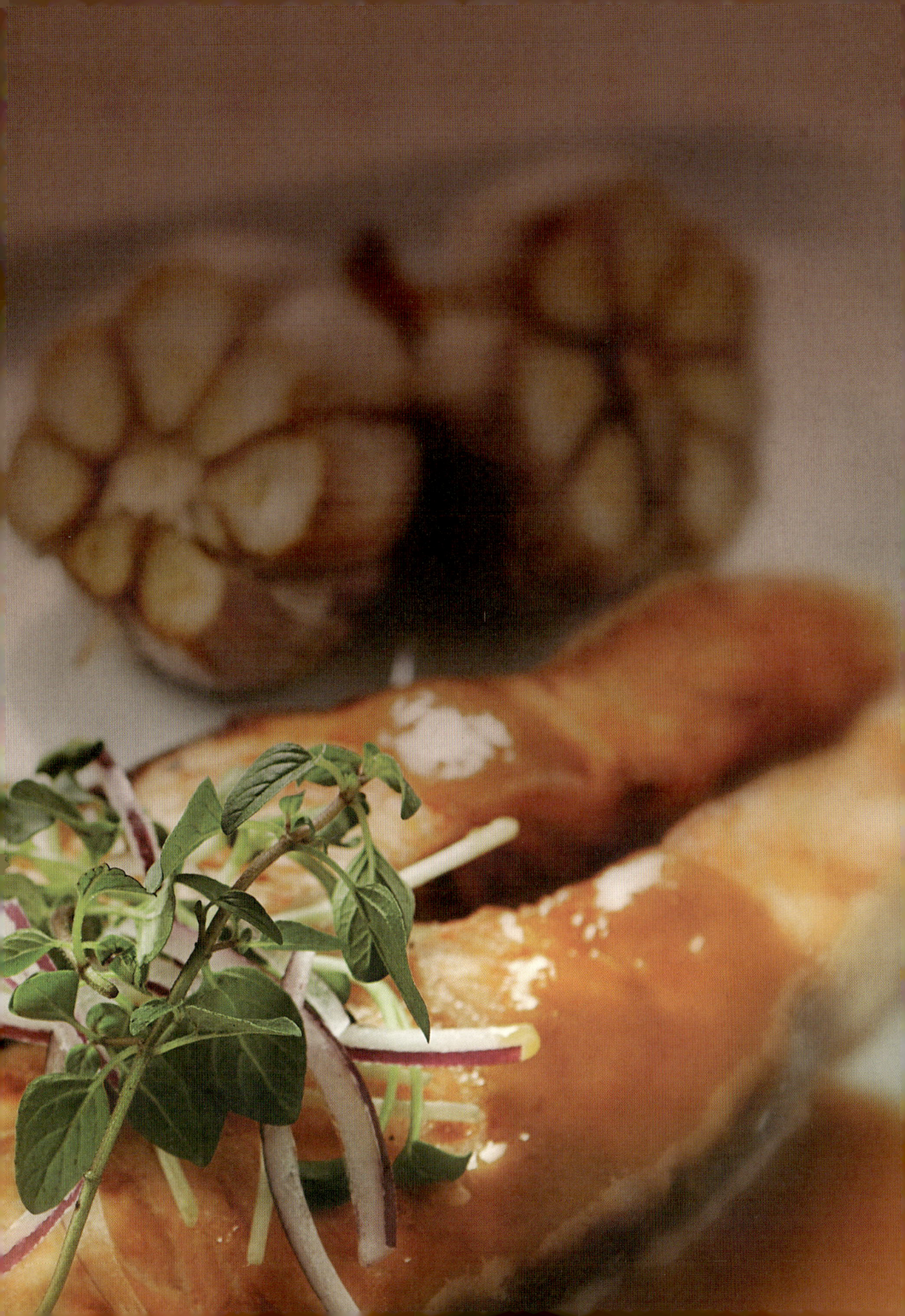

좋은 식재료를 선택하는 기준

●●●●● 환자를 위한 식재료인 만큼 평소 구입하던 식재료와 뭔가 달라야 할 것 같은 걱정이 드는 것은 당연합니다. 유기농 제품으로 사야 하는지, 된장, 고추장부터 집에서 담가야 하는지 등 식재료를 선택할 때 여러 가지가 고민될 것입니다.

식품 가격은 유기농이냐, 국산이냐, 수입산이냐, 신선식품이냐, 냉동식품이냐 등에 따라서 천차만별입니다. 문제는 우리나라는 식품 유통 현황이 투명하지 않고, 가격 차이만큼 품질 차이가 뚜렷하지도 않다는 점입니다. 반면, 식품의 가장 본질적인 기능인 영양소를 공급하는 효과 면에서는 크게 다를 바 없으므로 매일 먹는 식품에 대한 비용을 너무 과도하게 지출하는 것은 바람직하지 않습니다. 간장이나 된장, 고추장 등을 포함한 모든 음식을 직접 만들어 먹거나 모든 식재료를 직접 재배한다고 생각하면 식사 준비에 대한 복잡함이 스트레스가 될 것입니다.

결론적으로 암 환자를 위한 식재료는 가정 경제와 개인적인 상황에 맞게 선택하되, 가급적 공인된 제품을 고르거나 표시 사항을 확인하고, 좀 더 매일 다양하게 바꿔가며 먹는 데 중점을 두는 것이 좋습니다.

본장에서는 환자들에게 쉽게 조리하여 줄 수 있도록 준비해놓으면 좋은 식재료를 중심으로 소개하겠습니다.

| 주식류

우리나라의 주식은 단연 쌀입니다. '백미가 좋을까? 유기농 쌀은? 잡곡은?' 등 고민이 많겠지만, 아무래도 백미보다는 도정을 덜한 현미가 좋습니다. 그러나 환자의 소화 정도에 따라 흰쌀밥을 먹어야 하는 경우가 있으므로 백미도 준비하도록 합니다.

백미인 경우에도 최근에 도정한 것이나 햅쌀이 좋습니다. 이 외에는 여러 가지 잡곡류를 준비하면 됩니다. 최근에는 잡곡류 또한 소화하기 쉽게 분쇄한 형태로 판매하고 있습니다. 고구마, 감자, 옥수수 등은 1주일분씩 구입해놓으면 간식거리로 활용할 수 있습니다. 국수 또한 1~2회분 정도 준비해두면 환자의 갑작스러운 식욕에 대비할 수 있습니다. 누룽지를 만들어서 냉동실에 보관해두면 여러 가지 요리에 활용하기 좋습니다.

| 채소류, 과일류

　　가급적 제철식품을 구입하되, 환자나 가족이 식사 준비에 얼마나 전념할 수 있느냐에 따라 전 처리가 되지 않은 채소류, 혹은 전 처리된 채소류를 선택합니다. 당근, 호박, 양파, 파프리카, 오이 등은 1주일분을 구입해 놓으면 다양하게 활용할 수 있습니다.

　　과일 또한 제철에 나는 것, 신선한 것이 좋습니다. 가급적 종류를 바꾸어가며 자주 구입하도록 합니다.

| 고기, 생선, 계란, 콩류

　　소고기, 돼지고기, 닭고기는 안심, 등심, 국거리, 닭 다리 등을 부위별로 1주일 단위로 구입하여 1인분씩, 생선류는 신선한 생물을 2~3회 먹을 만큼 구입하여 1인분씩 나누어 냉동실에 보관합니다. 계란은 1주일 분량을 냉장 보관하는데, 품질 등급 표시를 보고 구입하기 바랍니다. 해산물류는 환자가 면역력이 떨어졌을 때나 여름에는 위험할 수 있으므로 그때그때 신선도가 높은 상품을 구입하여 바로 조리하여 먹는 것이 좋습니다.

| 우유 및 유제품류

우유는 간식이나 여러 가지 요리에 사용할 수 있으므로 대용량 제품을 구입하여 냉장 보관하면 좋습니다. 그러나 반드시 유통 기한 안에 사용해야 합니다.

우유를 마시면 설사하는 분들은 두유나 분유, 환자용 영양보충음료 등으로 대체하면 됩니다.

| 유지류 및 당분류

조리 시 사용하는 기름은 옥수수기름, 콩기름, 올리브유, 포도씨유, 카놀라유 등 적절한 것으로 준비합니다. 단, 올리브유는 발연점이 낮기 때문에 튀김 요리에는 적당하지 않고, 샐러드용 드레싱으로 이용하는 것이 좋습니다.

압착유로 만든 들기름이나 참기름도 준비하여 무침 요리에 사용하면 좋습니다. 들기름이나 참기름은 기름의 불포화도가 높아 산패의 우려가 크므로 조금씩 자주 짜서 먹는 것이 좋습니다.

참깨나 들깨도 조금씩 볶아서 보관하십시오. 흰 설탕보다는 올리고당, 흑설탕, 꿀, 조청 등을 마련하고, 버터 열량 보충 간식에 이용하면 좋습니다.

| 기타 가공식품

많은 분들이 암 진단을 받는 즉시 가공식품을 일체 먹지 않으려고 합니다. 그러나 현대인은 알게 모르게 가공식품에 많이 의존하고 있습니다. 간장, 고추장을 비롯한 장류, 기름, 김치 등 대부분의 기초식품을 집에서 만드는 것은 시간과 손이 많이 가므로 바쁜 현대인에게는 현실적으로 어려운 일입니다.

가공식품을 무조건 거부하기보다는 시민단체가 운영하는 인터넷 사이트나 품질이 좋다고 입소문이 난 곳을 찾아 가정 경제에 맞는 제품을 선택하면 됩니다. 최근에는 멀리 있어도 택배로 배달해주는 곳도 많습니다.

식재료를 올바르게 보관하는 방법

●●●●● 식품은 시간이 지날수록 영양소가 파괴되고, 심지어 부패되어 면역력이 떨어진 환자에게는 심각한 위해 요소가 될 수 있습니다. 그러므로 빠른 시일 안에 조리하지 않을 것이라면 많은 양을 보관하는 것은 좋지 않습니다. 하지만 입맛이 수시로 변하는 암 환자를 위해서는 그때그때 조리할 수 있도록 어느 정도의 식품을 준비하고 있어야 하기에 위생적으로 보관하도록 각별히 신경 써야 합니다.

육류

소고기, 돼지고기, 닭고기 등의 육류는 상하기 쉬우므로 밀폐용기나 비닐팩 등에 따로 담아 서로 닿지 않도록 하는 것이 좋습니다. 특히 닭고기는 육류 중에서도 가장 상하기 쉬우므로 냉장 보관 시 술과 소금으로 밑간을 해두면 좀 더 오래 보관할 수 있습니다. 닭고기를 통째로 구입했다면 내장을 제거한 후 깨끗이 씻어 부위별로 냉동 보관합니다.

육류는 냉장고에서 1~2일 정도 보관하고, 다진 고기라면 24시간을 넘기지 않는 것이 좋습니다. 오래 두고 먹으려면 덩어리째로 보관하되, 한 번 녹인 고기는 다시 얼리지 않는 것이 좋으므로 한 번 먹을 만큼씩 양을 나누어 냉동하도록 합니다. 이때 고기 표면에 식용유를 살짝 바르면 공기와 접촉하여 색이 변하고 맛도 떨어지는 것을 방지할 수 있습니다.

육류를 냉동 보관할 때는 냉동실의 냉기가 내려오는 제일 위칸이나 온도 변화가 적은 냉동실 안쪽에 넣도록 합니다. 바깥쪽은 문을 여닫을 때마다 온도가 높아져서 쉽게 변질될 수 있기 때문입니다. 냉동실에 얼려 두었던 육류를 해동할 때는 상온에 두거나 물에서 녹이기보다는 냉장실로 잠시 옮겨 놓거나 전자레인지를 사용해야 세균 번식을 줄일 수 있습니다.

어패류

일반적으로 생선류의 근육은 육류에 비하여 결체조직이 적으므로 살이 연하며 쉽게 부패합니다. 따라서 생선류는 구입한 후 바로 조리하는 것이 가장 좋으며, 그렇게 하지 못할 경우 냉장 혹은 냉동 저장해야 합니다.

생선류는 냉동 전에 아가미와 내장을 제거하고 깨끗이 씻은 뒤 물기를 완전히 없앤 후 보관하는 것이 좋습니다. 내장을 빼지 않으면 해동 과정에서 소화효소의 작용으로 상하기 쉽고, 내장과 아가미에서 부패가 시작되기 때문입니다. 그러므로 생선은 물로 씻은 후 비늘, 내장, 아가미를 제거하고 소금물(염분 3%의 바닷물 정도의 농도)로 뱃속까지 씻은 다음 소쿠리에 담아 물기를 빼고 냉동실에 보관합니다. 이때 후춧가루, 소금, 청주로 살짝 밑간을 해서 냉동하면 생선살이 단단해지고 간이 베어 해동 후 바로 조리해도 맛이 좋습니다.

> 빠른 시일 안에 조리하지 않을 것이라면 많은 식재료를 보관하는 것은 좋지 않습니다. 하지만 입맛이 수시로 변하는 암 환자를 위해서는 그때그때 조리할 수 있도록 어느 정도의 식재료를 위생적으로 보관하고 있어야 합니다.

또한 생선을 냉장실에 보관할 때에는 온도가 가장 낮은 위치에 넣도록 합니다. 비린내가 강하여 다른 식품에 냄새가 오염되기 쉬우므로 밀폐된 용기에 담아두는 것이 좋습니다.

금방 소비할 수 없을 정도로 많은 양을 산 경우에는 냉동 보관하는 것이 가장 좋습니다. 얼린 생선을 해동한 뒤 다시 얼리면 맛과 선도가 급격히 떨어질 수 있으므로 한 번에 먹을 만큼씩만 랩으로 싸거나 비닐 팩에 담아 공기를 뺀 후 냉동합니다. 밀폐용기에 담을 때는 랩을 켜켜이 깔고 포장한 생선 토막을 올려서 잘 떨어지도록 합니다.

조개류는 구입 후 냉장고에 2일 이상 두지 않는 것이 좋으며, 더 오래 보관하려면 사오자마자 바로 냉동 보관하는 것이 좋습니다.

| 채소류

　채소류는 흙에 있는 각종 세균이 다른 식품을 오염시키기 쉬우므로 깨끗이 씻어 조리 용도에 따라 썰어서 보관하는 것이 좋습니다. 물기가 마르는 것을 막기 위해서는 뚜껑이 있는 용기에 담거나 비닐 팩에 싸서 보관하고, 특히 물기가 많은 채소는 얼지 않도록 야채 칸에 넣도록 합니다.

　만약 흙이 묻은 채소를 씻지 않은 채 그냥 보관해야 한다면 신문지에 말아두거나 비닐 팩에 따로 넣어 보관하도록 합니다.

| 과일류

　과일은 함유된 수분이 건조되는 것을 막기 위해 비닐 팩에 넣어 보관하되, 구멍을 2~3개 정도 뚫어 산소가 공급되도록 합니다. 과일 중에는 냉장 보관하면 좋지 않은 것들이 있는데, 파인애플, 바나나 등의 열대과일과 복숭아, 토마토 등이 이에 해당합니다.

　파인애플은 잎 부분은 잘라내고 밑 부분을 위로 세워 상온에서 보관하는 것이 좋습니다. 당분이 밑 부분에 몰려 있으므로 거꾸로 세워서 보관하면 당분이 아래로 퍼지면서 골고루 단맛을 내기 때문입니다.

　바나나는 수확 후에도 호흡을 계속하면서 익어가는 '후숙' 과일이므로 냉장 보관은 절대 금물이며, 파인애플과 마찬가지로 상온에서 보관해야 합니다. 꼭지에 약간 녹색 빛이 남아 있는 것으로 구입하면 3~4일 정도 두고 먹을 수 있습니다.

　복숭아는 냉장고에 넣어 너무 차게 보관하면 단맛이 떨어지고 퍼석퍼석해집니다. 신문지나 종이에 싸서 바람이 잘 통하는 실내에 보관했다가 먹기 2~3시간 전에 냉장고에 넣어 약간 차게 먹는 것이 좋습니다.

　과일은 한 번에 많은 양을 구입하기보다는 제철과일로 종류를 바꾸어가며 구입하여 신선한 상태로 먹는 것이 좋습니다.

양념류 외

양념류로 사용하는 마늘, 파, 고춧가루, 생강 등은 1주일 분량씩 조리 용도별로 미리 처리하여 1회용씩 보관해두면 환자의 요구에 따라 빨리 조리할 때 유용합니다. 기름이나 깨와 같은 견과류 등과 같이 지방 함량이 높은 식품은 색깔이 진한 병이나 그릇에 넣고 꼭 맞는 뚜껑을 닫은 후 햇빛이 닿지 않는 서늘한 곳이나 냉장고에 보관하여야 산패를 방지할 수 있습니다.

고춧가루는 환자가 칼칼한 맛을 원하는 경우를 대비하여 준비해둡니다. 오래 보관해야 하는 고춧가루는 씨를 빼고 빻은 것이 좋습니다. 씨가 있는 채로 고추를 빻으면 영양가는 높을 수 있으나, 오래 보관할 수 없기 때문입니다. 씨는 산패를 일으키는 원인이 되어 색깔을 변하게 하거나 끈적끈적하게 할 수 있습니다. 고춧가루는 습기를 잘 빨아들이므로 적은 양씩 불투명 비닐에 포장해서 냉동실에 저장하도록 합니다.

올바른 식사를 위한 건강 조리법

꼼꼼하게 재료를 손질한다

식재료에는 아무래도 잔류 농약, 대장균 등 유해물질이 있게 마련입니다. 면역력이 떨어진 환자들이 어렵사리 음식을 먹었는데 탈이라도 나면 치명적이 될 수 있습니다. 따라서 위생적인 식품을 선택하는 것도 중요하지만, 위생적으로 조리하는 것도 그에 못지않게 중요합니다.

쌀은 씻는 과정에서 비타민 B_1을 20~60% 잃게 되므로 지나치게 세게 그리고 많이 씻는 것은 좋지 않습니다. 특히 쌀눈이 떨어지지 않도록 가볍게 휘저으며 씻는 것이 좋습니다. 처음 씻은 물은 버리고 1~2회 더 씻은 후 30분~1시간 정도 불렸다가 그 물을 버리고 새 물로 밥을 하는 것이 좋습니다.

육류의 경우 가급적 기름기를 떼어내고 조리합니다. 특히 닭은 껍질에 포화지방이 많으므로 떼어냅니다. 살코기는 물에 충분히 잠기게 하여 30분 정도 담구어 놓으면 혈액, 몸에 좋지 않은 성분들이 녹아 나옵니다. 미리 뜨거운 물에 살짝 데치는 것도 좋습니다.

생선은 몸에 좋지 않은 성분이나 균이 내장과 아가미, 비늘에 집중되어 있습니다. 그러므로 그것들을 제거한 후 흐르는 물에 점액질과 피까지 확실하게 씻은 뒤 채반에 얹고 물을 빼야 합니다.

야채류는 겉잎을 떼어낸 후 4~5분간 물에 담가 두었다가 흐르는 물로 씻어냅니다. 잎채소는 싱크대에 물을 틀어놓고 물을 빼며 들어올리기를 한 번 이상 하며 씻되, 너무 세게 씻어 잎이 떨어지지 않도록 유의합니다. 그리고 무, 우엉, 감자와 같은 근채류는 솔로 문지르면서 흐르는 물에 씻은 후 껍질을 벗겨 사용합니다.

사과나 배처럼 껍질을 벗겨 먹는 과일은 물과 식초를 10 : 1 비율로 섞은 후 10분 정도 담가 두었다가 흐르는 물로 헹굽니다. 포도 등 씻기 어려운 과일은 식용 베이킹소다를 껍질에 뿌린 뒤 충분히 씻거나 1리터당 베이킹소다 4큰술을 넣은 물에 담갔다가 헹궈냅니다. 자몽, 오렌지와 같은 수입 과일은 왁스를 입히는 경우가 많으므로 흐르는 물로 씻은 뒤 소금물에 몇 분 담가놓으면 표면에 있는 농약이 제거됩니다. 단, 처음부터 소금물에 담가놓으면 오히려 농약이 과일 안으로 침투하므로 주의해야 합니다.

라면이나 햄과 같은 가공식품은 되도록 먹지 않도록 하는 것이 좋습니다. 그러나 환자가 간절히 원하는 경우 가공식품의 식품첨가물 중 건강에 우려가 되는 것은 최대한 줄이는 방법으로 조리하십시오.

되도록이면 유리병에 담긴 제품을 구입하고, 콩이나 옥수수 통조림은 체에 걸러 뜨거운 물을 살짝 끼얹은 후 사용하도록 합니다. 두부는 찬물에 여러 번 헹굽니다. 햄이나 소세지, 유부, 어묵, 라면 등은 끓는 물에 살짝 데쳐 나쁜 기름기부터 없앱니다. 전자레인지에 바로 조리해서 먹는 즉석식품은 포장 용기 그대로 사용하지 말고 전용 그릇에 담아 데워 먹는 것이 좋습니다.

| 맛과 영양을 최대한 살린다

● 고기류 조리법

양지나 사태는 물에 넣고 약한 불에서 천천히 푹 고아야 연해집니다. 그러나 처음부터 간장을 넣고 익히면 염분이 단백질을 굳게 해서 고기가 딱딱해지므로 주의해야 합니다.

돼지고기를 삶거나 볶으면 비타민 B_1이 20%나 줄어드는데, 마늘이나 생강, 파 등을 곁들이면 비타민 B_1의 체내 흡수율을 높일 수 있습니다. 돼지고기는 속까지 완전히 익혀야 기생충을 옮길 염려도 없고 맛도 좋습니다. 고기를 되도록 얇게 썰어 강한 불에 굽되 타지 않도록 합니다. 밀가루나 전분을 살짝 입히면 풍미를 보존할 수 있으므로 훨씬 맛있는 구이가 됩니다.

입맛 변화로 고기에 대해 이상한 맛이 느껴질 때는 우유, 와인, 과일즙 등에 담갔다가 요리하면 거부감을 없앨 수 있습니다.

● **생선류 조리법**

생선은 빨리 익으므로 조림을 할 때는 마늘, 파, 엿, 술 등 양념을 처음부터 넣고 끓여야 합니다. 하지만 소금이나 간장은 생선의 단백질을 변화시키므로 거의 다 익었을 때 넣어 간을 맞추는 것이 좋습니다. 생선 단백질에는 생강의 탈취 효과를 방해하는 물질이 있으므로 단백질이 익은 후에 생강을 넣어야 비린내를 없앨 수 있습니다.

생선을 압력솥에서 익히거나 식초를 넣어서 끓이면 뼈까지 물러져서 뼈째 먹기 쉬우므로 칼슘 섭취에 도움이 됩니다. 미리 소금을 뿌려두면 형태가 유지되어 굽기 쉽고 단백질을 응고시켜 맛을 보존할 수 있습니다. 작은 생선은 굽기 한 시간 전, 큰 생선은 두 시간 전에 소금을 뿌려둡니다.

> **조리 Tip**
>
> 한국소비자보호원에 따르면, 육류를 석쇠로 익혔을 때가 불판에서 구웠을 때보다 20배 가량 발암물질이 많이 검출됐다고 합니다. 석쇠 밑으로 떨어진 지방이 숯불에 타면서 연기가 되고, 그 연기가 육류에 달라붙어 발암물질을 증가시킨다고 합니다.

생선을 오래 구울 경우 DHA의 손실이 크고, 육류와 마찬가지로 탄 부분에 강력한 발암물질이 생깁니다. 생선구이를 먹기 직전에 레몬즙을 뿌리면 비린내도 없어지고, 레몬에 함유된 비타민 C가 탄 부분에 들어가 발암촉진물질을 제거하는 데 도움을 줍니다.

● **계란 조리법**

계란은 반숙이 소화흡수에 좋습니다. 15분 이상 삶을 때 생기는 유화철은 해로운 성분은 아니지만, 소화율을 떨어뜨리므로 긴 시간 가열하지 않도록 합니다. 흰자에 들어 있는 아비딘이라는 물질은 비타민의 하나인 바이오틴의 흡수를 방해하므로 흰자는 반드시 익혀 먹는 것이 좋습니다.

뚜껑을 덮고 센 불로 삶으면 껍질이 잘 깨어지지만, 소금과 식초를 넣고 뚜껑을 연 채 중간 불로 삶으면 잘 익을 뿐 아니라 가열 중에는 껍질이 깨지지 않는 반면 다 삶은 후에는 잘 벗겨집니다. 소화가 잘 안 되는 경우에는 수란(水卵), 스크램블드, 계란찜 등으로 조리하면 됩니다.

● **채소류 조리법**

채소는 찌기, 볶기, 데치기, 삶기를 하는 동안 영양소 손질이 많아집니다. 따라서 되도록 생으로 먹는 것이 좋습니다. 껍질을 깎거나 잘게 써는 일을 줄여야 비타민 손실을 줄일 수 있습니다. 채소를 익힐 때는 빛, 열, 공기, 물에 적게 접촉시켜야 영양 손실이 적습니다. 물을 많이 붓고 끓이는 것이 가장 나쁜 조리법입니다.

가장 좋은 조리법은 찜기를 이용하는 것입니다. 찜기를 사용할 때는 물에 채소가 닿지 않도록 그리고 열의 순환이 방해되지 않도록 채소를 한꺼번에 너무 많이 넣지 않는 것이 좋습니다. 뚜껑이 있는 용기에 채소를 담고 물 한두 큰 술을 부어 전자레인지로 익히면 빠르게 찔 수 있습니다. 그러면 비타민 C의 손실을 약 30% 줄일 수 있습니다.

살짝 볶는 것도 좋은 방법입니다. 프라이팬에 기름 한두 큰 술을 두르고 충분히 달궈졌으나 연기는 나지 않은 상태일 때 채소를 넣고 재빨리 뒤적이며 볶습니다.

잎채소는 열에 닿는 시간이 길수록 영양소를 손실하기 쉬우므로 되도록 짧은 시간에 데치거나 삶아야 합니다. 물을 적게 사용하여 채소를 익히고 남은 물은 버리지 말고 다른 요리(국, 찌개)에 이용하는 것도 좋습니다.

호박, 피망, 당근 같은 유색 채소는 지용성인 카로틴이 많으므로 기름에 볶아 먹는 것이 영양소를 소화, 흡수하는 데 유리합니다. 콩류는 찬 물에 담가 충분히 불린 후 그 물에 소금(1%)을 넣고 삶으면 부드러워집니다. 버섯은 양념을 적게 써야 향이 유지됩니다. 씻은 후 물기를 없애고 조리하되, 구울 때는 살짝 굽고, 끓일 때는 먹기 직전에 잠깐 익히는 것이 좋습니다.

- **기름으로 조리할 때**

기름을 오랜 시간 높은 온도로 가열하면 산패가 한꺼번에 일어나서 과산화지방이 생깁니다. 과산화지방은 세포막 조직에 손상을 입혀서 세포 파괴를 촉진할 수 있고 암에도 좋지 않습니다.

그러므로 신선한 기름을 쓰고 재료를 빨리 꺼내야 합니다. 불 조절을 잘하면서 재료를 조금씩 일정한 간격을 두며 넣고 기름 온도를 일정하게 유지하는 것이 좋습니다. 한 번 사용한 기름을 버립니다.

> 암 환자식이라고 해서 특별한 음식이 있는 것은 아니므로 평소 먹던 식품을 꼼꼼히 손질하여 최대한 맛과 영양을 살리면서 위생적으로 조리합니다.

| 안전하게 조리한다

면역이 떨어진 환자의 식사는 무엇보다 위생적으로 안전하게 조리하는 것이 중요합니다. 조리 전에 반드시 손을 깨끗이 씻어야 하며, 특히 고기나 생선, 계란류를 만진 뒤에는 꼭 손을 씻고 다른 음식을 만져야 합니다.

닭고기를 포함한 육류와 생선류는 적어도 음식의 중심 온도가 74℃에 도달할 때까지 충분히 가열해야 합니다. 냉동실이나 냉장실에 보관했던 음식을 재가열하는 경우에도 식품의 내부 온도가 74℃에 도달할 때까지 충분히 가열하여야 합니다. 가급적 먹기 직전에 조리하여 먹도록 합니다.

상온에서는 음식을 4~5시간 이상 보관하지 말아야 합니다. 조리한 음식은 반드시 식혀서 냉장실이나 냉동실에 보관합니다. 도마나 칼은 가급적 육류와 같은 생식품용과 조리된 식품용으로 구분하여 사용하는 것이 좋습니다.

천연 조미료 만들기

●●●●● 막상 요리를 해보면 가장 걱정스러운 것이 조미료입니다. 특히 우리나라 음식은 양념과 조미료가 음식 맛을 좌우하기 때문입니다. 그러나 이왕이면 조미료도 건강에 좋은 천연 재료로 만들어 사용하면 좋습니다. 환자의 기호와 식성에 따라 천연 조미료 몇 가지를 만들어두면 사용도 간편하고 안심하고 먹을 수 있습니다.

토마토케첩

■ 재료

토마토(5개), 토마토 페이스트(1큰술), 감식초(2큰술), 표고버섯 달인 물(2큰술), 황설탕(1큰술)

■ 이렇게 만들어보세요

1. 토마토 윗부분을 열십자로 칼집을 내고 뜨거운 물에 데친 후 껍질을 벗깁니다.
2. 씨 부분을 제거하고 토마토를 잘게 다져 토마토 페이스트와 함께 끓입니다.
3. 한소끔 끓인 토마토는 거품을 제거하고 믹서기로 갈아 체에 곱게 내린 후 감식초, 표고버섯 달인 물, 황설탕을 넣고 다시 한 번 끓여서 식힙니다.

■ 주의사항

진공병에 보관합니다. 방부제를 넣지 않는 만큼 냉장고에서 1주일을 넘기지 않도록 하는 것이 좋습니다. 새콤한 맛을 원하면 식초와 레몬즙을 넣고 수분이 날아가도록 끓여줍니다.

다시마가루

다시마는 가루 형태로 음식에 넣으면 맛도 있고 몸에도 좋습니다. 조림, 국이나 찌개, 쌈장에 잘 어울립니다. 그렇지만 너무 많이 넣으면 요리가 걸쭉해지므로 적당량 사용하도록 합니다.

■ 이렇게 만들어보세요

1. 다시마는 표면의 흰 가루를 물수건으로 닦습니다.
2. 공기가 잘 통하는 볕에서 다시마를 말린 후 조그맣게 잘라서 분쇄기로 갈고 깨끗이 닦은 밀폐용기에 담아 보관합니다.

■ 주의사항

단기간에 사용한다면 냉장 보관하는 것도 괜찮지만, 오래도록 먹으려면 습기가 차지 않게 밀봉하여 냉동 보관해야 합니다.

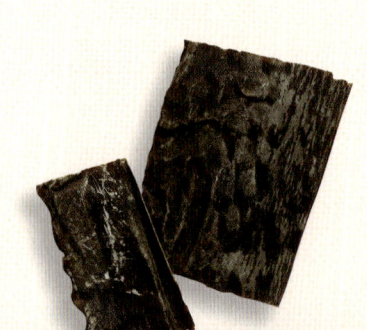

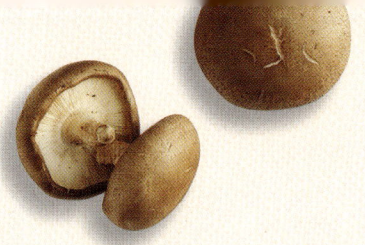
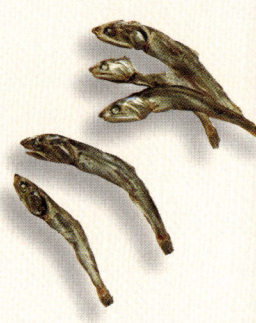

표고버섯가루

마른 표고버섯은 음식의 풍미를 더하는 감칠맛을 내는 구아닐산을 함유하고 있어 그 자체로도 맛이 있을 뿐만 아니라 다른 음식에 넣으면 음식의 맛을 상승시킵니다.

■ 이렇게 만들어보세요
1. 표고버섯을 잘게 썰어 말린 다음 분쇄기로 갑니다.
2. 국거리용은 바싹 말려서 갈고, 조림이나 양념으로 쓸 것은 프라이팬에 한 번 볶아서 갑니다.

■ 주의사항
마른 표고버섯을 잘게 써는 이유는 두꺼우면 가루가 잘 나지 않기 때문입니다. 마른 표고버섯을 고를 때 색이 너무 검거나 곰팡이가 핀 것은 건조 과정 중에 비를 많이 맞은 것이므로 피하는 것이 좋습니다. 색깔이 너무 하얗거나 고운 것은 열처리 과정을 거쳐 건조시킨 것이므로 좋지 않습니다.

녹차소금

■ 재료
굵은 소금(1컵), 녹차가루(1큰술)

■ 이렇게 만들어보세요
1. 굵은 소금을 볶다가 옅은 노란색으로 변하고 딱딱해지면 녹차가루를 넣고 살짝 볶은 후 절구에 곱게 갑니다.

새우가루 · 멸치가루

새우가루는 아욱국, 죽, 된장찌개, 나물무침 등에, 멸치가루는 찌개, 전골 등에 넣으면 음식 맛이 좋아집니다.

■ 이렇게 만들어보세요
1. 새우는 수염과 다리를 떼어내고, 멸치는 내장을 발라내어 손질합니다.
2. 손질한 마른 새우와 멸치를 각각 프라이팬에 볶은 후 절구에 빻거나 분쇄기로 갈아 가루를 냅니다.

■ 주의사항
멸치는 내장을 발라내야 쓴맛이 나지 않습니다.

홍합가루 · 북어가루

홍합가루는 불고기양념장에 잘 어울리고, 북어가루는 생선찜이나 조림양념장에 넣으면 좋습니다.

■ 이렇게 만들어보세요
1. 마른 홍합은 젖은 행주로 닦아서 준비하고, 북어는 뼈를 발라내고 손질합니다.
2. 홍합과 북어를 분쇄기로 곱게 갈아 햇볕에 바짝 말린 후 깨끗이 닦은 밀폐용기에 담아 보관합니다.

■ 주의사항
해물가루를 국물 요리에 넣을 때는 비린내가 날 수 있으므로 청주나 맛술을 함께 넣는 것이 좋습니다.

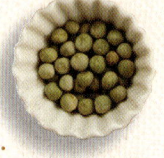
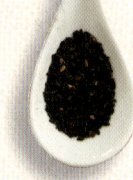
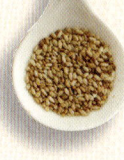

고추기름

■ 재료

말린 고추 10개, 포도씨유 5컵, 고춧가루 1큰술

■ 이렇게 만들어보세요

1. 말린 고추를 가위로 적당한 크기로 잘라서 프라이팬에 식용유를 두르고 볶다가 고춧가루를 넣고 볶습니다.
2. 완성된 기름을 식힌 후 아주 고운 체로 거릅니다.

■ 주의사항

진공병에 보관해야 탈색이 안 됩니다.

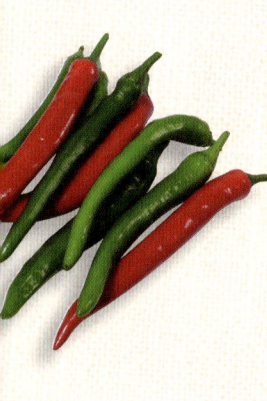

마늘기름

각종 볶음이나 구이 요리에 사용하며, 생선이나 육류의 비린내를 없애줍니다.

■ 재료

마늘 10알, 포도씨유 5컵

■ 이렇게 만들어보세요

1. 마늘은 잘 씻어 물기를 없애고 2~3조각으로 편을 썹니다.
2. 편으로 썬 마늘을 병에 담고 포도씨유를 붓고 한 번씩 흔들어가며 2주 정도 숙성시킨 뒤 사용합니다.

■ 주의사항

진공병에 보관해야 탈색이 안 됩니다.

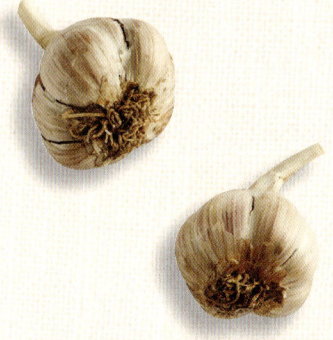

들깻가루 · 콩가루

들깻가루와 콩가루를 나물무침, 된장찌개, 국수전골, 추어탕 등에 넣으면 맛이 구수할 뿐 아니라 칼슘과 비타민도 보충됩니다.

■ 이렇게 만들어보세요

1. 들깨는 물에 넣고 체로 걸러 돌멩이를 골라낸 후 프라이팬에 볶습니다. 들깨가 톡톡 튀는 소리를 내면 불을 끄고 식힌 후 믹서기로 갑니다.
2. 콩은 볶은 후 껍질을 벗겨내고 믹서기로 곱게 갑니다.

■ 주의사항

들깻가루는 미리 많이 만들어놓으면 찌든 냄새가 나므로 그때그때 먹을 만큼만 갈아서 사용합니다.

발아현미가루

전을 만들 때 밀가루 반죽에 같이 넣거나 발아현미가루만으로 반죽하면 훨씬 바삭하고 고소합니다. 된장찌개나 죽에 넣어도 좋고 나물을 무칠 때 넣어도 좋습니다.

■ 이렇게 만들어보세요

1. 발아현미는 잘 씻어서 체에 밭친 후 아무것도 두르지 않은 프라이팬에 노릇하게 볶아 분쇄기로 갈아서 사용합니다.

■ 주의사항

발아현미는 변질되기 쉬우므로 조금씩 구입하여 가루를 만들어 먹습니다.

평소 즐기던 음식을 더욱 맛있게 해주는 양념장 만들기

뭐니 뭐니 해도 환자들은 평소에 익숙한 음식을 더 선호합니다. 그래서 평소 즐겨먹던 음식이라도 더 맛있게 만들 수 있는 양념장을 소개해 드립니다.

조림양념장

윤기가 나면서도 짭조름하게 만듭니다. 약한 불로 뭉근하게 오래 졸여야 합니다.

된장조림

- **재료** 된장 2큰술, 청주 1작은 술, 맛술 2작은술, 설탕 1작은술, 다진 마늘 0.5큰술, 후춧가루 약간

- **적용** 삼치조림, 감자조림

고추장조림

- **재료** 고추장 2큰술, 설탕 2작은술, 간장 1작은술, 맛술 2작은술, 다진 파 0.5큰술, 깨소금 1큰술, 다진 마늘 1.5작은술, 참기름 2작은술, 후춧가루 약간

- **적용** 코다리조림, 멸치조림

구이양념장

소금구이에서 양념구이까지 재료의 맛을 그대로 살리는 데 사용합니다.

소금양념구이

- **재료** 소금 2작은술, 청주 2~3큰술, 레몬즙 1큰술, 후춧가루 약간

- **적용** 꽁치소금구이 등과 같은 생선구이

고춧가루양념구이

- **재료** 고춧가루 1.5큰술, 설탕 2작은술, 간장 1큰술, 청주 1큰술, 다진 파 1큰술, 다진 마늘 0.5큰술, 참기름 1큰술, 깨소금 0.5큰술

- **적용** 황태양념구이 등

무침양념장

황금 비율로 양념장을 만들어 재료를 살살 버무려줍니다.

간장무침

- **재료** 간장 1큰술, 소금 0.5작은술, 설탕 1작은술, 맛술 1작은술, 깨소금 1큰술, 참기름 0.5큰술, 육수 1큰술, 다진 마늘 2작은술, 다진 실파 1큰술

- **적용** 양배추소고기편육무침, 취나물무침, 깻잎나물무침

된장무침

- **재료** 된장 1.5큰술, 마요네즈 2큰술, 설탕 2작은술, 맛술 2작은술, 다진 마늘 2작은술, 다진 실파 1큰술, 깨소금 2작은술

- **적용** 닭살청경채무침

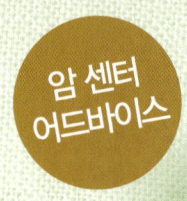

야채는 반드시 유기농으로 먹어야 하나요?

암을 진단받으면 조금이라도 몸에 좋은 것을 찾게 마련입니다. 하지만 유기농 채소라고 해서 채소 자체의 암 예방 효과가 증가하지는 않습니다. 물론 몸에 안 좋은 농약 성분이 적을 수는 있으나, 대신 기생충 등의 병균이 많을 수 있습니다. 완벽한 유기농 식품을 구하기도 힘든데 경제적 부담까지 늘어나게 됩니다.

그러므로 여러 가지 부담을 감수하면서까지 유기농 식품을 구하기보다는 위생적인 세척 과정과 조리 과정을 준수하되, 가급적 제철에 나오는 신선하고 다양한 종류의 야채를 섭취하는 것이 비용과 효과 면에서 더욱 바람직합니다.

항암 치료 중에는 무조건 익혀 먹어야 하나요?

항암 치료를 하면 골수 세포가 파괴되어 백혈구가 감소하므로 면역력이 저하될 수 있습니다. 하지만 골수 기능이 손상되는 정도는 암의 종류, 개인의 건강 상태, 항암제의 종류에 따라 차이가 많으므로 무조건 익혀 먹을 필요는 없습니다. 지나치게 엄격한 식사 제한이 오히려 섭취량을 감소시켜 체력을 떨어뜨릴 수 있으므로 진료 중 특별한 이야기가 없다면 생과일, 생야채도 섭취가 가능합니다. 육회나 생선회는 일반인에게도 식중독을 일으킬 수 있으므로 피하는 것이 좋습니다.

다만, 항암 치료 도중 백혈구 수치가 많이 떨어졌다는 말을 들은 후에는 날 음식은 피하고, 모든 음식을 완전히 익혀서 조리 후 바로 먹도록 하십시오. 백혈구 수치는 항암 치료 후 곧바로 떨어지지 않고 보통 1~2주 정도 지난 뒤에야 낮아지며, 항암 치료가 끝나도 2~3주가 지나야 정상적으로 돌아오므로 항암 치료를 쉬는 기간에도 골수가 제 기능을 회복할 때까지 주의해야 합니다.

4장
항암 치료를 위한 맞춤형 요리 만들기

본 장에서는 치료 과정 중에 발생될 수 있는 환자의 상황에 맞게 테마를 구성하고, 그 테마에 따라 환자나 보호자들이 쉽게 구할 수 있는 식재료를 사용하여 빠르고 간단하게 따라 할 수 있는 조리법으로 개발한 메뉴를 선보입니다. 뿐만 아니라 각 메뉴에 함유된 탄수화물, 단백질, 지방의 영양소 구성과 열량을 제시하여 환자들이 보다 쉽게 먹는 양을 가늠할 수 있도록 하였습니다.

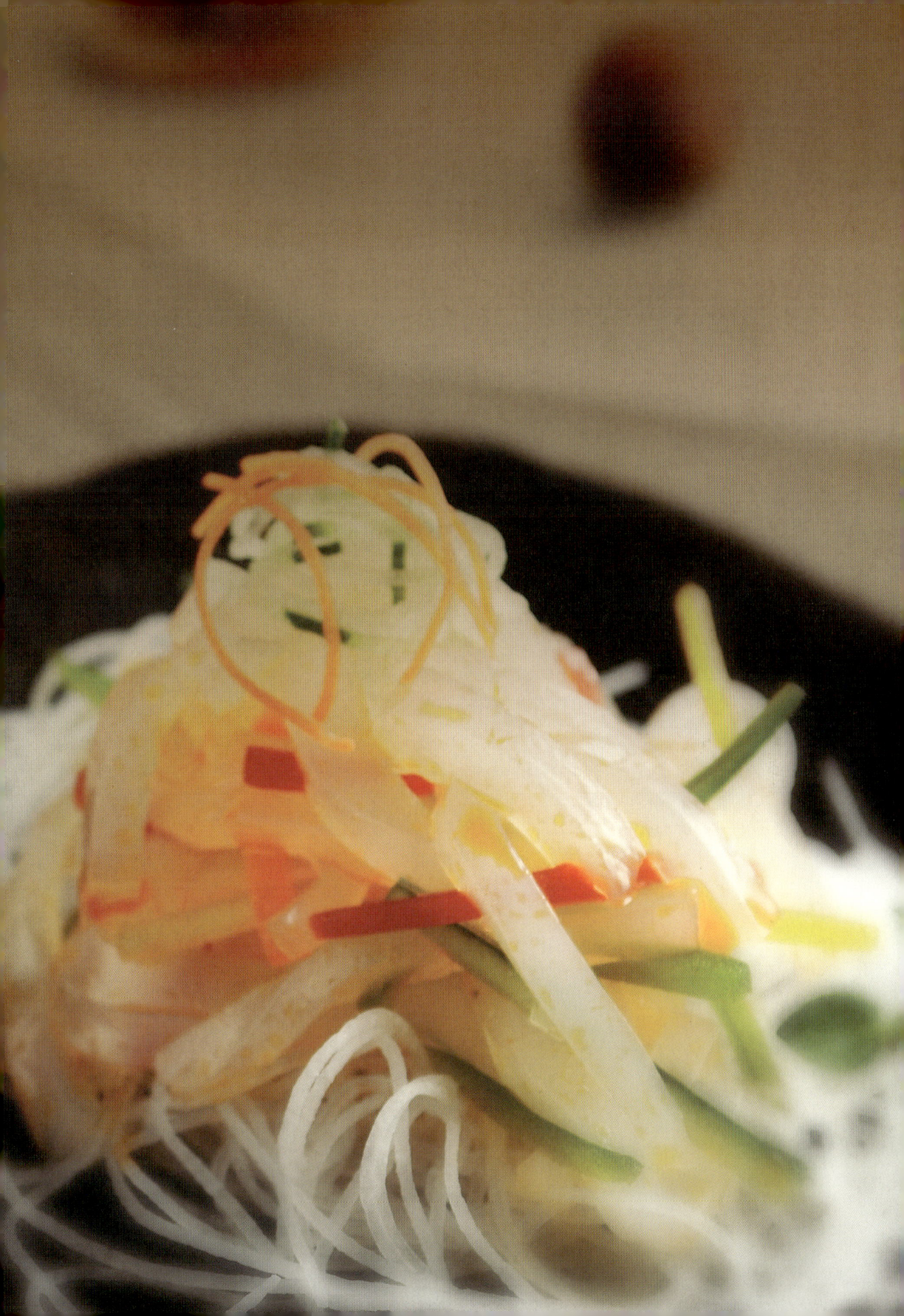

모든 영양소를
한 그릇에 담은 요리

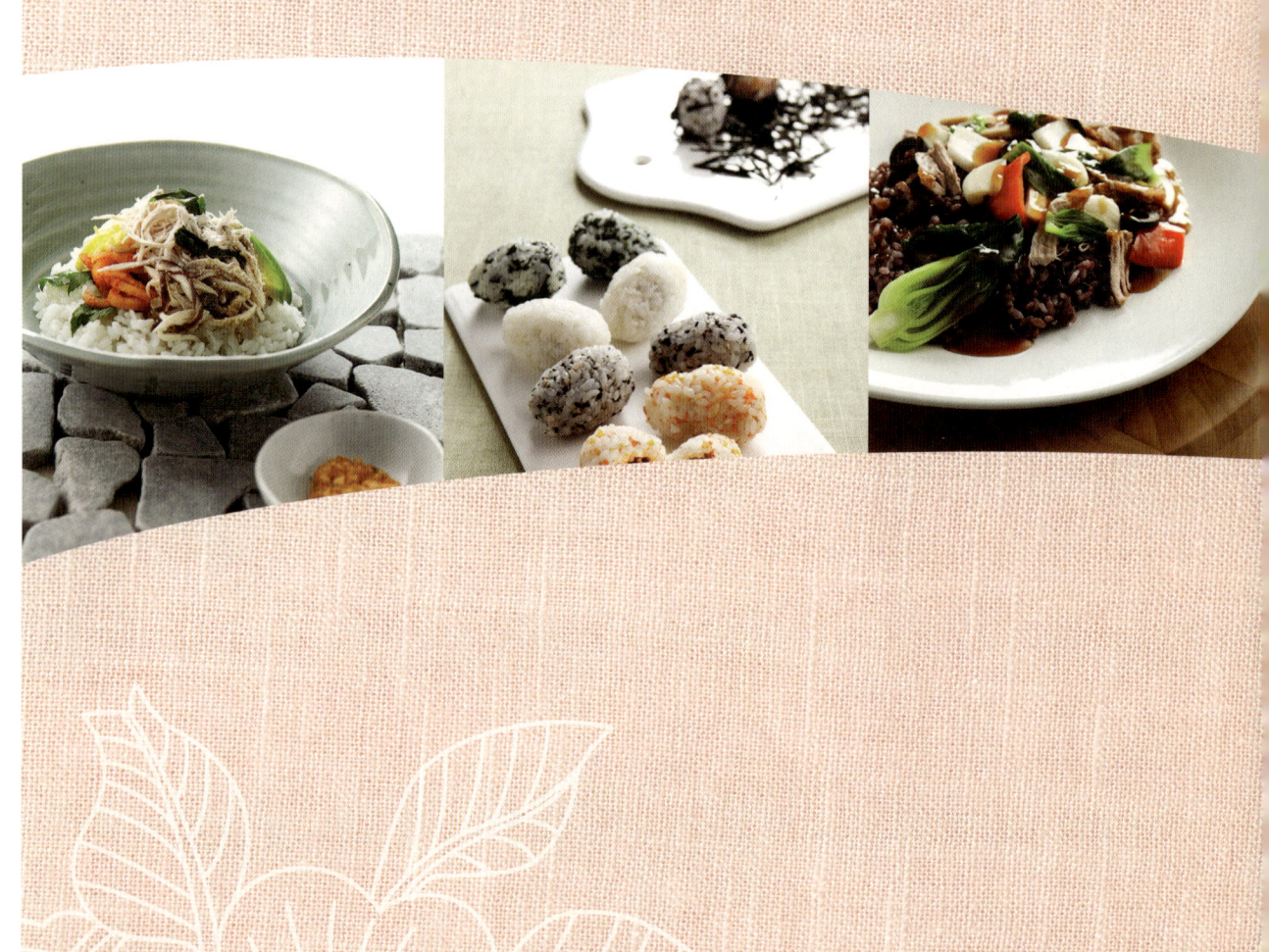

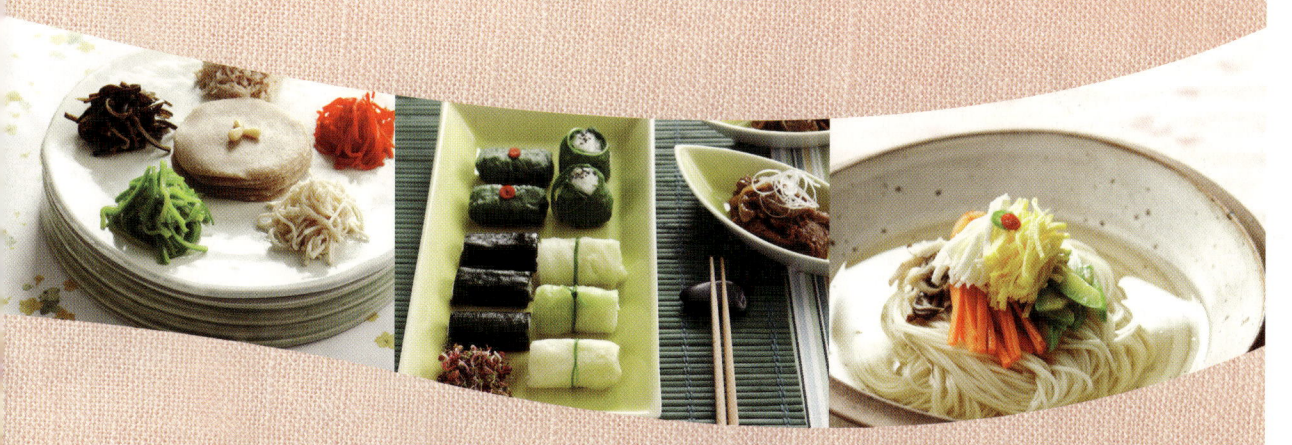

식욕이 없는 경우 한 가지 음식도 먹기 힘든데 여러 종류의 찬으로 차린 밥상을 다 먹기는 어렵습니다. 그래서 한 수저를 먹더라도 영양을 골고루 섭취할 수 있도록 레시피를 만들어 보았습니다. 한 그릇에 신체 세포의 재료이며 면역력 증강에 필요한 질 좋은 단백질, 열량원인 탄수화물, 호르몬 조절을 돕는 지방, 항산화물질이 풍부하고 대사를 원활히 하는 비타민과 무기질을 모두 담았습니다.

신선초비빔밥

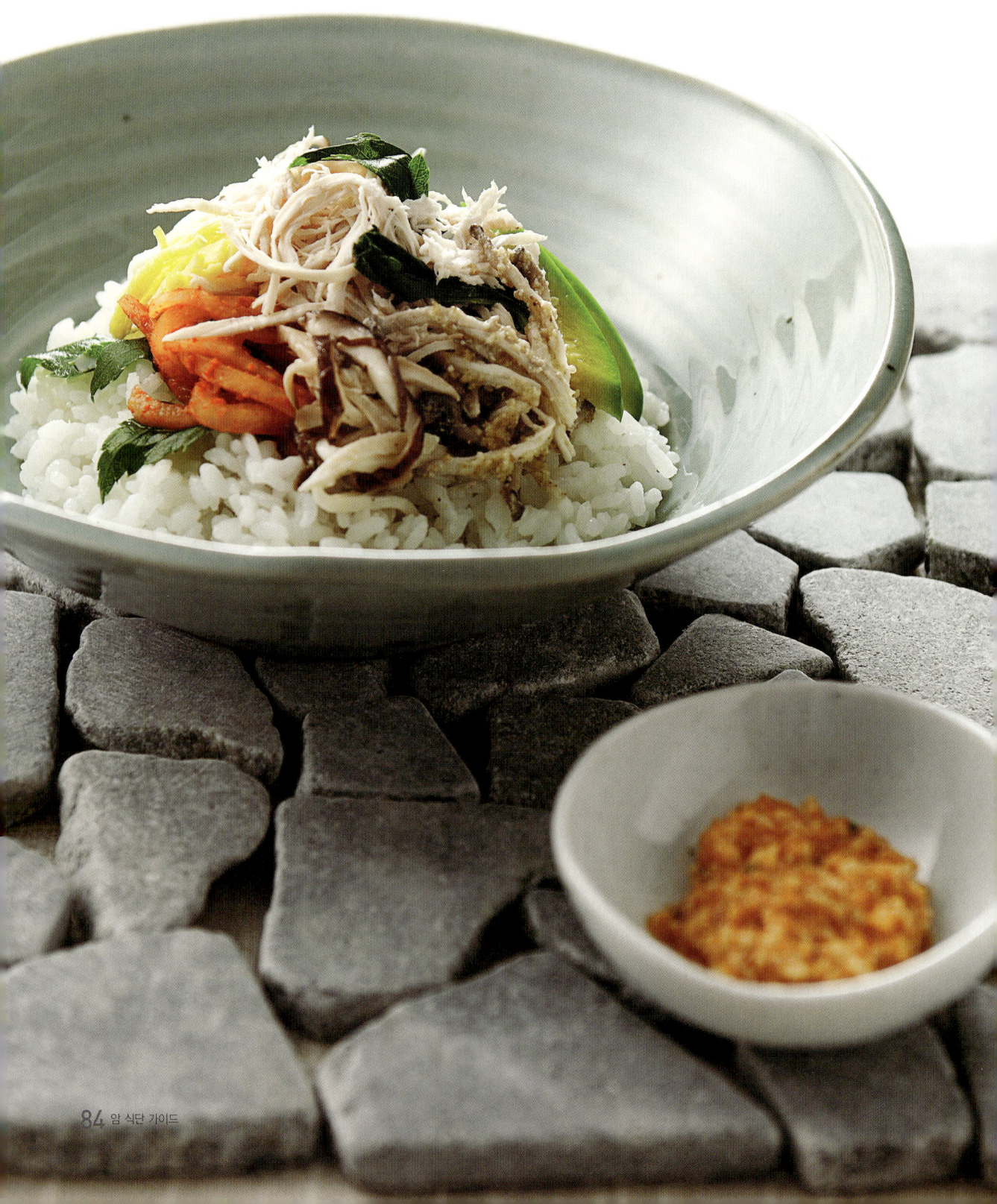

비빔밥이 웰빙 음식인 것은 이제 상식입니다. 종류로는 산채비빔밥, 콩나물비빔밥 등이 있지만, 여기에서는 닭 가슴살을 단백질 식품으로 곁들이고, 신선초, 호박, 무, 버섯 등 비타민과 무기질이 풍부한 채소를 함께 비벼서 영양소를 골고루 섭취할 수 있도록 하였습니다. 양념장으로 두부비빔장을 만들어 비비면 고소한 맛과 신선초의 향이 어우러져 색다르면서도 먹기에 좋습니다.

재료(2인분)

닭 가슴살 80g, 신선초 100g, 호박 60g, 무 60g, 마른 표고버섯 10g, 느타리버섯 60g, 달걀 20g, 쌀 180g, 들깻가루 4g, 다진 마늘·참기름·고춧가루·후춧가루·소금 약간
두부비빔장(두부 40g, 된장 20g, 고추장 10g, 양파 5g, 풋고추 5g, 마늘·참기름 약간)

요리 만들기

1. **닭 가슴살**은 소금을 넣은 끓는 물에 데친 후 찢어서 **참기름, 소금, 후춧가루**로 양념합니다.
2. **신선초**는 손질하여 끓는 물에 소금을 넣고 데친 다음 **참기름, 소금, 다진 마늘**로 양념합니다.
3. **애호박**은 반달 모양으로 썰어 소금을 약간 넣고 볶고, **무**는 껍질을 벗겨 채를 썬 다음 **고춧가루**를 약간 넣고 새콤달콤하게 무칩니다.
4. **마른 표고버섯**은 불려서 기둥을 뗀 후 채 썰어 참기름, 소금, 다진 마늘로 양념하여 볶고, **느타리버섯**은 끓는 물에 살짝 데친 다음 찬물에 헹궈 물기를 짜서 손으로 찢은 후 **들깻가루**를 넣고 무칩니다.
5. **달걀**은 흰자와 노른자를 분리하여 따로 지단을 부친 후 채 썹니다.
6. **두부**는 데쳐서 으깨고, 정량의 **양념장**을 잘 섞어 **두부비빔장**을 완성합니다.
7. **밥**을 그릇에 담고 재료를 얹고 **두부비빔장**을 곁들입니다.

요리 조리 상식

신선초의 독특한 쓴맛과 향을 꺼린다면 튀김을 만듭니다. 신선초를 튀기면 잎도 야들야들해지고 쓴맛도 사라지기 때문입니다. 레몬즙을 뿌리거나 매실과 함께 무치면 신맛과 잘 어우러집니다. 조금 쌉쌀한 맛을 좋아한다면 깨소금에 무쳐 먹으면 좋습니다.

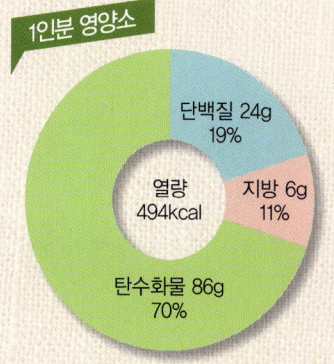

1인분 영양소
- 단백질 24g 19%
- 지방 6g 11%
- 탄수화물 86g 70%
- 열량 494kcal

아삭김치날치알쌈밥

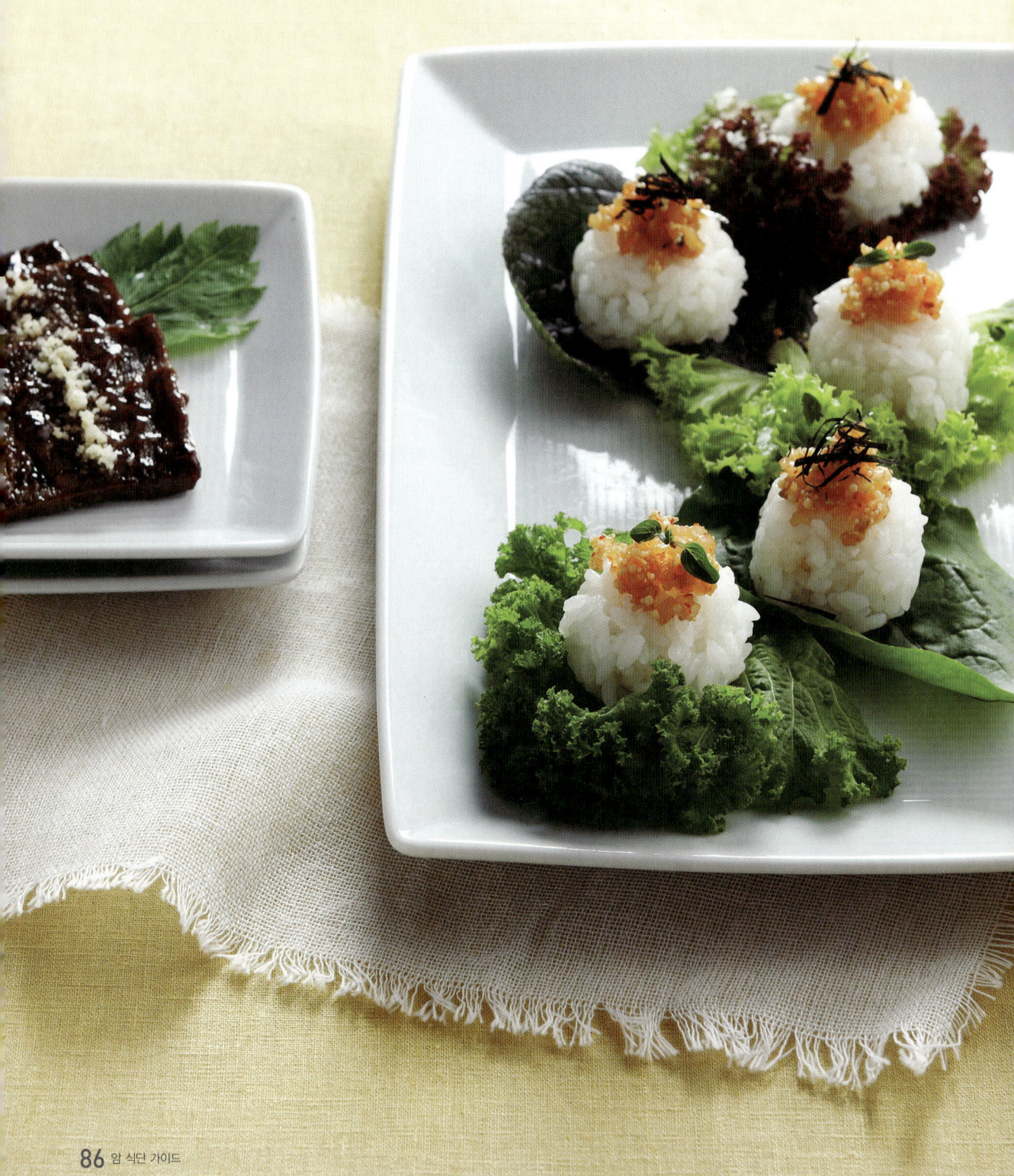

날치알에는 알이 부화해서 성장하는 과정에 필요한 영양분이 농축되어 있습니다. 게다가 톡톡 튀는 식감이 먹는 재미를 더해줍니다. 면역력 증강에 도움을 주고 아삭아삭한 식감까지 선사하는 김치를 날치알과 함께 고슬고슬 지은 쌀밥에 올려서 상추와 함께 싸먹으면 잃었던 입맛을 되찾을 수 있습니다. 단, 날치알에는 콜레스테롤 함량이 높으므로 많은 양을 먹는 것은 좋지 않습니다.

재료(2인분)

쌀 180g, 상추 60g, 날치알 20g, 포기 김치 80g, 김 · 식용유 · 참기름 약간, **쌈장**(된장 15g, 고추장 5g, 양파 10g, 풋고추 · 홍고추 · 고춧가루 · 올리고당 · 다진 마늘 · 참기름 · 후춧가루 약간)

요리 만들기

1. **쌀**은 씻어 체에 밭쳐 30분 정도 둔 다음 고슬고슬하게 밥을 짓습니다. 밥이 되면 식힌 후 한입 크기로 동글동글하게 만들어둡니다.
2. **상추**는 깨끗이 씻습니다.
3. 얼어 있는 **날치알**은 자연 해동합니다.
4. **김치**는 잘게 썬 후 **날치알**과 함께 **식용유**에 볶고 불을 끈 후 **참기름**을 넣고 버무립니다.
5. **김**은 살짝 구워 가위로 곱게 잘라둡니다.
6. **쌈장**에 들어가는 **채소**를 모두 곱게 다져서 준비한 후 쌈장 재료를 모두 섞습니다.
7. 깨끗한 도마 위에 **상추**를 먼저 깔고 쌈장을 올립니다. 그 위에 ①번의 **밥**을 놓고, ④번의 볶음 재료를 놓은 후 잘라놓은 **김**을 고명으로 올립니다.

> **요리 조리 상식**
>
> 날치알은 체에 밭쳐 물에 씻어 물기를 쪽 빼고 레몬즙을 조금 뿌려서 비린내를 제거합니다.

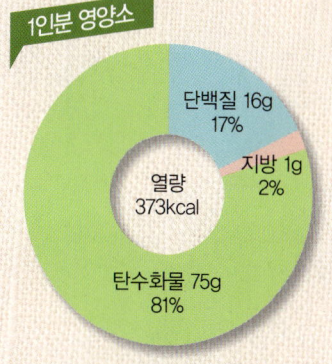

1인분 영양소
열량 373kcal
단백질 16g 17%
지방 1g 2%
탄수화물 75g 81%

4장 항암 치료를 위한 맞춤형 요리 만들기

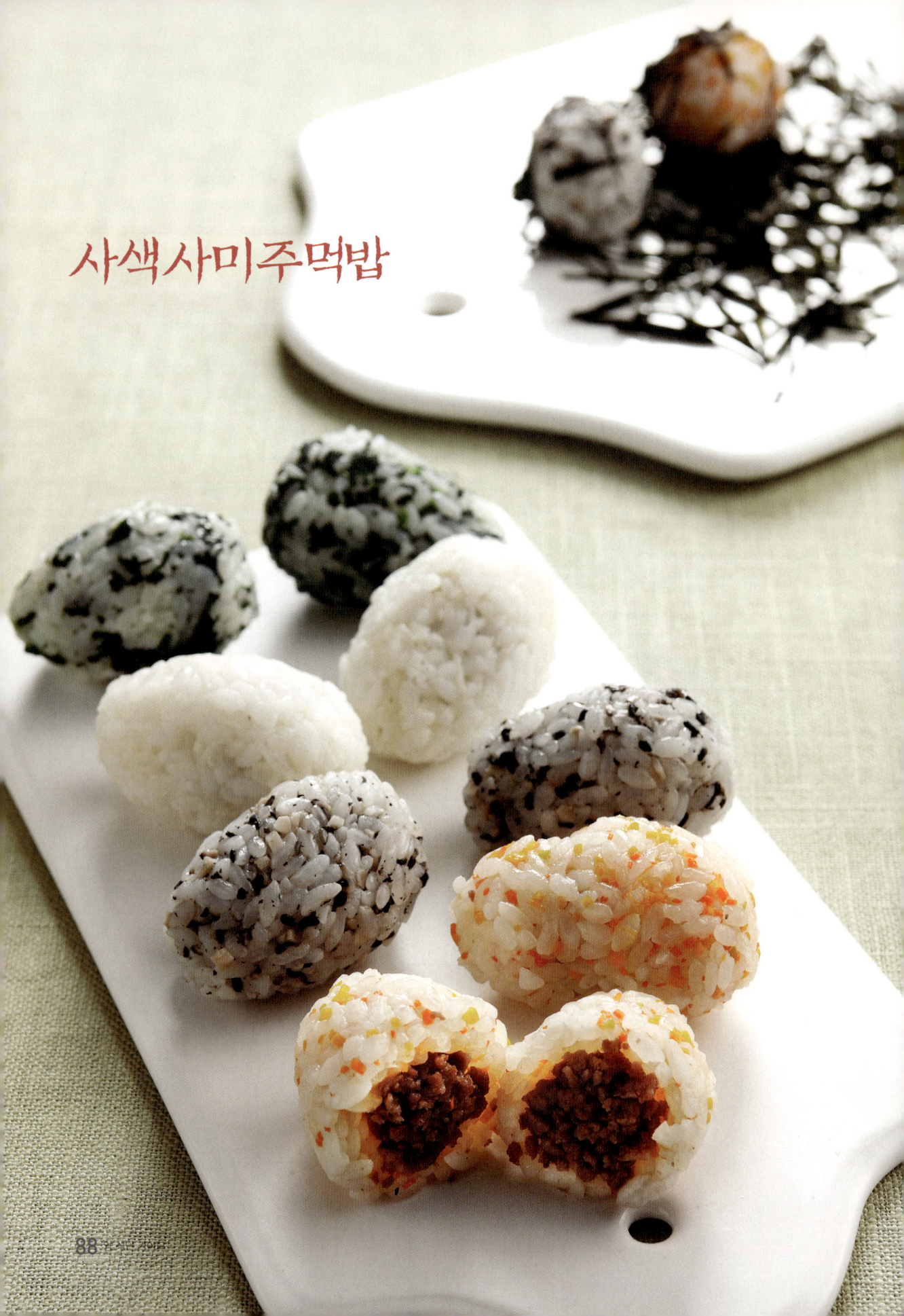

사색사미주먹밥

환자가 이것도 싫다, 저것도 싫다 할 때 별식으로 사색(四色)사미(四味)주먹밥을 만들어봅시다. 컬리플라워의 일색(一色), 단호박과 당근의 노란색 이색(二色), 시금치의 녹색 삼색(三色), 표고버섯과 흑임자의 검은색 사색(四色)을 즐기며 식물성생리활성물질(피토케미컬)을 골고루 섭취할 수 있습니다.

재료(2인분)

쌀 180g, **주먹밥양념**(소금·참기름 약간), 단호박 40g, 당근 20g, 시금치 40g, 마른 표고버섯 10g, 검정깨 10g, 컬리플라워 40g, 식용유 10g, 소금 약간, 소고기 다짐육 80g, **소고기양념**(간장 30g, 맛술 20g, 참기름 10g, 참깨·설탕 약간), 김 약간

요리 만들기

1. **쌀**은 씻어 체에 밭쳐 30분 정도 둔 다음 고슬고슬하게 밥을 짓습니다. 밥은 식힌 후 **소금**과 **참기름**으로 간하여 준비합니다.
2. **단호박**은 껍질을 벗겨 찜통에 열이 오르면 15분 정도 쪄서 식힌 후 다집니다.
3. **당근**은 흙먼지를 깨끗이 씻은 후 곱게 다져서 준비합니다.
4. **시금치**는 끓는 물에 소금을 넣고 데친 후 찬물에 헹구어내고, 물기를 꼭 짜서 다집니다.
5. **표고버섯**은 불린 후 갓 안쪽 주름 사이의 불순물을 털어내고, 밑동 부분을 잘라냅니다. 버섯의 표면을 젖은 행주로 닦아낸 후 다져서 준비합니다.
6. **컬리플라워**는 한 잎씩 떼어서 끓는 물에 **소금**을 약간 넣고 데친 후 찬물에 헹궈 물기를 닦고 다집니다.
7. 프라이팬에 **식용유**를 두르고, **단호박**과 **당근**, **시금치**, **표고버섯**과 **검정깨**, **컬리플라워**를 색깔이 잘 나도록 각각 볶아줍니다.
8. **소고기 다짐육**은 양념을 넣어 치댄 후 팬에 볶아서 식힌 후 동글동글 빚어서 준비합니다.
9. 색깔별로 준비한 **단호박**과 **당근**, **시금치**, **표고버섯**과 **검정깨**, **컬리플라워 볶음 재료**를 **양념한 밥**에 골고루 섞어줍니다. 색깔별로 만들어진 밥 속에 ⑧번의 **소고기**를 넣고 한입 크기로 주먹밥을 만듭니다.
10. **김**은 살짝 구워 가위로 곱게 자른 후 주먹밥에 묻혀 먹을 수 있도록 그릇에 담아냅니다.

요리 조리 상식

컬리플라워는 밑동이 단단하므로 잘라낸 다음 가볍게 칼집을 넣어 손으로 찢어서 나눕니다. 끓는 물에 식초나 레몬을 넣고 살짝 데치면 색깔이 하얗고 깨끗해집니다.

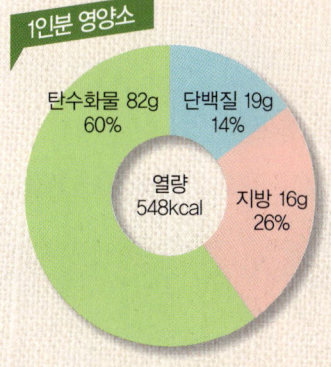

1인분 영양소
- 탄수화물 82g 60%
- 단백질 19g 14%
- 지방 16g 26%
- 열량 548kcal

채소쌈으로 만드는 건강롤

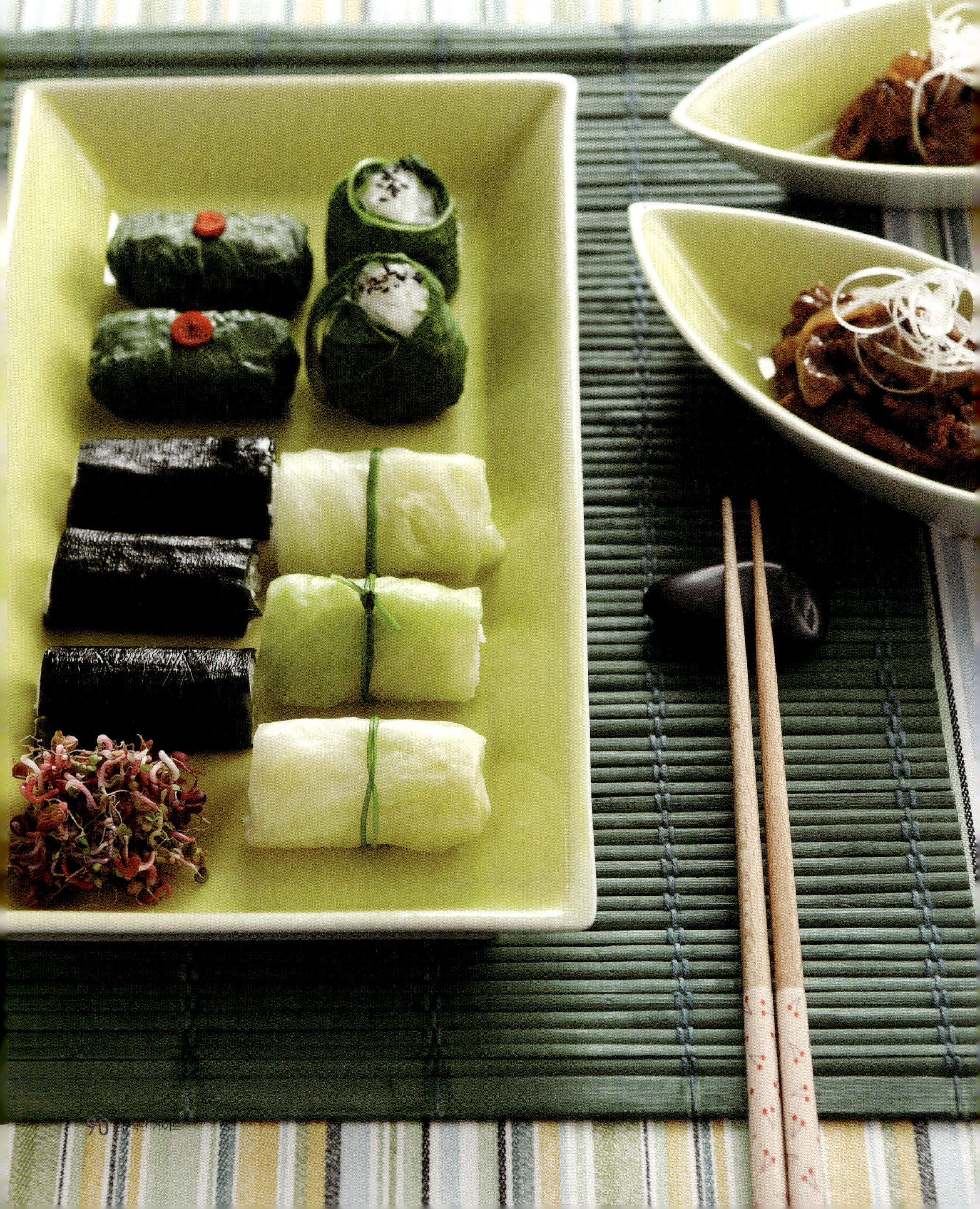

신선한 쌈은 비타민과 무기질이 풍부하여 우리 몸의 신진대사를 원활히 합니다. 쌈에는 '생(生)쌈'과 '숙(熟)쌈'이 있습니다. 생쌈은 채소가 다소 뻣뻣한 데 비해 숙쌈은 매우 부드러워 입안이 까칠까칠한 환자들에게 좋습니다. 제철에 나는 양배추, 호박잎, 근대, 깻잎 등을 쪄서 잡곡밥과 건강양념된장을 얹어 한입 크기로 말아줍니다. 새우와 소고기 등 질 좋은 단백질 식품을 곁들이면 영양 면에서 부족함 없는 한 끼 식사가 된답니다.

재료(2인분)

쌀 180g, 양배추 20g, 다시마 20g, 아욱 20g, 근대 20g, 참기름 · 참깨 · 소금 약간씩, **쌈장**(된장 15g, 고추장 5g, 양파 10g, 고춧가루 · 풋고추 · 다진 마늘 · 올리고당 약간)

요리 만들기

1. **쌀**은 씻어 체에 밭쳐 30분 정도 둔 다음 밥을 고슬고슬하게 짓습니다. 밥은 식힌 후 **소금, 참기름, 참깨**로 간하여 준비합니다.
2. **양배추**는 찜통에 넣고 찝니다.
3. **다시마**는 짠맛이 빠지도록 물에 담궈둡니다. 짠맛이 어느 정도 빠지면 끓는 물에 살짝 데쳐서 건져 내고 적당한 크기로 자릅니다.
4. **아욱과 근대**는 겉껍질을 벗겨 다듬은 뒤 적당한 길이로 썰어 끓는 물에 살짝 데칩니다.
5. **쌈장** 재료는 볼에 담아 골고루 섞어줍니다.
6. 준비한 **쌈** 종류별로 **밥**을 얹고, **쌈장**을 올린 후 말아서 그릇에 담습니다.

요리 조리 상식

1. 환자의 식사량이 적고, 단백질 반찬을 곁들이기 어려울 때는 된장양념장에 잘게 다진 소고기, 돼지고기, 새우살 등을 볶아서 넣어줍니다.
2. 염장 다시마를 사용할 경우에는 물에 충분히 담가 짠맛을 뺍니다.
3. 숙쌈용 채소는 찜통에 물을 끓인 뒤 김이 나면 넣습니다. 깻잎과 호박잎은 3분 정도, 양배추는 5~6분 정도 익힙니다. 다시마는 끓는 물에 살짝 데쳐도 되고, 그냥 먹어도 됩니다. 채소를 찔 때는 푸른색이 누렇게 되기 전에 꺼내야 하고, 꺼낸 후에는 찬물에 헹군 뒤 냉장실에 넣어서 식혀야 색이 잘 변하지 않습니다.

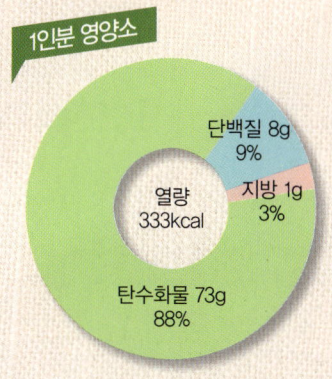

1인분 영양소
- 열량 333kcal
- 단백질 8g 9%
- 지방 1g 3%
- 탄수화물 73g 88%

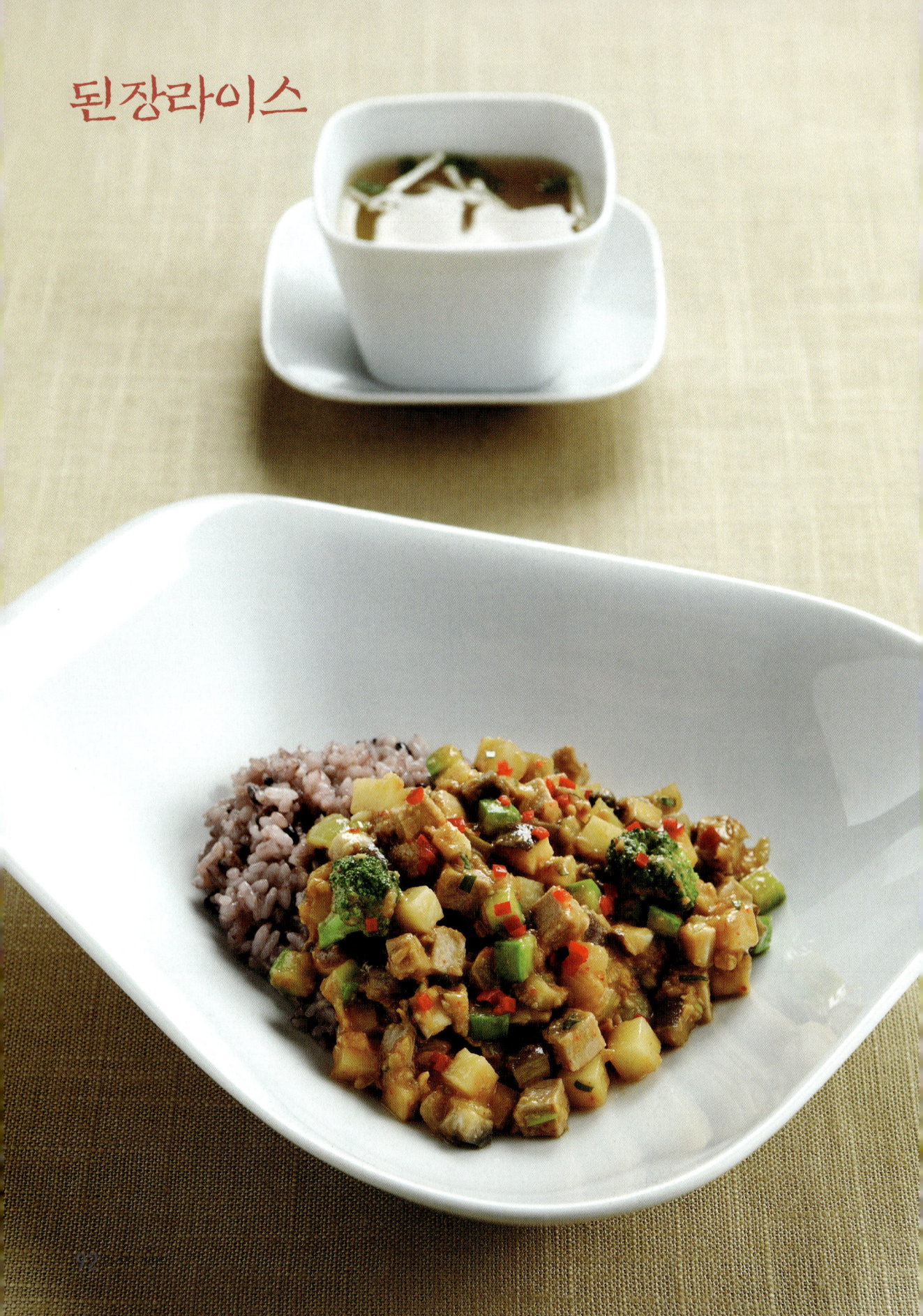

된장라이스

채소는 색마다 서로 다른 피토케미컬을 함유하고 있습니다. 따라서 다양한 피토케미컬을 섭취할 수 있도록 브로콜리, 애호박, 버섯, 가지, 양파를 건강양념 된장으로 맛을 내어 먹기 쉽게 만들어보았습니다. 특히 브로콜리는 채소 중에 비타민 C가 풍부하여 항산화 작용이 뛰어나고 항암 효과에 좋습니다.

혈액을 만드는 데 중요한 단백질 공급원으로는 담백한 돼지고기 안심을 사용하였습니다. 돼지고기는 다른 고기에 비해 육질이 부드럽고, 철분의 체내 흡수율이 높습니다. 자, 이제 고슬고슬하게 지은 된장라이스를 슥슥 비벼봅시다.

재료(2인분)

돼지고기 안심 40g, 소금·맛술·후춧가루 약간, 브로콜리 30g, 애호박 60g, 감자 60g, 양파 50g, 가지 30g, 마른 표고버섯 6g, 양송이버섯 20g, 들기름 5g, 쌀 100g, 검정쌀 20g, 덮밥소스(된장 25g, 대파 20g, 마늘 5g, 전분 30g, 고춧가루·마른 다시마 약간, 물 적당량)

요리 만들기

1. **돼지고기 안심**은 깍둑 썰어서 고기 냄새가 나지 않게 **후춧가루, 맛술, 소금**에 재워둡니다.
2. **브로콜리**는 한 잎씩 떼어 준비하고, **애호박, 감자, 양파, 가지**는 네모지게 썹니다.
3. **마른 표고버섯**은 물에 불린 후 기둥을 떼어 네모로 썰고, **양송이버섯**은 껍질의 먼지를 털어내고 칼로 얇은 막을 벗긴 다음 네모나게 썹니다.
4. **흰쌀**과 **검정쌀**은 씻은 후 체에 밭쳐 30분 정도 둔 다음 밥을 고슬고슬하게 짓습니다.
5. **덮밥소스 재료**를 넣고 끓입니다.
6. 프라이팬에 **들기름**을 두르고 **돼지고기 안심**과 **채소**를 순서대로 넣고 볶다가 물을 부어 끓입니다.
7. ⑥번 재료가 끓으면 ⑤번을 넣고 **된장덮밥소스**를 완성합니다.
8. 일품그릇에 **밥**을 담고, **된장덮밥소스**를 올려 마무리합니다.

요리 조리 상식

1. 프라이팬에 들기름을 두르고 먼저 마늘을 넣어 볶으면 향이 좋아집니다. 돼지고기는 기름기가 적은 안심과 등심 부위를 사용합니다.
2. 검정쌀의 분량은 흰쌀 1컵에 1큰술 정도가 적당합니다.
3. 검정쌀의 양이 지나치게 많으면 밥색이 너무 진하고 특유의 거칠한 질감이 많이 느껴지므로 적당량을 넣도록 합니다.
4. 브로콜리는 초절임으로 이용해도 좋습니다.

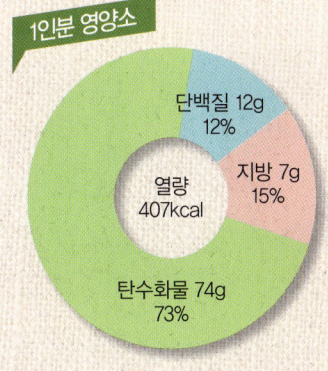

1인분 영양소
열량 407kcal
단백질 12g 12%
지방 7g 15%
탄수화물 74g 73%

중화풍 청경채덮밥

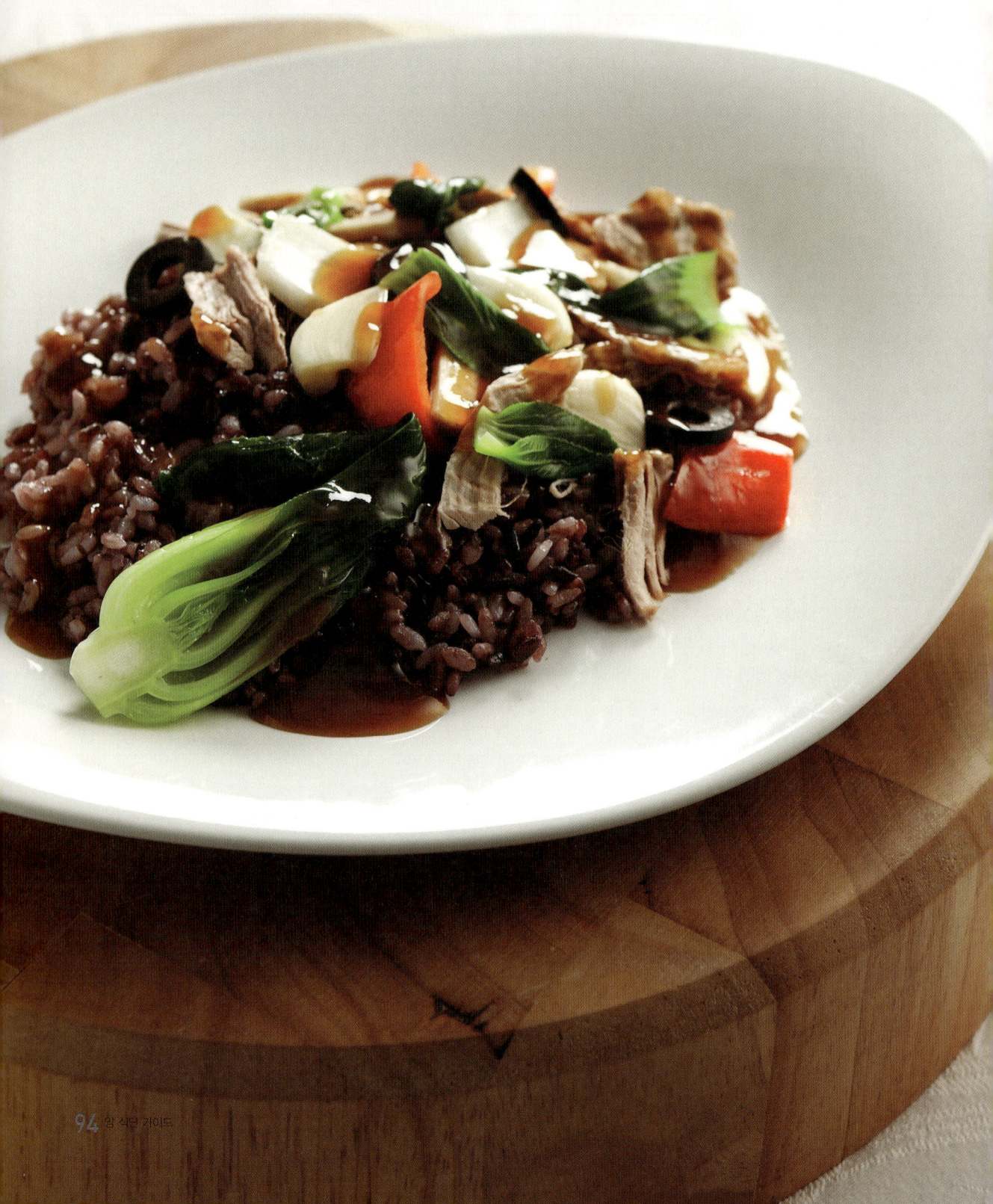

식욕이 떨어진 환자의 깔깔한 입맛을 돋울 수 있도록 부드러운 중식 스타일의 덮밥을 만들어봅시다. 단백질 공급원으로 돼지고기를 준비하여 특유의 누린내를 제거하고 부드럽게 조리합니다. 붉은 피망, 검은색의 올리브, 흰색 마늘, 녹색의 청경채를 사용하므로 다채로운 색깔이 식욕을 돋워줍니다. 중국인들이 고기 요리에 많이 활용하는 청경채는 엽산 함량이 높아 세포의 분열과 성장을 돕습니다.

재료(2인분)

돼지고기 사태 80g, 진간장 40g, 춘장 5g, 생강 약간, 물 적당량, 마늘 20g, 올리브 20g, 양파 40g, 홍피망 40g, 청경채 100g, 올리고당 25g, 맛술 10g, 전분 10g, 쌀 100g, 검정쌀 20g

요리 만들기

1. **돼지고기 사태**는 덩어리째 찬물에 담가 핏물을 뺀 다음 체에 밭쳐 물기를 뺍니다. 끓는 물에 **사태, 진간장, 춘장, 생강**을 넣고 끓이다가 약한 불에서 고기가 무르도록 삶습니다. 거품과 기름기는 걷어내고 젓가락으로 찔러보아 핏물이 나오지 않을 만큼 익으면 사태를 건져내어 식힌 후에 찢습니다. **돼지고기를 삶은 육수**는 기름기를 제거하고, 덮밥소스를 만들 때 사용합니다.
2. **마늘**과 **올리브**는 편으로 썰고, **양파**와 **홍피망**은 굵게 채 썹니다.
3. **청경채**는 뿌리 부분에 열십자로 칼집을 낸 후 깨끗이 씻어 준비합니다.
4. ①번에서 준비한 **육수**에 찢어 놓은 **사태**를 넣고 준비한 **채소(마늘, 올리브, 양파, 홍피망 청경채)**를 넣어 끓입니다.
5. **올리고당, 맛술, 전분**을 물에 푼 다음 ④번에 넣고 농도를 맞춰 덮밥소스를 완성합니다.
6. **쌀**과 **검정쌀**을 섞어 고슬고슬하게 밥을 짓습니다.
7. 그릇에 **밥**을 담고, 완성한 **덮밥소스**를 곁들입니다.

요리 조리 상식

1. 진간장과 춘장을 5 : 1의 비율로 맞추면 사태에 먹음직스런 갈색이 더 잘 배일 뿐 아니라 부드럽게 조릴 수 있습니다.
2. 제철채소를 다양하게 사용하면 더 좋습니다.
3. 프라이팬에 들기름을 두르고 마늘을 먼저 볶아주면 향이 좋아집니다.

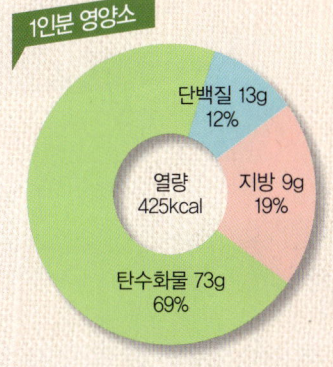

1인분 영양소
- 열량 425kcal
- 단백질 13g 12%
- 지방 9g 19%
- 탄수화물 73g 69%

김치말이국수

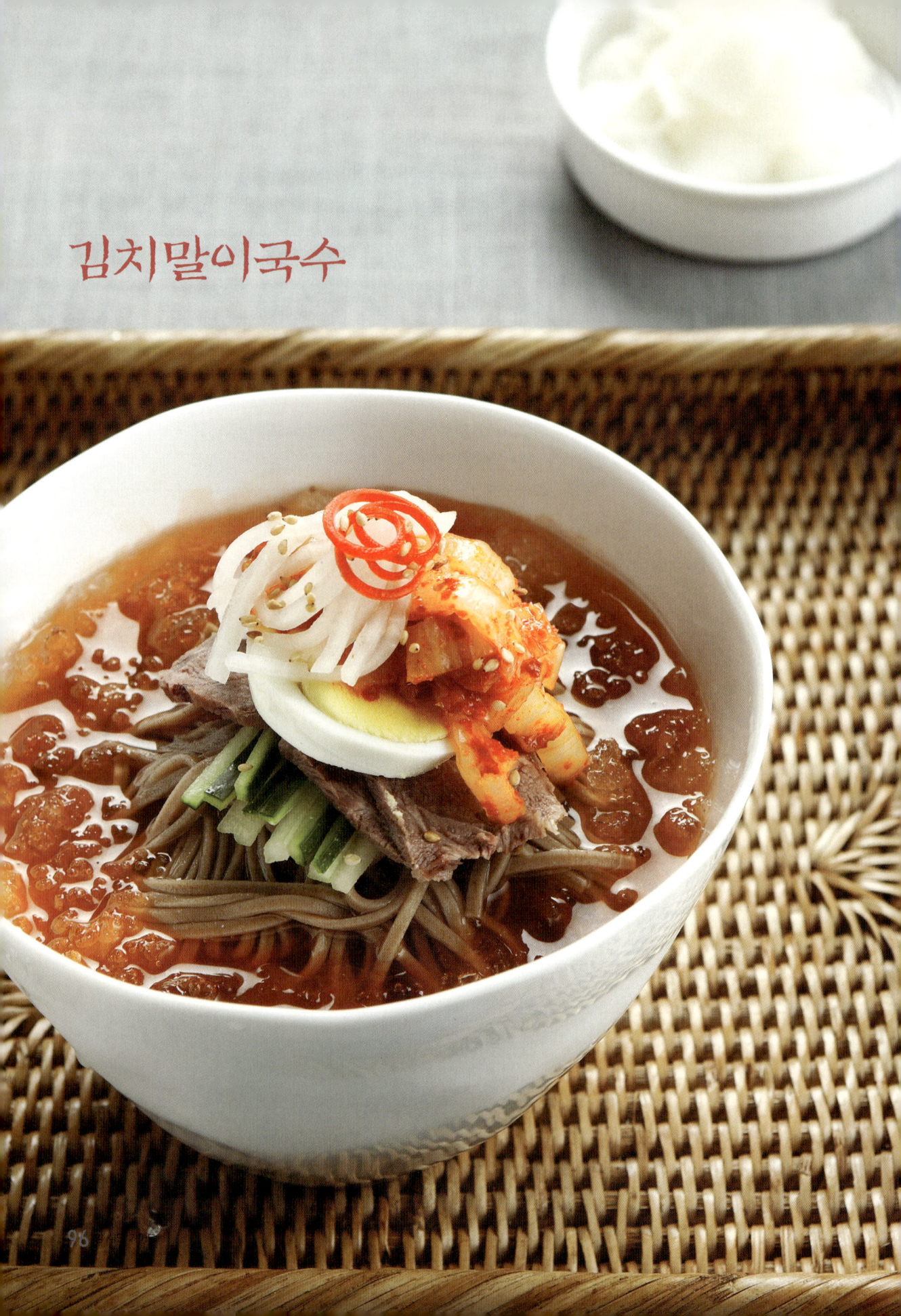

면역력을 높여주는 발효식품의 대명사인 김칫국물을 국수에 부어 먹으면 메슥거리는 속을 시원하게 풀고 입맛을 당기는 데 그만입니다.

재료(2인분)

김칫국물(숙성 김칫국물 300g, 동치미국물 300g, 올리고당 35g, 사과식초 5g, 물 적당량, 소금 약간), 메밀국수(건면) 180g, 김치 20g, 소고기 사태 80g, 오이 30g, 달걀 1개, 참기름·올리고당·참깨 약간

요리 만들기

김칫국물 만들기
1. 김칫국물은 **숙성 김치**를 고운 체에 걸러 준비합니다.
2. 동치미국물은 **동치미**를 고운 체에 걸러 준비합니다.
3. **김칫국물**과 **동치미국물**을 같은 분량씩 혼합합니다.
4. ③번의 국물에 **올리고당, 소금, 식초, 끓인 물**을 배합하여 완성한 후 냉장 보관합니다.

국수 삶기
소금을 약간 넣은 끓는 물에 **국수**를 넣고 붙지 않게 젓가락으로 저어 가며 끓이다가 끓어오르면 건져내어 찬물에 2~3번 헹군 후 체에 밭쳐 사리를 만듭니다.

고명 만들기
1. **소고기 사태**는 물에 담가 핏물을 뺀 후 삶아내어 먹기 좋게 편으로 썰어둡니다.
2. **오이**는 돌려깎기하여 채 썰고, **김치**는 채 썰어 **참기름**과 **올리고당**으로 양념합니다.
3. **달걀**은 삶아서 껍질을 벗겨 2등분합니다.

그릇에 담기
탕기에 **국수**를 담고 준비한 **고명**을 올린 후 **김칫국물**을 부어 마무리합니다.

> **요리 조리 상식**
> 1. 동치미 : 숙성 김치 : 물의 비율은 1 : 1 : 1일 때가 가장 맛있습니다.
> 2. 메밀면 대신 녹차면 등 컬러 영양이 강화된 컬러면을 이용해도 좋습니다.

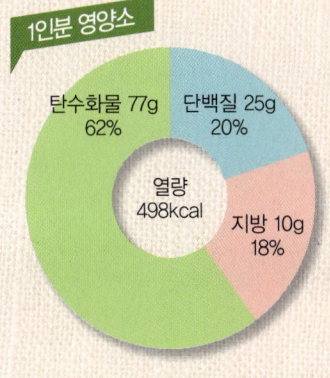

1인분 영양소
탄수화물 77g 62%
단백질 25g 20%
지방 10g 18%
열량 498kcal

오색고명국수

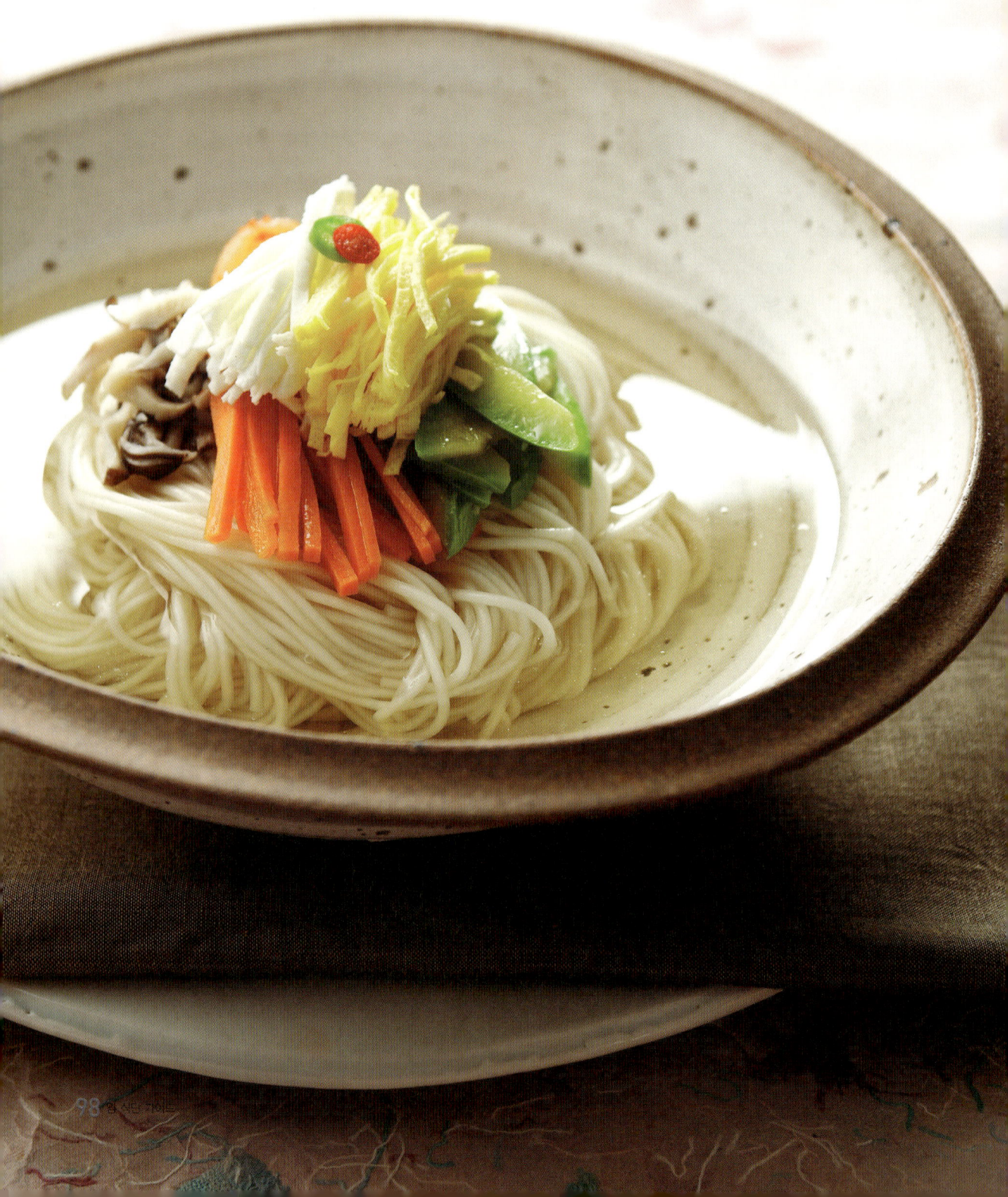

긴 면발처럼 무병장수하라는 의미에서 환갑이나 돌잔치에 즐겨 먹는 국수로 잃었던 입맛을 되살려봅시다. 쫄깃쫄깃하고 탱탱한 면발의 국수에 천연 조미료인 멸치로 우려낸 국물을 붓고, 버섯, 호박, 당근, 무, 달걀을 고명으로 얹어 비타민과 무기질을 공급함으로써 영양의 균형을 맞추었습니다.

재료(2인분)

호박 40g, 당근 10g, 표고버섯 20g, 무 20g, 달걀 20g, 국수 180g, 식용유 10g, 마늘 5g, 식초 · 올리고당 · 소금 약간, **멸치국물**(마른 멸치 10g, 다시마 5g, 무 5g, 대파 5g, 물 적당량, 소금 약간)

요리 만들기

1. 모든 **채소**를 깨끗이 씻고, **호박**과 **당근**은 채 썰어 **소금**과 **식용유**에 볶습니다.
2. **표고버섯**은 기둥을 자르고 채 썰어 **소금**과 **마늘**로 간하여 **식용유**에 볶습니다.
3. **무**는 채 썰어 새콤달콤하게 양념하고, **달걀**은 **노른자**와 **흰자**를 구별하여 지단을 부친 후 채 썹니다.
4. **끓는 물**에 **국수**를 넣고 붙지 않게 젓가락으로 저어 가며 끓이다가 끓어오르면 건져내어 찬물에 2~3번 헹굽니다. 체에 밭친 후 사리를 짓습니다.
5. **마른 멸치, 다시마, 무, 대파, 소금**을 물에 넣고 끓입니다.
6. 탕 그릇에 **면**을 담고, **호박, 당근, 표고버섯, 무, 달걀 지단**을 고명으로 올린 다음 **멸치국물**을 부어 마무리합니다.

요리 조리 상식

1. 국수를 쫄깃쫄깃하게 삶으려면 국수가 끓어오를 때 찬물을 끼얹는 과정을 2~3번 반복하면 됩니다. 면이 전체적으로 투명해지면 다 익은 것이므로 찬물에 넣어 비비며 헹궈내면 됩니다.
2. 멸치는 머리나 꼬리가 잘려 있거나 시큼한 냄새가 나는 것은 사용하지 않도록 합니다.

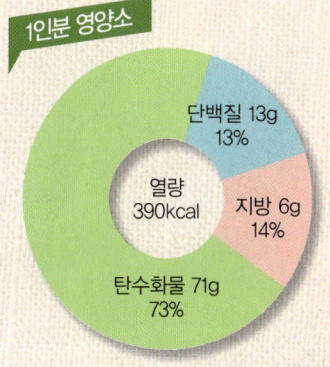

1인분 영양소

열량 390kcal
단백질 13g 13%
지방 6g 14%
탄수화물 71g 73%

닭안심메밀전병

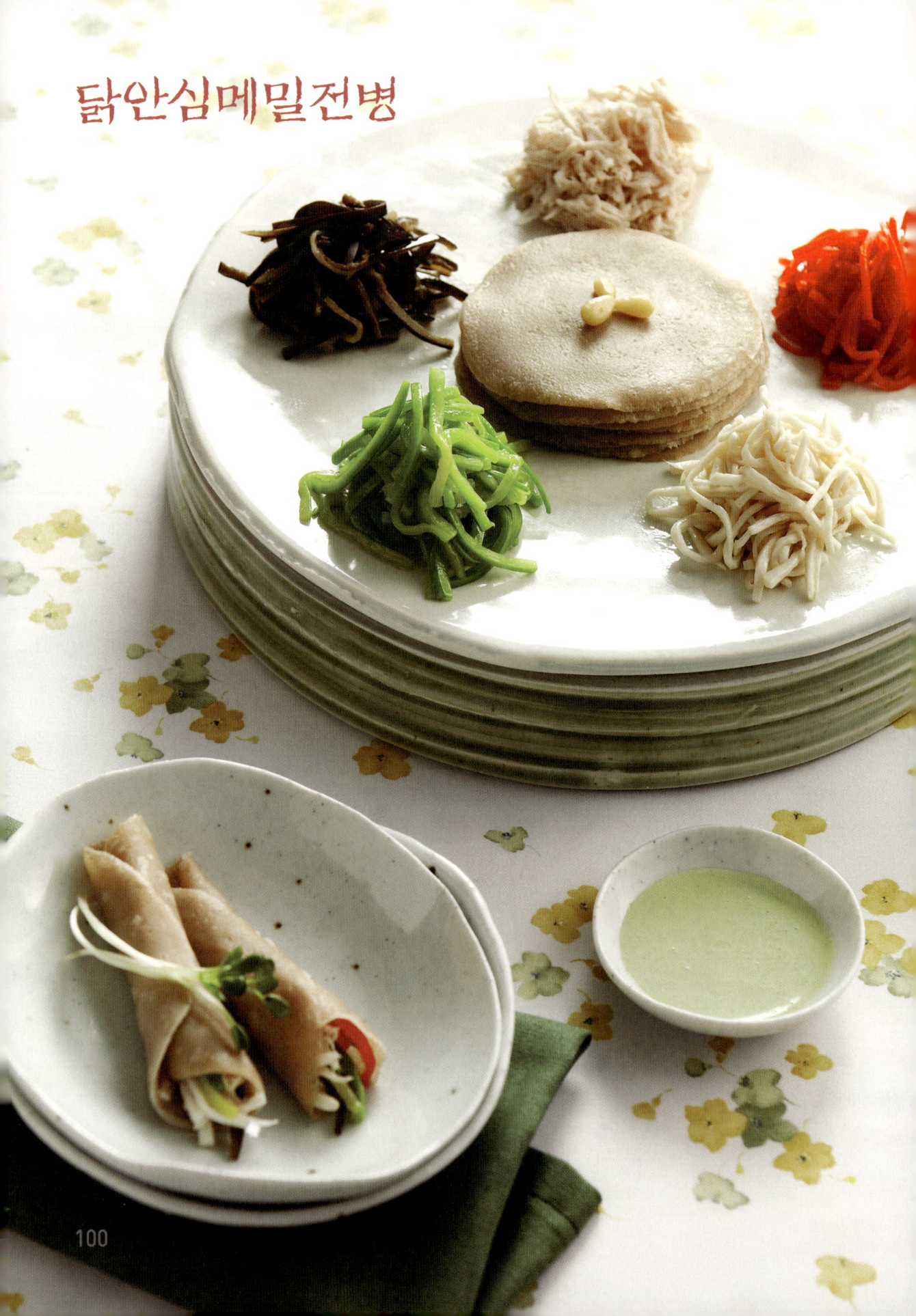

메밀가루로 전병을 만들어봅시다. 촉촉하게 구운 메밀전병 위에 단백질이 많은 닭고기, 비타민과 무기질이 풍부한 채소를 켜켜이 올려놓고 돌돌 말면 겉은 부드럽고 속은 영양이 꽉 찬 음식으로 변합니다. 여기에 새콤달콤한 고추냉이 양념장을 곁들입니다. 고추냉이의 독특한 매운 맛과 향이 식욕을 돋워줍니다.

재료(2인분)

닭고기 안심 80g, 호박 60g, 가지 60g, 새송이버섯 60g, 홍피망 40g, 식용유 5g, **반죽**(밀가루 40g, 메밀가루 60g, 찹쌀가루 20g, 달걀 40g, 우유 60g, 올리고당 5g, 소금 약간, 물 적당량), **고추냉이양념장**(고추냉이가루 5g, 마요네즈 25g, 레몬주스 2g, 연유 5g, 사이다 5g, 물 약간)

요리 만들기

1. **닭고기 안심**은 깨끗이 씻어 삶은 후 찢어서 **소금, 후춧가루**로 밑간합니다.
2. **호박**과 **가지**는 돌려깎기하여 채 썰고, **새송이버섯**과 **홍피망**은 채 썰어 준비합니다.
3. **반죽** 재료를 반죽하여 1시간 동안 재워둡니다.
4. 프라이팬에 **식용유**를 두른 후 ③번의 반죽을 고르게 펴서 지름 7cm 정도의 **메밀전병**을 만듭니다.
5. 볼에 **양념장 재료**를 넣고 골고루 섞어서 **고추냉이양념장**을 만듭니다.
6. **전병**이 식으면 원형접시에 **메밀전병, 닭고기 안심살, 채소**를 정갈하게 올립니다.
7. **고추냉이양념장**을 곁들입니다.

> **요리 조리 상식**
> 메밀가루로 요리해도 좋지만, 메밀을 직접 불려서 만들면 깊은 맛이 있고, 씹는 질감과 고소한 맛이 더 좋습니다.

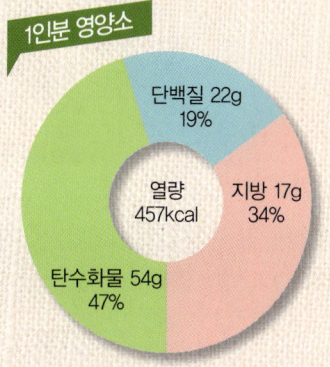
1인분 영양소

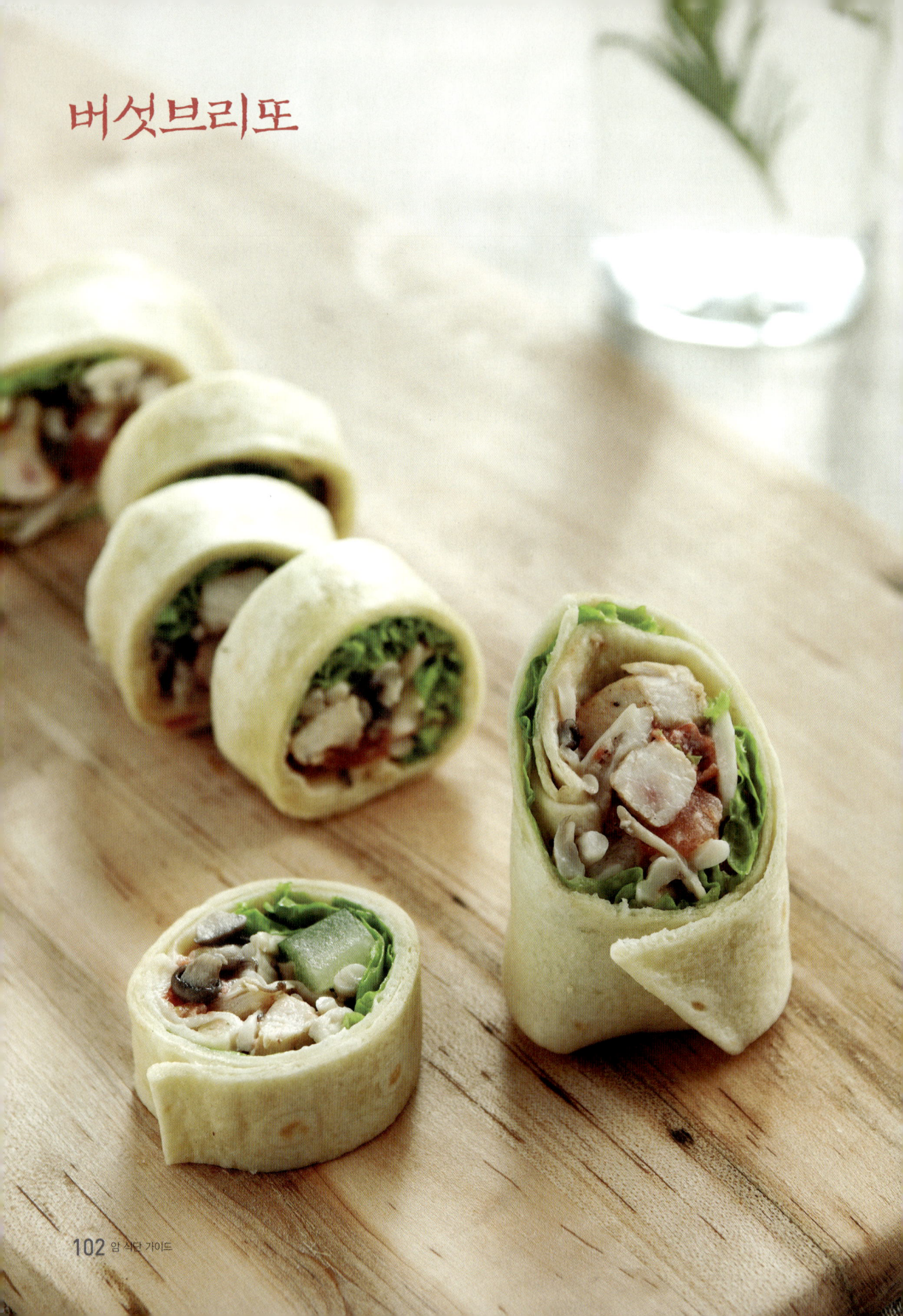

버섯브리또

가끔은 별식으로 이국적인 요리를 권하는 것도 좋습니다. 버섯브리또는 멕시코 요리를 환자의 입맛에 맞게 만든 메뉴입니다. 항암식품으로 잘 알려진 토마토, 버섯, 콩 등을 닭고기와 함께 또띠아에 싸서 한입에 먹을 수 있도록 담아냈습니다.

재료(2인분)

닭고기 안심 80g, **닭고기밑간양념**(맛술 5g, 소금·후춧가루 약간), 강낭콩 40g, 토마토 40g, 오이 40g, 느타리버섯 80g, 양파 20g, 양상추 40g, 상추 10g, 또띠아(6인치) 2장, 식용유 5g, 사과식초·올리고당·소금·후춧가루 약간, 사워크림 20g

요리 만들기

1. **닭고기 안심**은 밑간양념으로 1시간 정도 재운 후 1cm 크기로 깍둑 썰어 프라이팬에 **식용유**를 두르고 강불에서 볶습니다.
2. 물에 불린 **강낭콩**은 프라이팬에 **식용유**를 두르고 수분이 없도록 볶은 후 식힙니다.
3. **토마토**는 콩카세를 한 후 1cm 크기로 깍둑 썰고, **오이**는 깍둑 썰어 소금에 절여 수분을 제거하고 **식초**와 **올리고당**으로 밑간을 합니다.
4. **느타리버섯**은 굵게 찢어서 1cm 길이로 썰고, **양파**는 1cm 크기로 깍둑 썰어 준비합니다.
5. **버섯**과 **양파**는 프라이팬에 **식용유**를 두르고 볶은 후 식힙니다.
6. **양상추**는 잎을 한 장씩 떼어 씻고, **상추**도 모양 그대로 씻어서 준비합니다.
7. **또띠아**는 프라이팬에 올려 약한 불에서 앞뒤로 구운 다음 도마에 올립니다. **양상추**와 **상추**를 또띠아에 올린 후 **사워크림**을 바르고, **닭고기, 강남콩**, 나머지 **채소**를 넣고 단단히 말아서 먹음직스럽게 잘라 그릇에 담아냅니다.

요리 조리 상식

1. 버섯은 쫄깃한 식감을 살릴 수 있도록 미리 소금을 살짝 뿌려 수분을 제거해야 합니다.
2. 버섯을 볶을 때는 식용유를 한꺼번에 넣지 말고 나누어 넣습니다. 버섯이 기름을 빨리 흡수하기 때문에 한 번에 넣으면 식용유가 버섯에 흡수되어 버섯보다 식용유의 맛을 강하게 느끼게 됩니다.
3. 토마토는 콩카세를 합니다. 콩카세란 토마토 꼭지를 제거하고 윗부분에 열십자로 칼집을 낸 뒤 끓는 물에 넣었다가 얼음물로 식혀 껍질과 씨를 제거하고 다진 것을 말합니다.

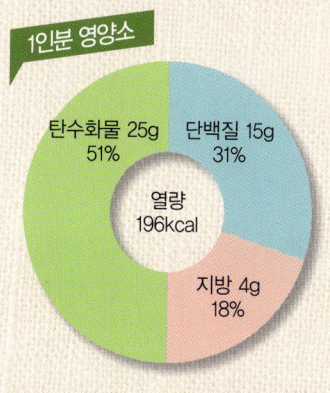

1인분 영양소
탄수화물 25g 51%
단백질 15g 31%
지방 4g 18%
열량 196kcal

메슥거리는 속을
가라앉히는 요리

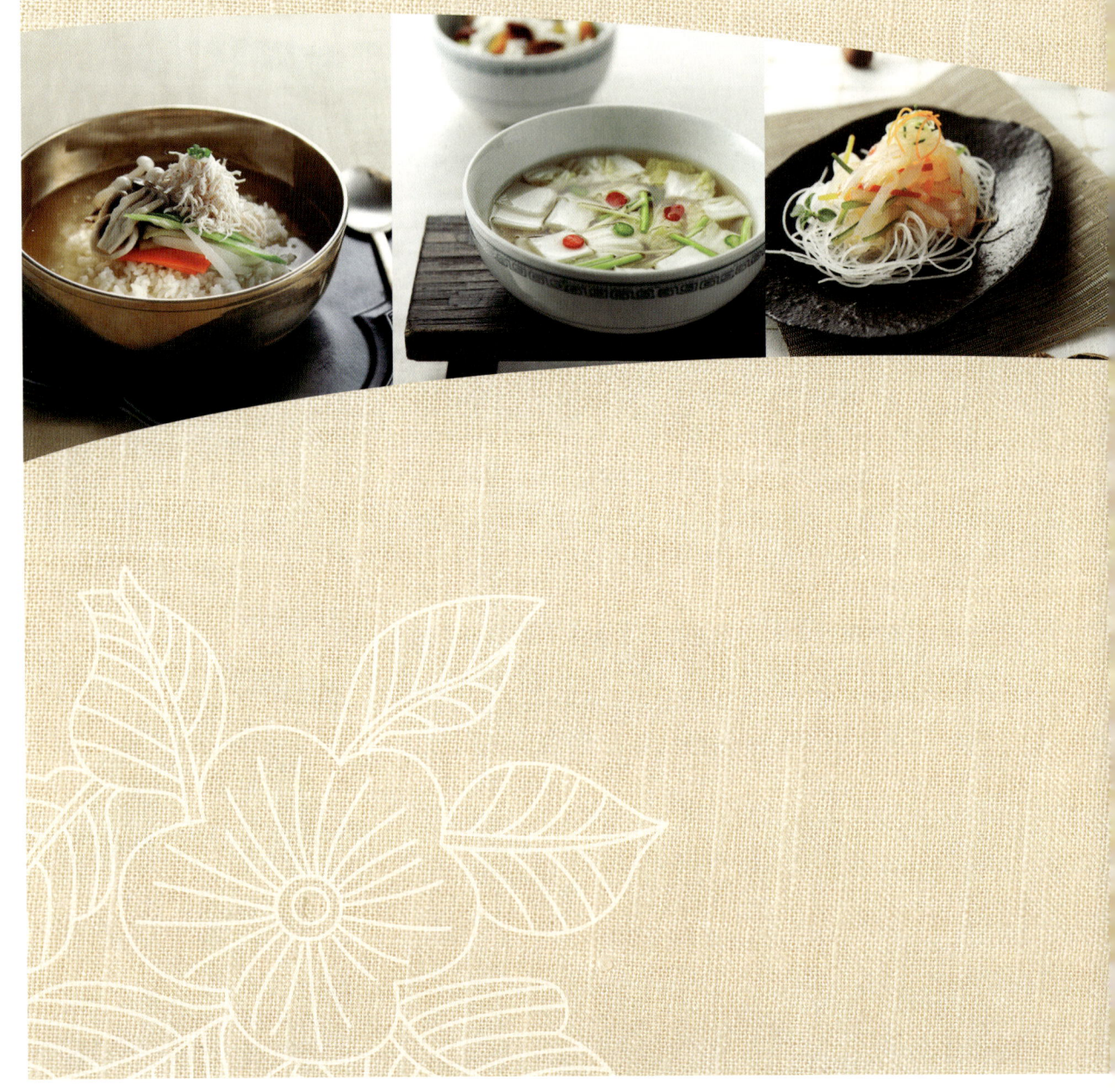

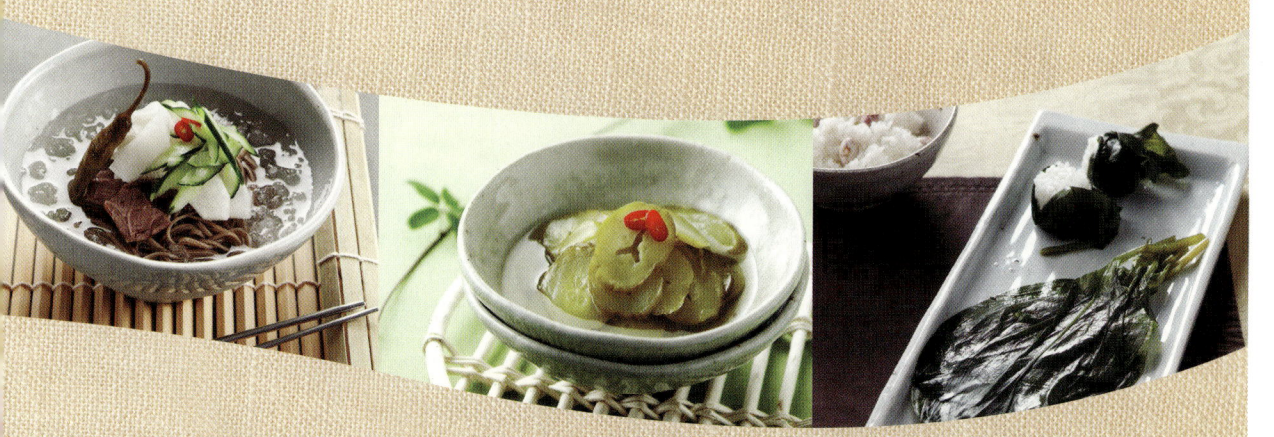

뜨거운 음식은 오심을 심하게 할 수 있으므로 차게 해서 먹는 것이 좋습니다. 이번에 소개할 음식은 뜨겁게 드셔도 맛있지만, 데우지 않고 그냥 드시거나 차게 해서 드시면 오심을 완화시키는 데에 도움이 되는 요리입니다. 향이 강하거나 기름진 음식은 속을 더 메슥거리게 할 수 있으므로 피하는 것이 좋습니다.

동치미메밀국수

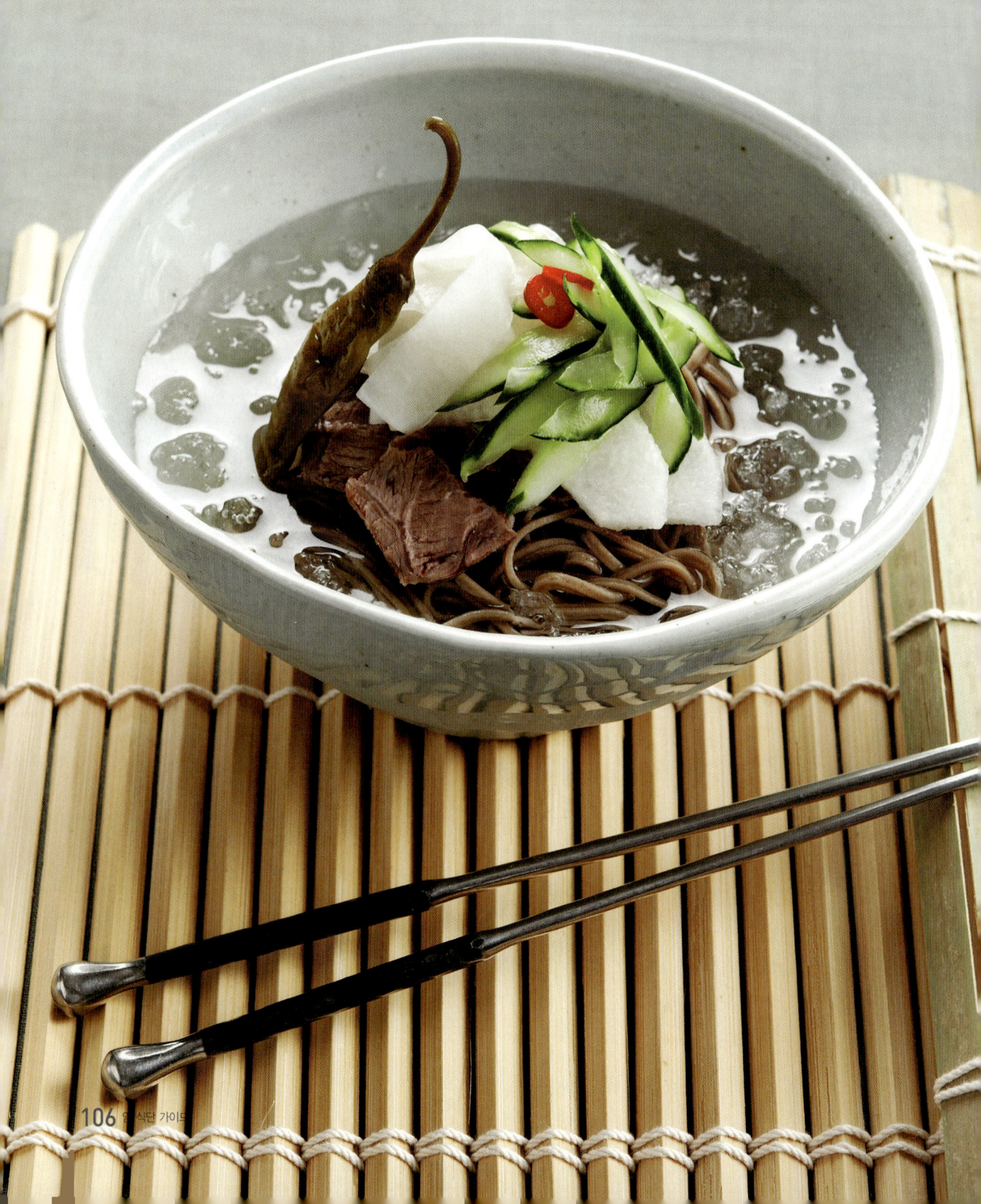

동치미메밀국수는 속에 열이 있어 고생하는 환자에게 특히 좋은 메뉴입니다. 입맛의 변화로 고기 섭취가 힘든 환자를 위해 동치미 고유의 맛을 이용하여 국수국물을 만들고, 소고기로 단백질을 공급하였습니다. 항산화물질인 폴리페놀이 많은 메밀면을 이용해보았습니다.

재료(2인분)

육수(소고기 양지 40g, 무 20g, 대파 10g, 후춧가루 약간, 물 적당량), 동치미국수국물(동치미국물 200g, 백김칫국물 200g, 올리고당 20g, 사과식초 10g, 소금 약간), 생메밀면 300g, 배 20g, 오이 20g, 동치미무 20g, 달걀·홍고추 약간

요리 만들기

동치미국수국물 만들기

1. **소고기 양지**는 3시간 정도 물에 담가 핏물을 충분히 제거합니다.
2. 냄비에 물을 붓고 **양지**와 **육수 재료**를 넣어 강한 불에서 끓입니다. 끓으면 거품을 걷어내고 은근한 불에서 60분 정도 있다가 불을 끄고 국물을 고운 체에 걸러 식혀둡니다.
3. 차게 식힌 **육수, 동치미국물, 백김칫국물**을 1:1:1로 혼합하고 **식초, 올리고당, 소금**으로 간을 맞추고 냉장 보관합니다.

국수 삶기

소금을 약간 넣은 끓는 물에 **생메밀면**을 넣고 붙지 않게 젓가락으로 저어 가며 끓입니다. 물이 끓어오르면 면을 건져 찬물에 2~3번 헹궈 체에 밭친 후 사리를 짓습니다.

고명 만들기

1. **삶은 양지**를 식혀서 얇게 썰어둡니다.
2. **배**는 4등분하고 껍질을 벗겨 굵직하게 자릅니다.
3. **오이**는 껍질을 **소금**으로 문질러 씻은 후 돌려깎기하여 씨를 제거하고 채 썹니다.
4. **동치미 무**는 오이와 같은 크기로 채 썹니다.
5. **달걀**은 **흰자**와 **노른자**를 분리하여 부친 후 채 썹니다.
6. **홍고추**는 곱게 어슷썰어 준비합니다.
7. 탕기에 **국수**를 담고 준비한 **고명**을 올린 후 **동치미국수국물**을 부어 마무리합니다.

> **요리 조리 상식**
> 1. 메밀면 대신 녹차면 등으로 컬러 영양이 강화된 컬러면을 이용해도 좋습니다.
> 2. 동치미에 넣은 삭힌 고추를 고명으로 얹으면 더욱 맛깔스러운 모양을 낼 수 있습니다.

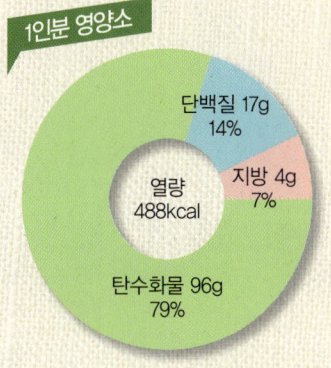

1인분 영양소
열량 488kcal
단백질 17g 14%
지방 4g 7%
탄수화물 96g 79%

닭고기버섯온반

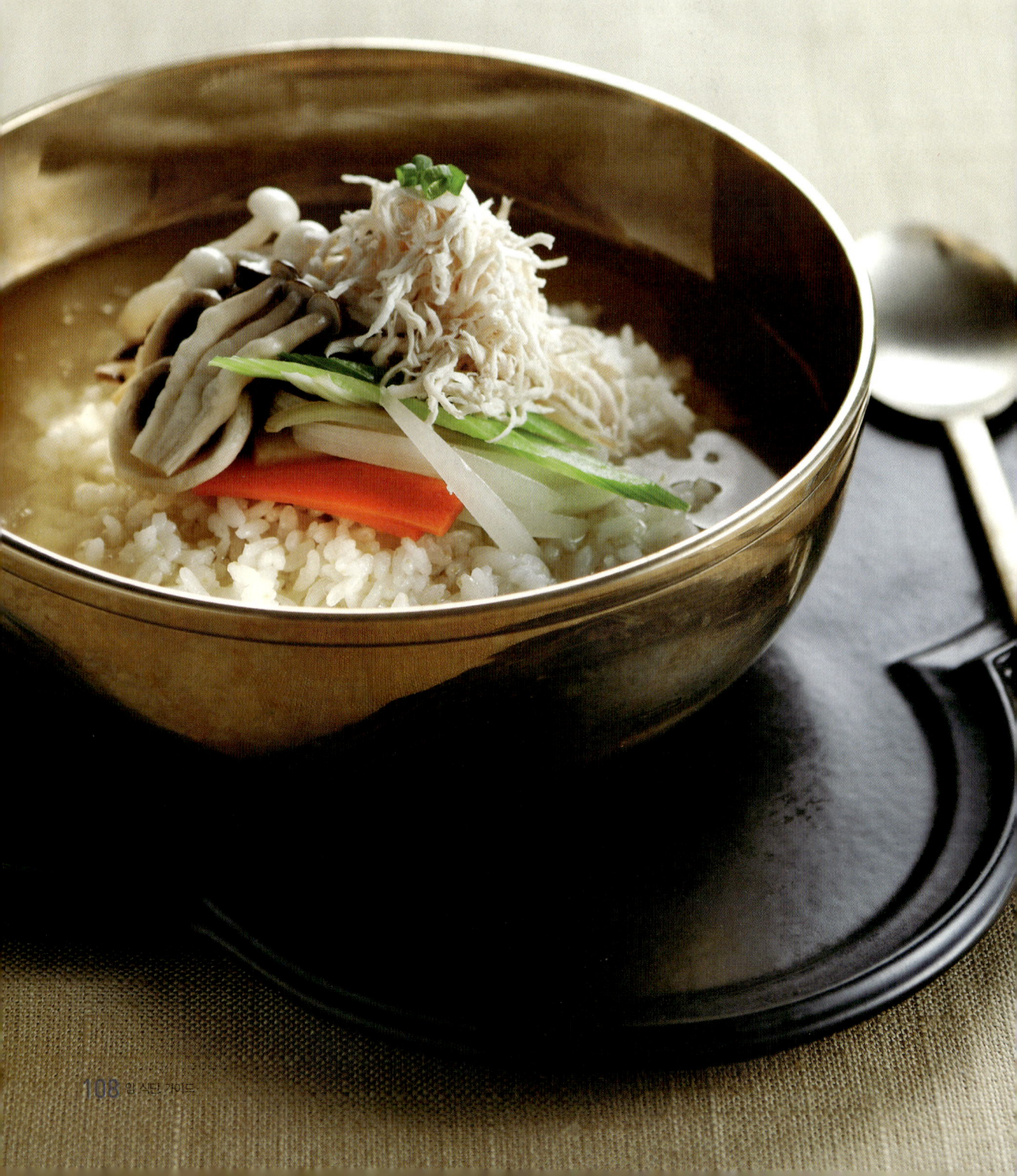

질 좋은 단백질 식품인 닭고기로 만든 육수에 버섯과 양파, 셀러리, 당근을 넣고 부드러운 맛의 온반을 만듭니다. 식더라도 담백하게 드실 수 있고, 냄새가 없어 특히 음식 냄새를 싫어하는 환자에게 인기 만점인 요리랍니다.

재료(2인분)

쌀 180g, **온반국물**(닭고기 안심 80g, 양파 5g, 당근 5g, 셀러리 5g, 다시마 6g, 후춧가루 약간, 물 적당량, 간장 5g, 맛술 2g, 소금 · 올리고당 약간), 양송이버섯 20g, 느타리버섯 20g, 셀러리 20g, 당근 20g, 양파 80g, **고명**(실파 10g)

요리 만들기

1. **밥**을 짓습니다.
2. **닭고기 안심, 양파, 당근, 셀러리, 다시마**를 넣고 끓인 후 **간장, 맛술, 소금**으로 간을 맞추어 온반국물을 완성합니다.
3. **삶은 닭고기 안심**은 식힌 후 찢어서 준비합니다.
4. **양송이버섯**은 모양대로 편 썰고, **느타리버섯**은 먹기 좋게 찢어서 준비합니다.
5. **셀러리**는 편으로 채 썰고, **당근**은 납작하게 네모 썰고, **양파**는 굵은 채로 썰어 준비합니다.
6. 냄비에 온반 국물을 붓고 찢어놓은 **닭고기 안심살, 셀러리, 당근, 양파, 버섯**을 넣고 살짝 끓여 채소가 익으면 불을 끕니다.
7. 탕 그릇에 **밥**을 담고 ⑥번의 **닭고기**와 **채소**를 건져서 얹은 후 **온반국물**을 부어줍니다. **실파**를 고명으로 얹어 마무리합니다.

요리 조리 상식

닭 육수를 끓일 때 셀러리 등을 사용하여 비린내를 제거합니다.

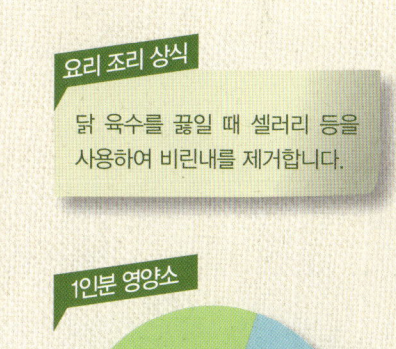

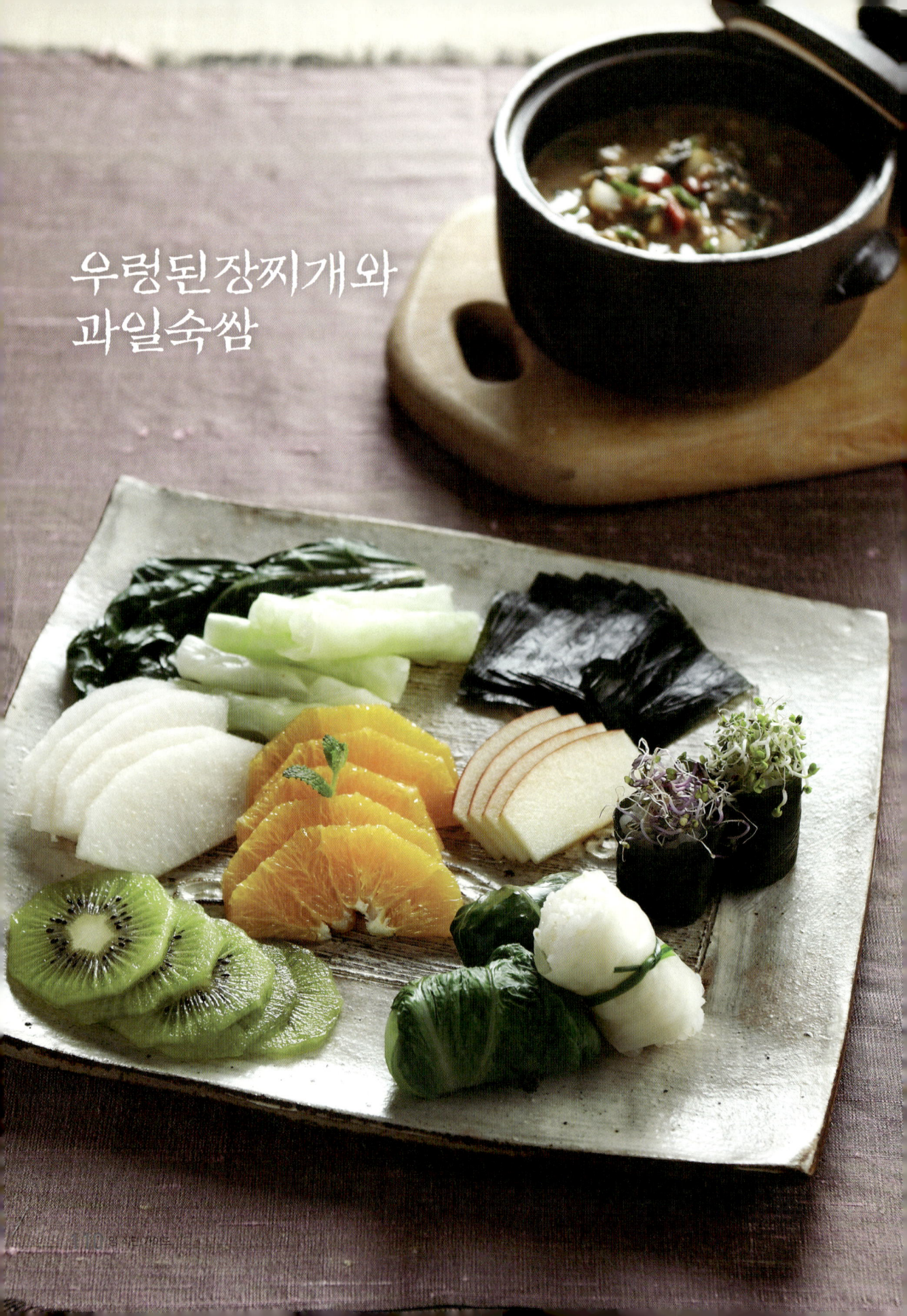

우렁된장찌개와
과일숙쌈

후식과 간식으로만 먹는 과일을 쌈으로 만들어봅시다. 반찬으로 새롭게 등장한 과일쌈은 식욕을 자극하고 새콤달콤하고 상큼한 특유의 맛으로 메슥거리는 속을 편안하게 도와줍니다.

한편, 우렁은 단백질, 철분, 칼슘 등을 많이 함유하고 있으면서도 지방이 적고, 특유의 쫄깃함으로 보글보글 끓은 된장의 구수한 맛과 어우러져 입맛을 잃은 환자들의 미각을 찾아줍니다.

재료(2인분)

우렁된장찌개〉〉 우렁 40g, 두부 80g, 호박 80g, 양파 20g, 풋고추 10g, 대파 5g, 된장 15g, 고추장 15g, 다진 마늘 약간, **멸치국물**(마른 멸치 10g, 다시마 5g, 무 20g, 대파 5g, 물 적당량)
과일숙쌈〉〉 양배추 60g, 근대 60g, 생다시마 40g, 참다래 40g, 사과 40g, 배 40g, 오렌지 40g

요리 만들기

우렁된장찌개
1. **우렁**은 **소금물**로 깨끗이 해감합니다.
2. **두부, 호박, 양파**는 깍둑 썰기를 하고, **풋고추**와 **대파**는 통 썰기를 합니다.
3. 냄비에 **멸치국물 재료**를 넣고 끓인 후 건더기는 건져냅니다.
4. **멸치국물**에 **된장, 고추장**을 풀고 끓어오르면 **우렁**을 넣습니다.
5. ④번에 **두부, 채소, 풋고추, 다진 마늘, 파**를 넣고 보글보글 끓입니다.

과일숙쌈
1. **양배추**와 **근대**는 흐르는 물에 깨끗이 씻어 준비합니다.
2. **양배추**는 찜솥에 가지런히 담아 쪄냅니다.
3. **근대**는 끓는 물에 소금을 넣고 데친 후 찬물에 여러 번 헹굽니다.
4. **생다시마**는 1시간 정도 물에 담근 후 쌈을 싸기에 적당한 크기로 잘라서 준비합니다.
5. **과일(참다래, 사과, 배, 오렌지)**은 흐르는 물에 깨끗이 씻어 먹기 좋게 자릅니다.
6. 접시에 보기 좋게 담아 **우렁된장찌개**와 곁들여냅니다.

요리 조리 상식
과일은 수입산보다 우리나라에서 수확한 제철과일을 이용하는 것이 더 좋습니다.

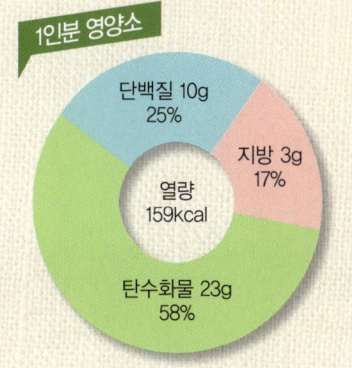

1인분 영양소
열량 159kcal
단백질 10g 25%
지방 3g 17%
탄수화물 23g 58%

약선물김치

칼칼한 맛이 그리운 환자들이 고춧가루를 넣어 빨갛게 버무린 배추김치를 먹었다가 자극이 강하여 고생하는 경우가 있습니다. 약선물김치는 환자들이 자극을 느끼지 않고 편하게 먹을 수 있는 김치가 없을까 고민을 하다가 만든 음식입니다. 양지 육수로 맛을 보다 깊게 하였고, 당귀를 넣어 은은한 향으로 고기 특유의 냄새를 없앴습니다.

재료(2인분)

물김칫국물(소고기 양지 30g, 무 20g, 마늘 5g, 당귀 2g, 대파·후춧가루 약간, 물 적당량, 밀가루·소금 약간, 사과식초 5g, 올리고당 5g), 배추 20g, 무 10g, 생강·미나리·홍고추·풋고추 약간

요리 만들기

물김칫국물 만들기

1. **소고기 양지**는 물에 3시간 정도 담가 핏물을 충분히 제거합니다. 끓는 물에 **양지, 무, 마늘, 당귀, 대파, 후춧가루**를 넣고 강한 불로 끓입니다. 양지국물이 끓으면 거품을 걷어내고 은근한 불에서 60분 정도 더 맑게 끓인 다음 고운 체에 걸러 건져냅니다.

2. ①번과 같이 만든 **양지국물**에 **밀가루, 소금, 식초, 올리고당**을 넣고 간을 맞추어 물김칫국물을 만듭니다.

물김치 만들기

1. **배추**와 **무**는 가로와 세로 2.5cm, 두께 0.5cm 크기로 썰어 놓습니다.

2. **생강**은 곱게 채 썰고, **홍고추**와 **풋고추**는 얇게 통 썰고, **미나리**는 3cm 길이로 썹니다.

3. 미나리를 제외한 **채소**는 잘 섞어서 뜨거운 **물김칫국물**을 붓고 실온에서 6시간 정도 둔 후 냉장고에 보관합니다.

4. **미나리**는 먹기 직전에 그릇에 담습니다.

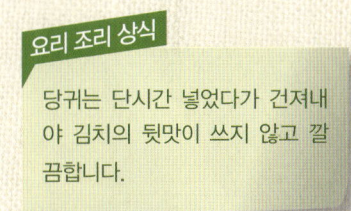

요리 조리 상식

당귀는 단시간 넣었다가 건져내야 김치의 뒷맛이 쓰지 않고 깔끔합니다.

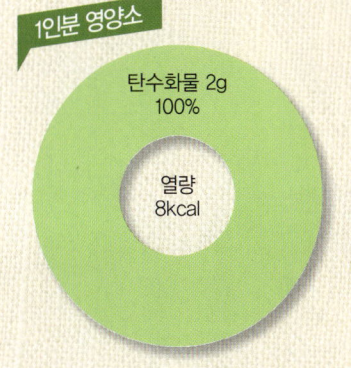

1인분 영양소

탄수화물 2g 100%
열량 8kcal

명이나물장아찌

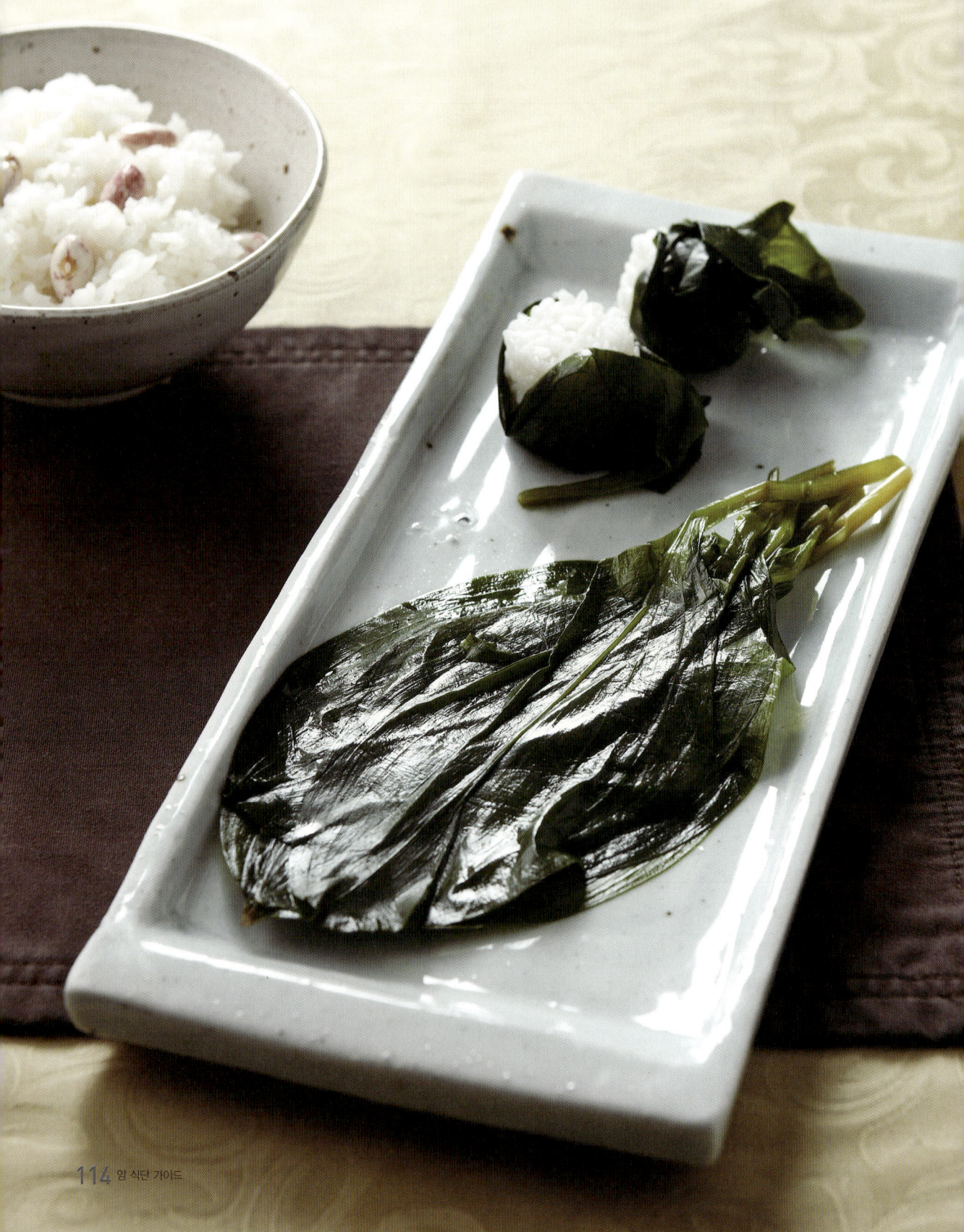

먹으면 명이 길어진다고 해서 이름 지어진 명이나물은 산기슭에서 산의 정기를 받고 자라므로 일반 재배 채소보다 맛과 영양이 월등히 뛰어납니다. 산나물은 특유한 향이 강하여 환자들이 꺼릴 수도 있지만, 명이나물은 향이 강하지 않아 부담 없이 먹을 수 있습니다. 입맛이 없을 때 물에 밥을 말아 명이나물만 먹어도 한 그릇 뚝딱 할 수 있습니다.

재료(25인분)

명이나물 500g, **명이나물절임물**(물 1,000cc, 된장 200g), **장아찌양념장**(된장 100g, 진간장 600g, 사이다 100g, 올리고당 100g, 설탕 10g)

요리 만들기

1. **명이나물**은 잎이 작고 연한 것을 선택하여 깨끗이 씻은 후 한 번 먹을 만큼씩 묶음을 만들어 통에 담고 돌로 눌러둡니다. 여기에 **된장**을 푼 절임물을 붓고 실온에서 하루 동안 삭힙니다. 이때 가장 적합한 된장절임물은 물과 된장의 비율이 5 : 1일 때입니다.

2. 다음 날 명이나물이 누르스름하게 익은 냄새가 나면 건져서 물기를 뺍니다.

3. **명이나물**을 건져내고 남은 절임물에 **장아찌양념장 재료**를 넣고 양념장을 만듭니다.

4. **명이나물** 한 묶음씩을 **장아찌양념장**에 적셔서 통에 꼭꼭 눌러 담고 돌을 올려놓습니다.

5. 남은 **양념장**을 **명이나물** 위에 붓고 뚜껑을 닫아 그늘지고 시원한 곳에 두거나 냉장고 또는 김치냉장고에 둡니다.

6. 2~3일이 지난 후 꺼내어 그릇에 담아냅니다.

> **요리 조리 상식**
>
> 명이나물은 준비한 양념의 1/2 분량에 3~4시간 절여 숨을 죽입니다. 그 다음에는 나머지 1/2 분량의 양념에 국물을 붓고 숨이 죽은 명이나물을 담그고 잘 절여지도록 돌로 눌러둡니다.

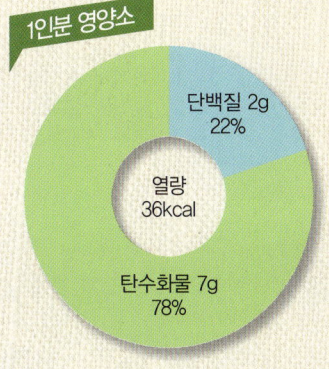

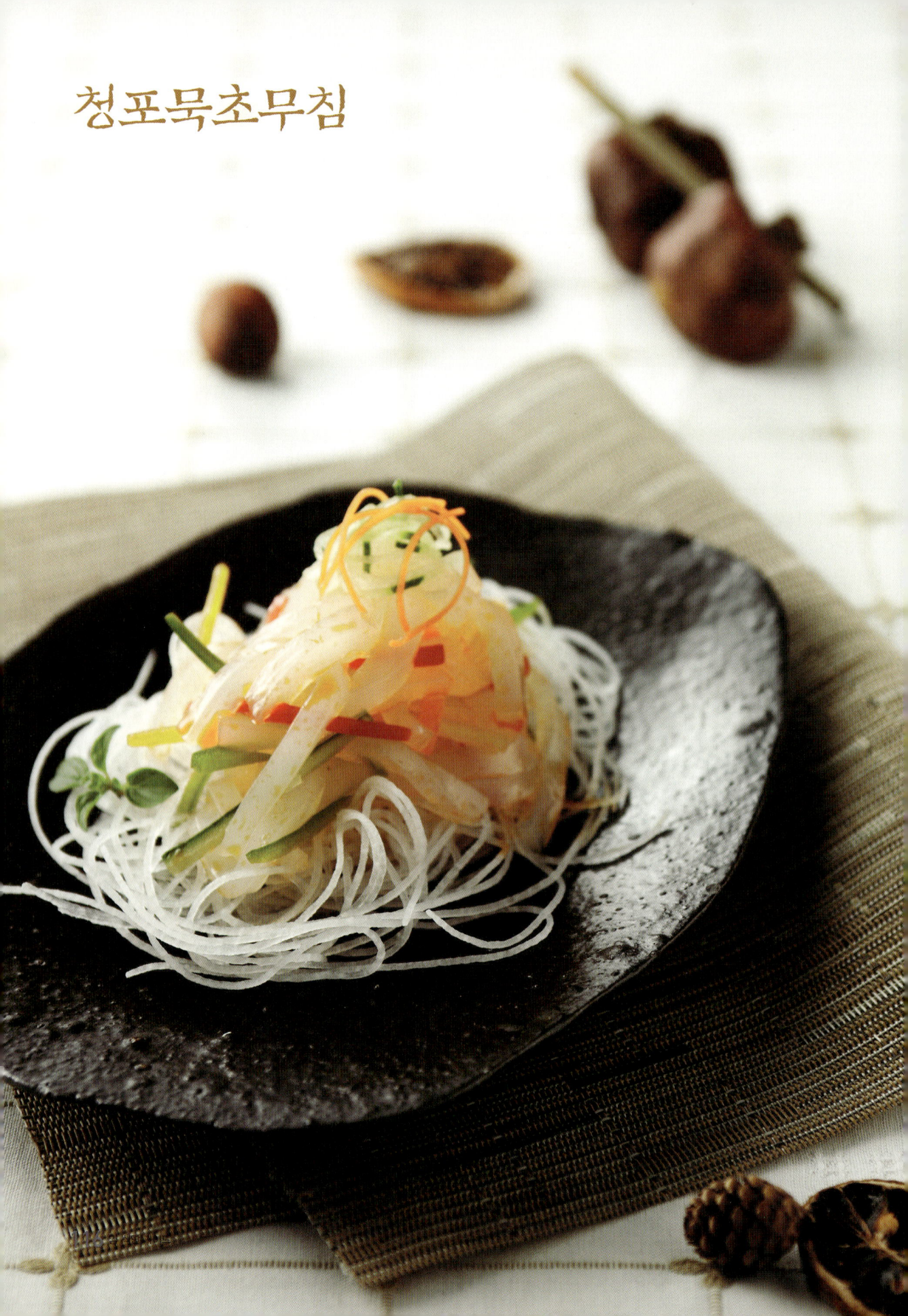

청포묵초무침

속이 메슥메슥하여 개운한 맛이 당길 때 청포묵과 무에 상큼한 레몬즙을 넣어 만든 이 요리를 추천합니다. 약간 차게 해서 먹으면 상큼한 레몬맛이 입안을 깔끔하게 해주고 속을 진정시켜줍니다.

재료(2인분)
청포묵 100g, 무 20g, 당근 20g, 오이 약간, 진간장 5g, 레몬즙 10g, 고추기름 · 사과식초 약간

요리 만들기
1. **청포묵**은 가늘게 채 썰어 끓는 물에 살짝 데친 후 물기를 뺍니다.
2. **무**와 **당근**은 곱게 채 썰고, **오이**는 돌려깎기하여 씨를 제거하고 채 썹니다.
3. 무침기에 **청포묵**과 준비한 **채소**를 담고 **고추기름, 진간장, 레몬즙, 식초**를 넣어 골고루 버무립니다.
4. 찬 그릇에 무침을 담고 먹음직스럽게 담아냅니다.

요리 조리 상식
레몬은 이렇게 손질하세요.
1. 레몬을 끓는 물에 30초 정도 넣어 겉 부분에 있는 왁스를 제거합니다.
2. 굵은 소금을 이용하여 겉부분을 박박 잘 닦아줍니다.

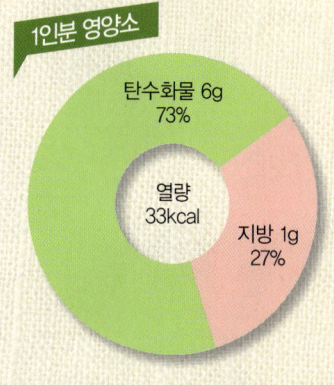

1인분 영양소
탄수화물 6g 73%
열량 33kcal
지방 1g 27%

오이찬국

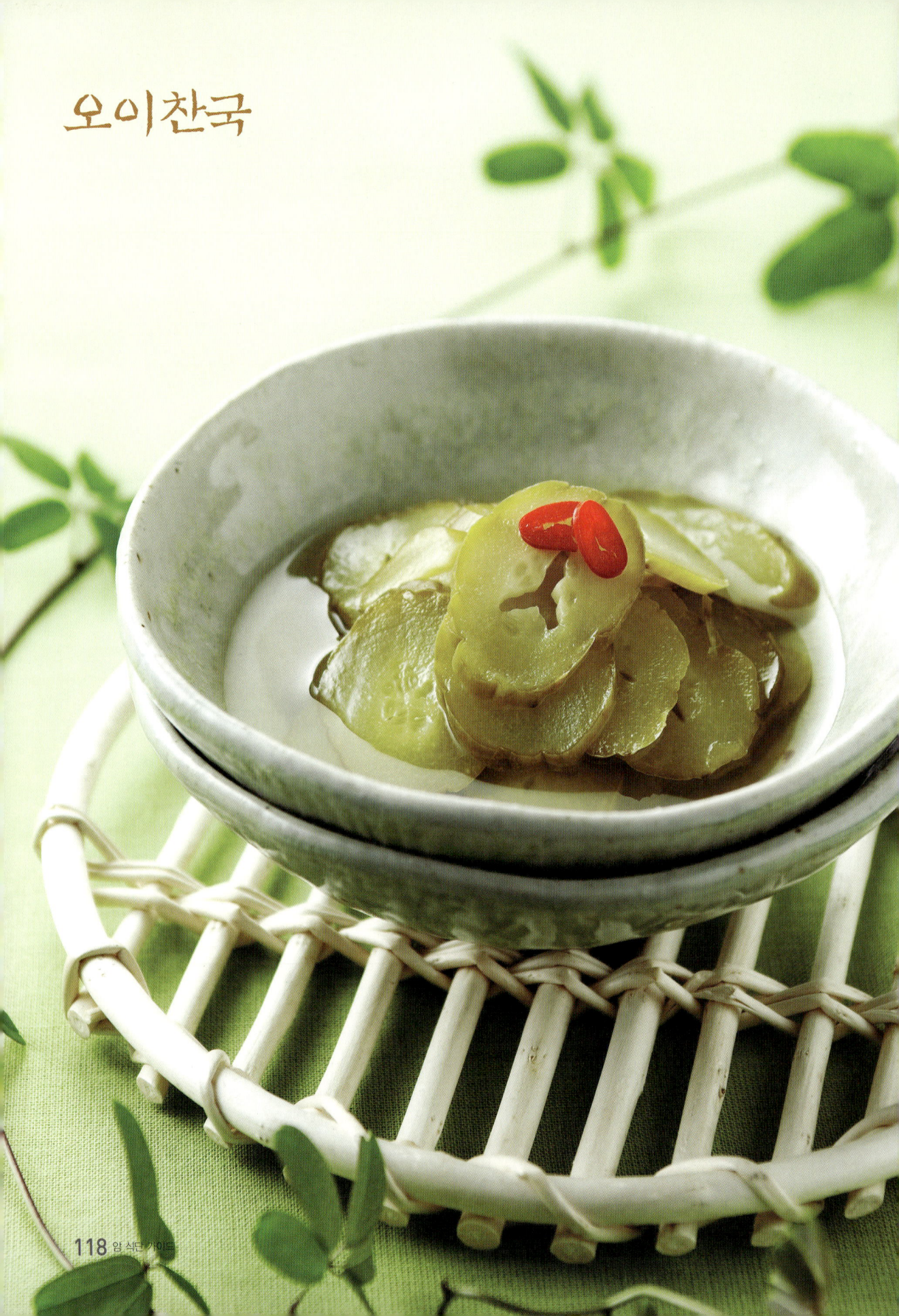

오이는 90%가 수분으로 이루어져 있어 다양한 영양소를 제공하기보다 사각사각한 식감으로 식욕을 돋워줍니다. 몸속 열을 내려주며, 오이지를 만들어 김치 대용으로 먹으면 아삭한 식감과 새콤한 맛이 어우러져 좋습니다. 오이찬국에 밥을 말아 먹거나 죽과 함께 먹으면 식욕이 돋워집니다.

재료(25인분)

오이 1,000g, 소금 50g, **초절임양념장**(통후춧가루 10g, 계피 20g, 사과식초 600g, 올리고당 100g, 흑설탕 20g, 물 적당량)

요리 만들기

1. **오이**는 **소금**으로 깨끗이 씻어 준비합니다.
2. 깊은 유리용기에 **오이**를 담습니다.
3. 냄비에 **초절임양념 재료**를 모두 넣고 팔팔 끓인 후 불을 끄고 바로 유리용기에 붓습니다.
4. ③이 식으면 냉장 보관하여 이틀 정도 숙성시킨 후에 꺼냅니다. **오이**를 어슷썰기 하여 그릇에 담아냅니다.

요리 조리 상식

오이는 머리에서 끝부분까지 굵기가 일정한 것으로 구하세요. 만졌을 때 단단한 것이 신선합니다.

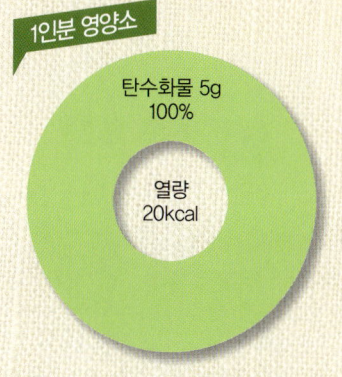

1인분 영양소

탄수화물 5g 100%

열량 20kcal

색다른 분위기가
생각 날 때 먹는 별미

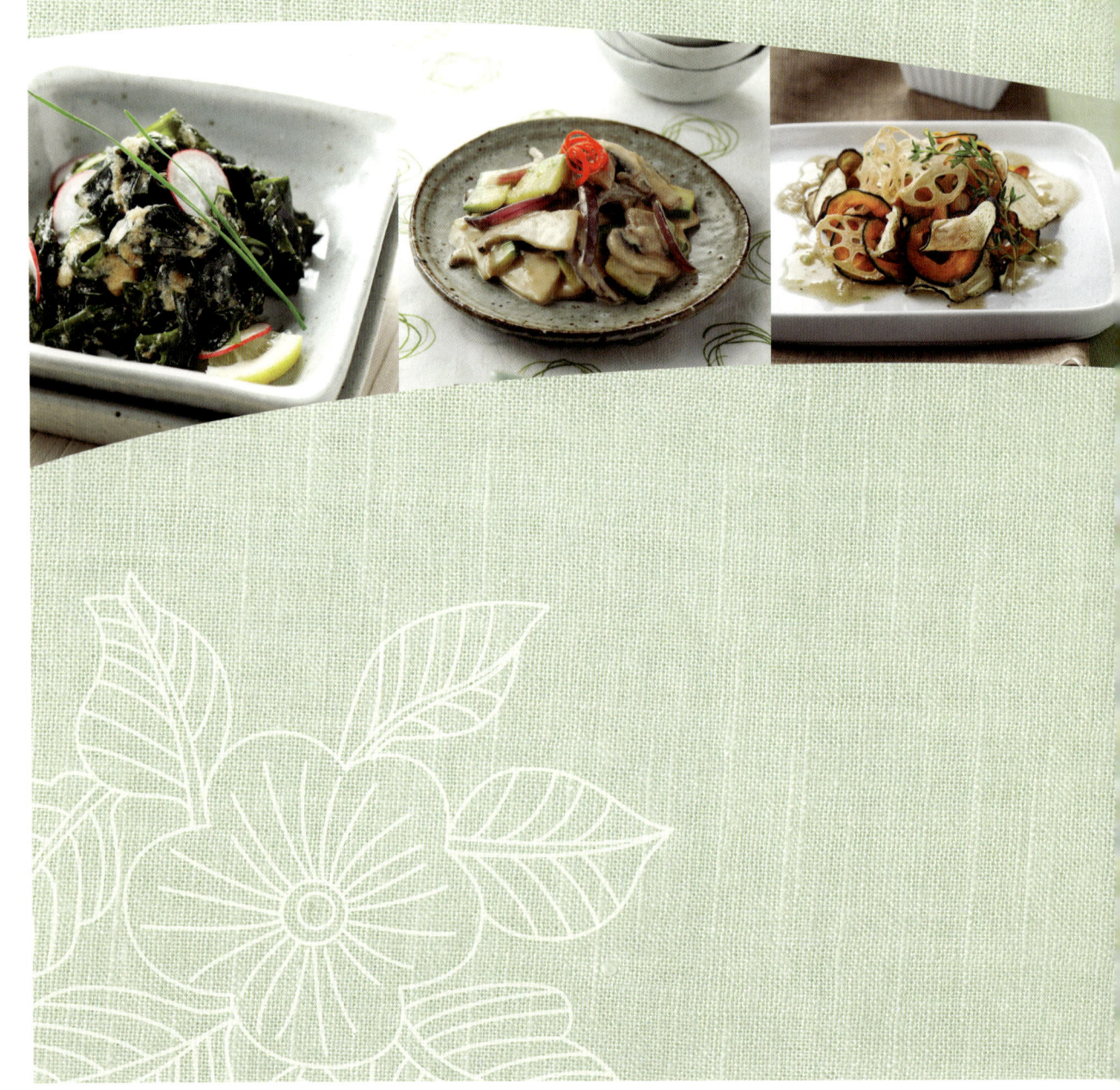

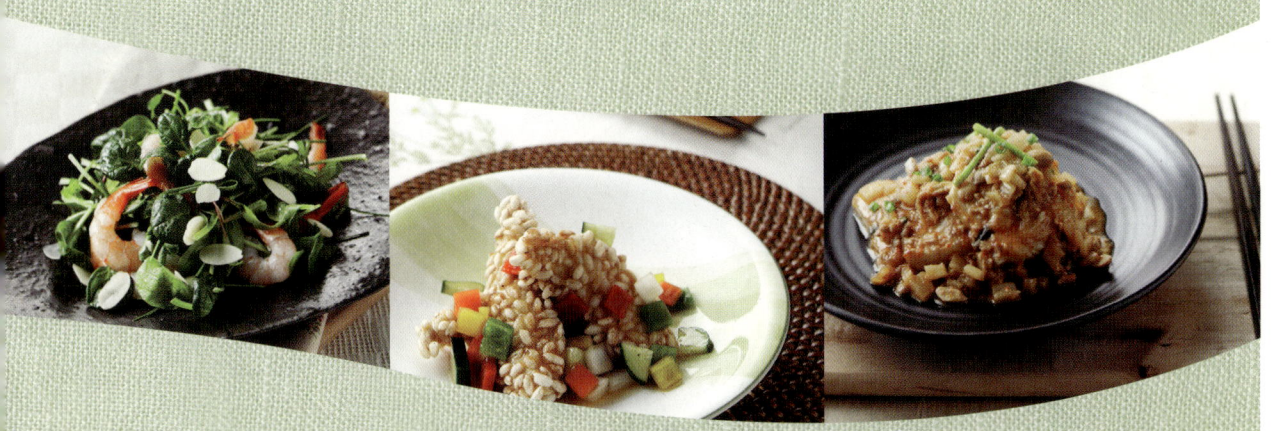

암 환자는 식사 시간에 긴장을 풀고 즐거운 마음으로 음식을 잘 먹는 것이 매우 중요합니다. 평소에 먹던 음식이라도 예쁜 그릇이나 매력적인 상차림 등으로 식사 분위기를 바꿔주면 식욕 증진에 도움이 됩니다. 가족이 모여서 긴장감을 풀고 화기애애한 분위기에서 식사를 한다면 더욱더 좋습니다. 이런 분위기에 함께 하면 좋을 색다른 요리를 소개합니다.

사태과일탕수

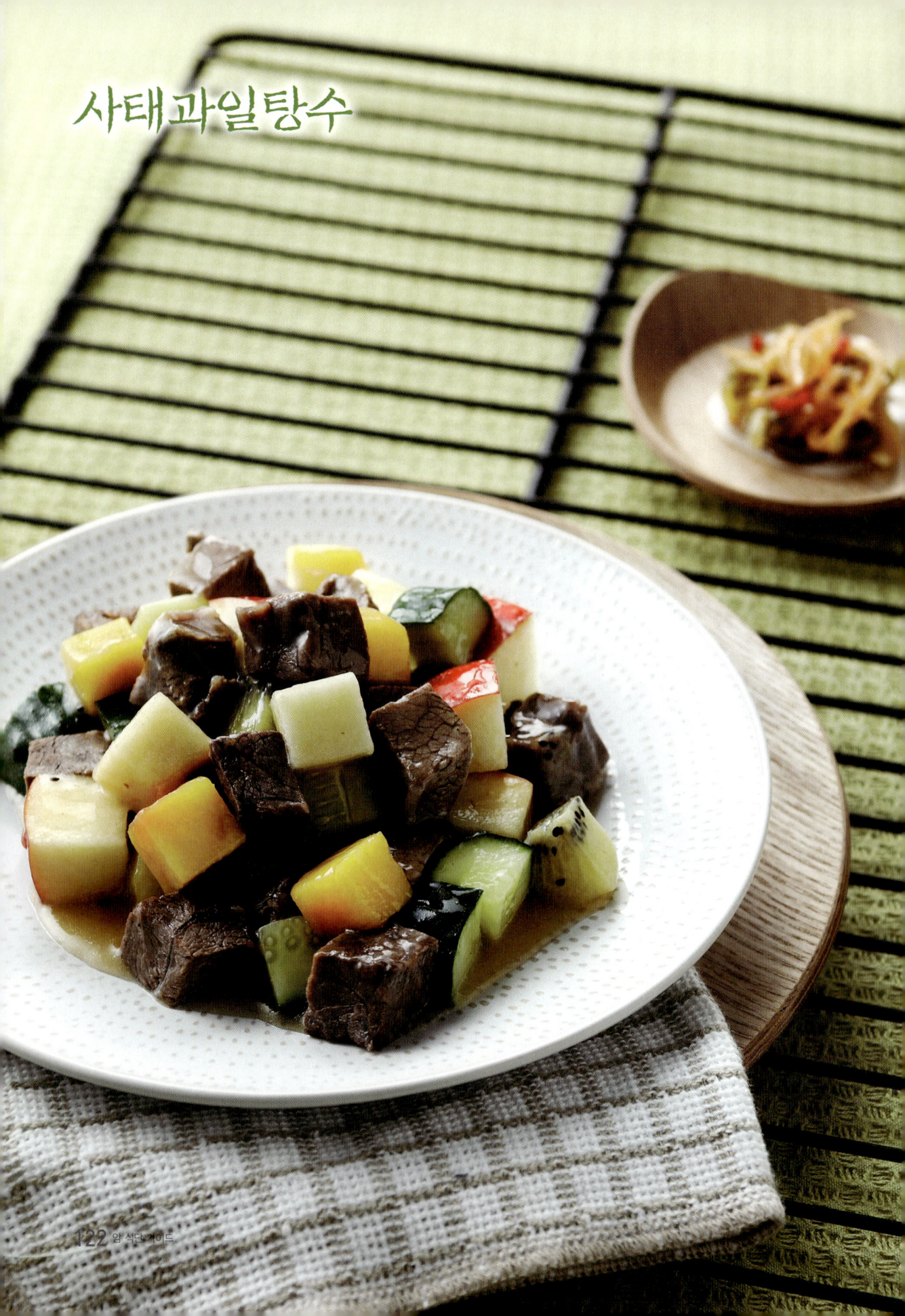

탕수 요리는 재료를 튀겨서 소스에 버무려 먹는 것이 일반적입니다. 그러나 튀김 요리는 기름기가 많고 소화가 잘 안되어 부담스럽습니다. 그래서 고기를 부드럽게 삶고, 신선한 비타민과 무기질이 풍부한 과일을 곁들여보았습니다. 탕수 요리의 기분은 내면서 튀기지 않아 담백하게 먹을 수 있습니다.

재료(2인분)

소고기 사태 80g, 사과 20g, 감 20g, 참다래 10g, 오이 10g, 양파 10g, **탕수소스**(청국장 5g, 케첩 5g, 올리고당 10g, 사과식초 10g, 진간장·소금 약간, 전분 5g, 물 적당량)

요리 만들기

1. **소고기 사태**는 덩어리째 찬물에 담가 핏물을 뺀 다음 체에 받쳐 물기를 뺍니다.
2. 끓는 물에 **사태 덩어리**를 넣고 끓이다가 불을 줄여가며 무르도록 삶습니다. 거품은 걷어내고, 젓가락으로 찔러 보아 탄력 있게 들어가면 불을 끕니다.
3. 삶아서 식힌 **사태**는 한입 크기로 자릅니다.
4. **과일(사과, 감, 참다래)**은 흐르는 물에 깨끗이 씻어 먹기 좋게 자릅니다.
5. **오이**는 소금으로 껍질을 문지른 후 흐르는 물에 여러 번 헹군 다음 한입 크기로 껍질째 자릅니다.
6. **양파**는 겉껍질을 벗긴 후 한입 크기로 자릅니다.
7. 냄비에 물을 붓고 **청국장, 케첩, 올리고당, 식초, 진간장, 소금**을 넣고 탕수소스 양념을 끓입니다. 여기에 **사태, 과일, 채소**를 넣고 한소끔 끓인 후 **전분물**을 풀어 농도를 맞추고 불을 끕니다.
8. 그릇에 먹기 좋게 담아냅니다.

> **요리 조리 상식**
>
> 소고기 사태를 삶을 때 파와 마늘을 넣기도 하는데, 파나 마늘 향이 밴 것보다는 그냥 삶은 것이 더 담백하고 고소합니다. 사태는 장시간 가열하면 육질이 연해지고 기름기가 없어 담백하면서도 더욱 깊은 맛이 납니다.

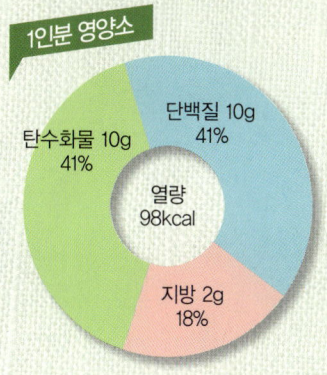

1인분 영양소 — 탄수화물 10g 41%, 단백질 10g 41%, 지방 2g 18%, 열량 98kcal

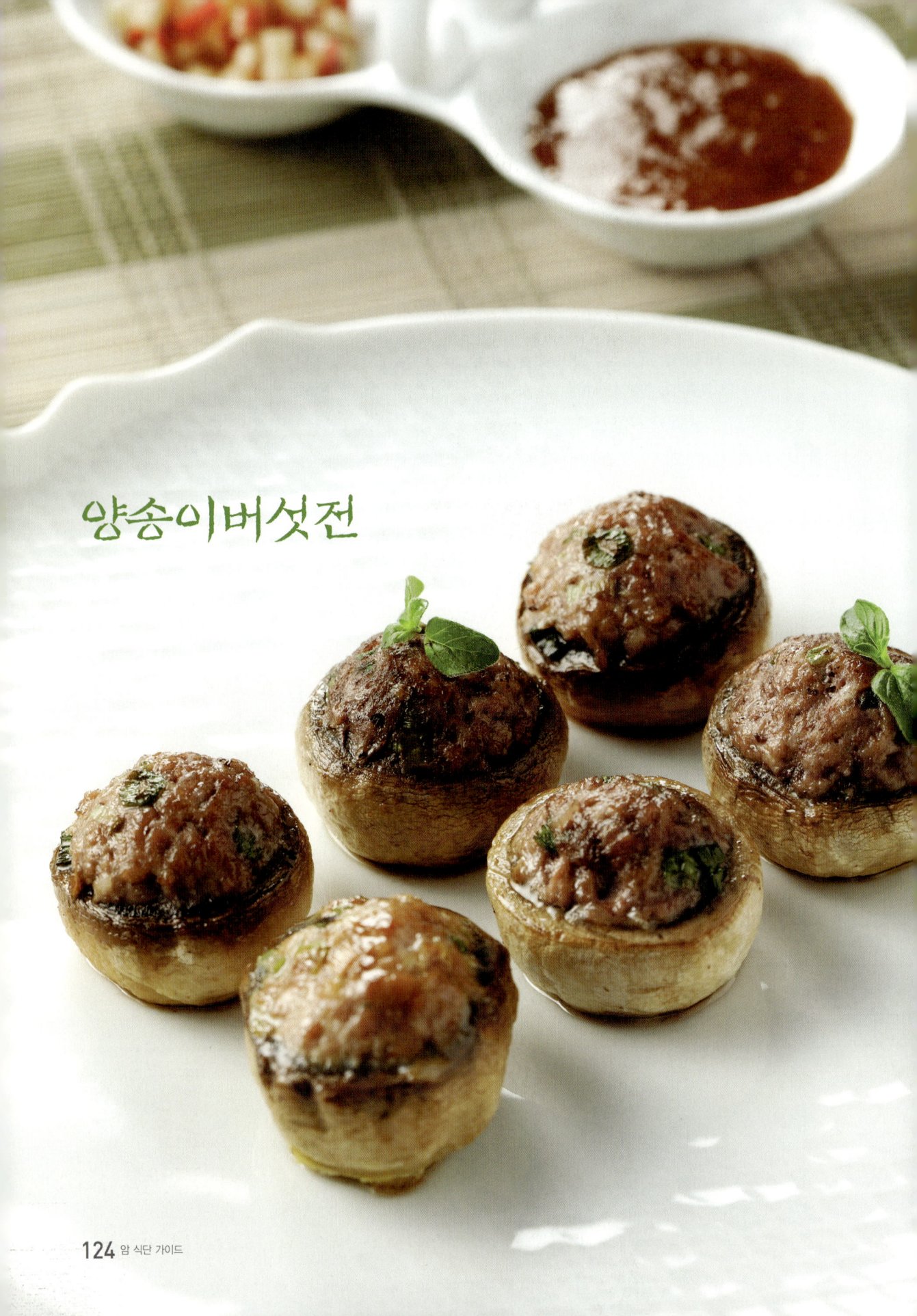

양송이버섯전

양송이버섯의 기둥을 잘라내고 그 속에 곱게 다진 돼지고기를 채워서 노릇노릇 구워냅니다. 늘 먹던 초간장은 잠깐 잊도록 합니다. 사과소스를 만들어 색다른 요리를 연출해봅시다.

재료(2인분)
돼지고기 다짐육 80g, 양송이버섯 60g, **다짐육양념**(대파 5g, 마늘 5g, 생강즙 4g, 맛술 8g, 달걀 10g, 전분 10g, 진간장·소금 약간), **전양념**(밀가루 10g, 달걀 흰자 20g, 식용유 5g), **사과소스**(사과 간 것 50g, 사과주스 50g, 계피가루 5g, 월계수잎·올리고당·전분 약간)

요리 만들기
1. **돼지고기 다짐육**은 양념한 다음 4등분으로 나눕니다.
2. **양송이버섯**은 기둥을 떼고 깨끗이 손질한 후 물에 씻어서 준비합니다. 안쪽에 **밀가루**를 묻히고 **고기 반죽**을 소복이 얹어 **달걀 흰자**를 바른 뒤 프라이팬에 **식용유**를 두르고 전을 구워줍니다.
3. **사과소스** 재료를 냄비에 담고 은근한 불에 조려서 완성한 후 양송이전에 곁들입니다.

요리 조리 상식
양송이버섯은 물에 씻지 말고 먼지를 털어낸 다음 갓 안쪽에서부터 살짝 잡아당기는 방법으로 껍질을 벗깁니다.

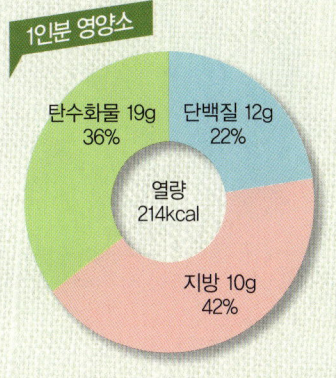

1인분 영양소
탄수화물 19g 36%
단백질 12g 22%
열량 214kcal
지방 10g 42%

누룽지치킨커틀릿

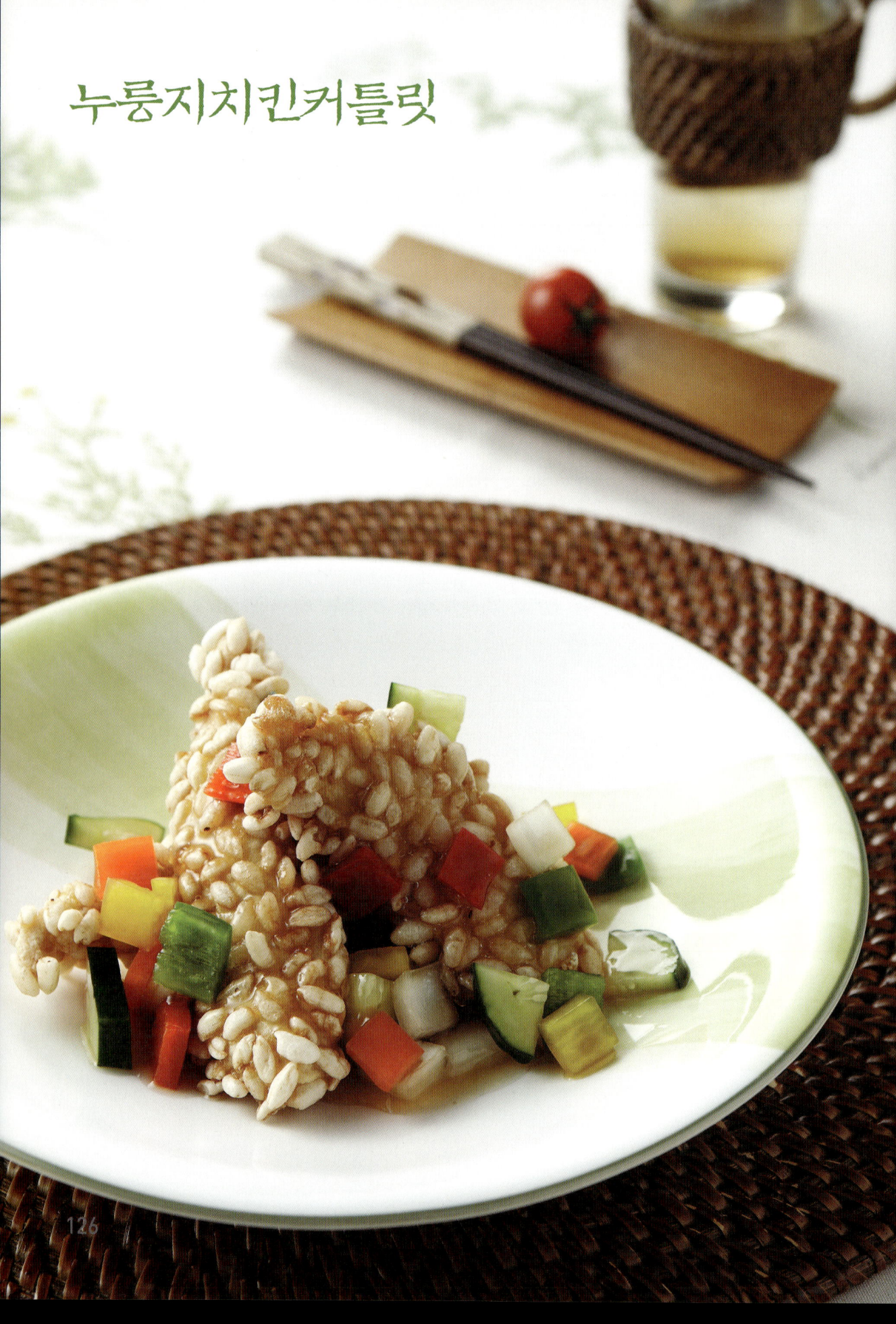

암 환자의 식사 일지에 자주 등장하는 누룽지는 대체로 끓여서 먹습니다. 이 구수한 누룽지를 담백한 닭 가슴살에 묻혀서 바삭하게 구워 색다르게 만들어 보았습니다. 구수한 누룽지도 먹고 단백질도 보충한다면 일석이조의 효과를 얻을 수 있습니다.

 ### 재료(2인분)

닭고기 안심 80g, 양파 20g, 삼색파프리카 20g, 오이 20g, 식용유, **닭고기 밑간양념**(맛술 5g, 소금·후춧가루 약간), **닭고기튀김옷양념**(밀가루 10g, 달걀 40g, 누룽지 40g), **탕수소스**(물 적당량, 전분 5g, 인삼차가루 40g, 식초·올리고당·소금·다진 생강 약간)

 ### 요리 만들기

1. **닭고기**는 적당한 크기로 썰어 **후춧가루, 소금, 맛술**로 밑간한 후 **밀가루, 달걀**, 잘게 부순 **누룽지** 순으로 옷을 입히고 170℃의 온도에서 튀겨냅니다.
2. **양파, 삼색 파프리카, 오이**는 먹기 좋은 크기로 썰어 준비합니다.
3. 냄비에 **물**을 붓고 **인삼차가루, 식초, 올리고당, 소금, 다진 생강**을 넣고 탕수소스 양념을 끓입니다. 여기에 **전분물**을 풀어 농도를 맞춘 후 탕수소스를 마무리합니다.
4. 바삭하게 튀겨낸 **닭고기**에 탕수소스를 곁들입니다.

요리 조리 상식

누룽지는 쌀밥을 프라이팬에 누르며 넓게 편 뒤 노릇노릇하게 앞뒤로 구워 만듭니다. 넉넉히 만들어 냉동실에 보관해놓고 필요할 때마다 꺼내어 조리하면 편리합니다.

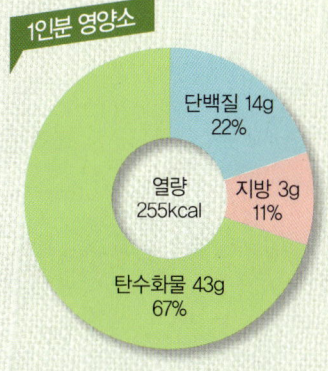

1인분 영양소
- 열량 255kcal
- 단백질 14g 22%
- 지방 3g 11%
- 탄수화물 43g 67%

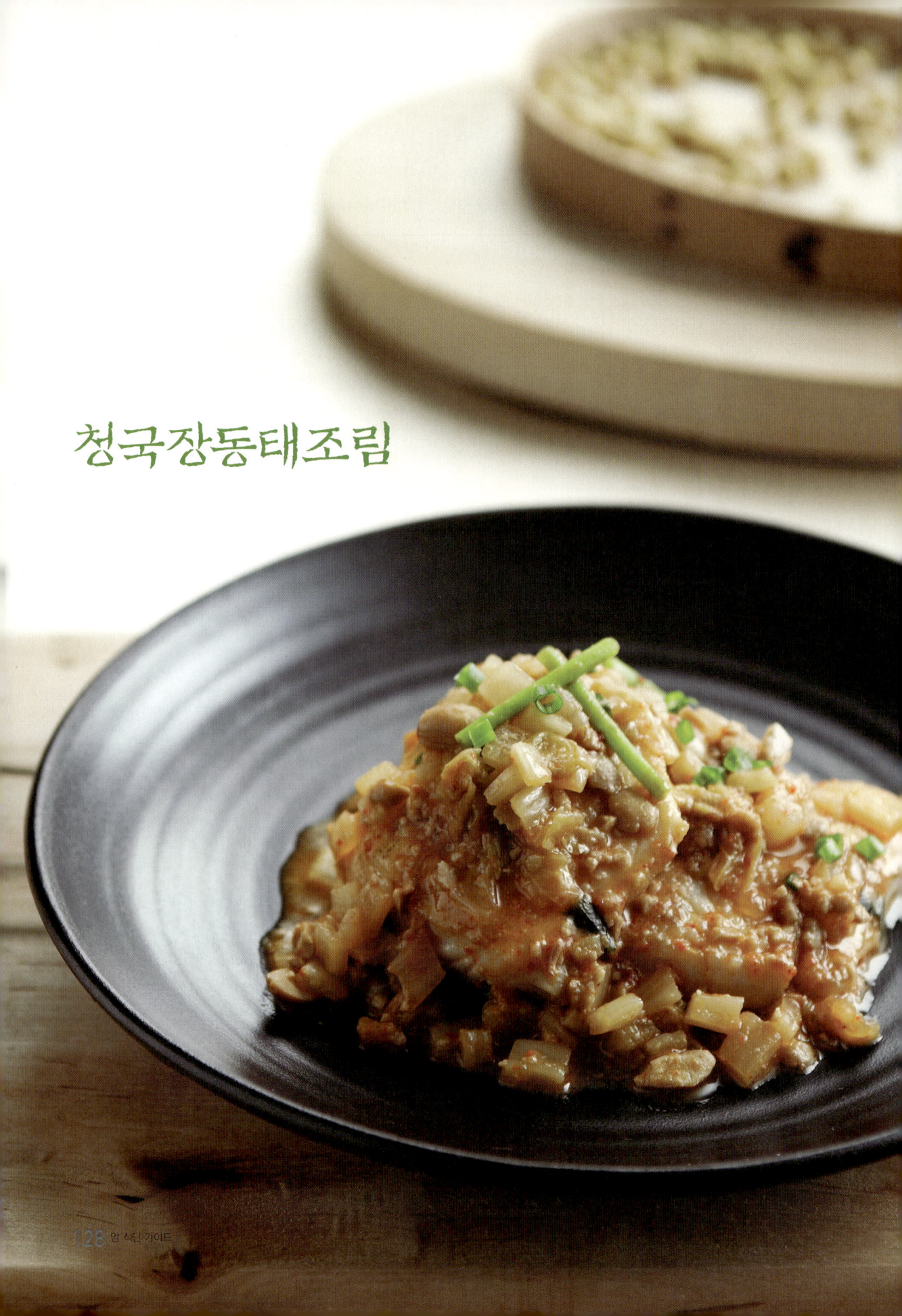

청국장동태조림

청국장은 항암 음식의 대표주자입니다. 콩으로 만든 천연 조미료로 3대 영양소인 단백질, 지방, 탄수화물이 질 좋은 상태로 녹아 있으며, 칼슘, 철분, 마그네슘을 포함한 각종 무기질과 다수의 비타민 함량도 높은 편입니다. 담백한 동태살, 매콤한 김치, 구수한 청국장이 잘 어우러져 건강 보양식으로 제격입니다.

 ### 재료(2인분)

동태살 140g, 미숫가루 20g, 전분 20g, 소금·후춧가루 약간, 김치 80g, 청국장 60g, 양파 20g, 대파 20g

 ### 요리 만들기

1. **동태살**은 **소금, 후춧가루**를 뿌려 밑간하고 **미숫가루**와 **전분**을 입힌 후 튀김솥에 넣어 바삭하게 튀겨냅니다.
2. 프라이팬에 잘게 썰어놓은 **김치, 청국장, 양파, 대파**를 넣고 끓여서 **청국장양념장**을 만듭니다.
3. 냄비에 튀긴 **동태살**을 넣고 **청국장양념장**을 얹은 후 양념이 잘 베도록 조립니다.
4. 그릇에 먹기 좋게 담아냅니다.

> **요리 조리 상식**
>
> 동태살 대신 다른 흰 살 생선을 사용해도 좋고, 연두부찜, 애호박찜 등에 올려 드셔도 맛있습니다. 생선 비린내를 줄이기 위해서는 구이 혹은 튀김을 하되 양념이 잘 베도록 콩가루나 미숫가루를 입힙니다.

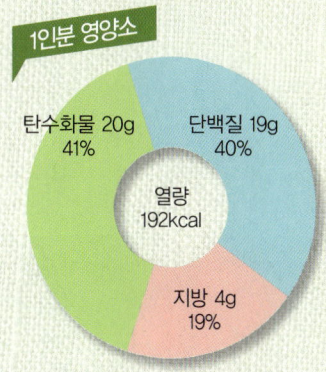

1인분 영양소 — 탄수화물 20g 41%, 단백질 19g 40%, 지방 4g 19%, 열량 192kcal

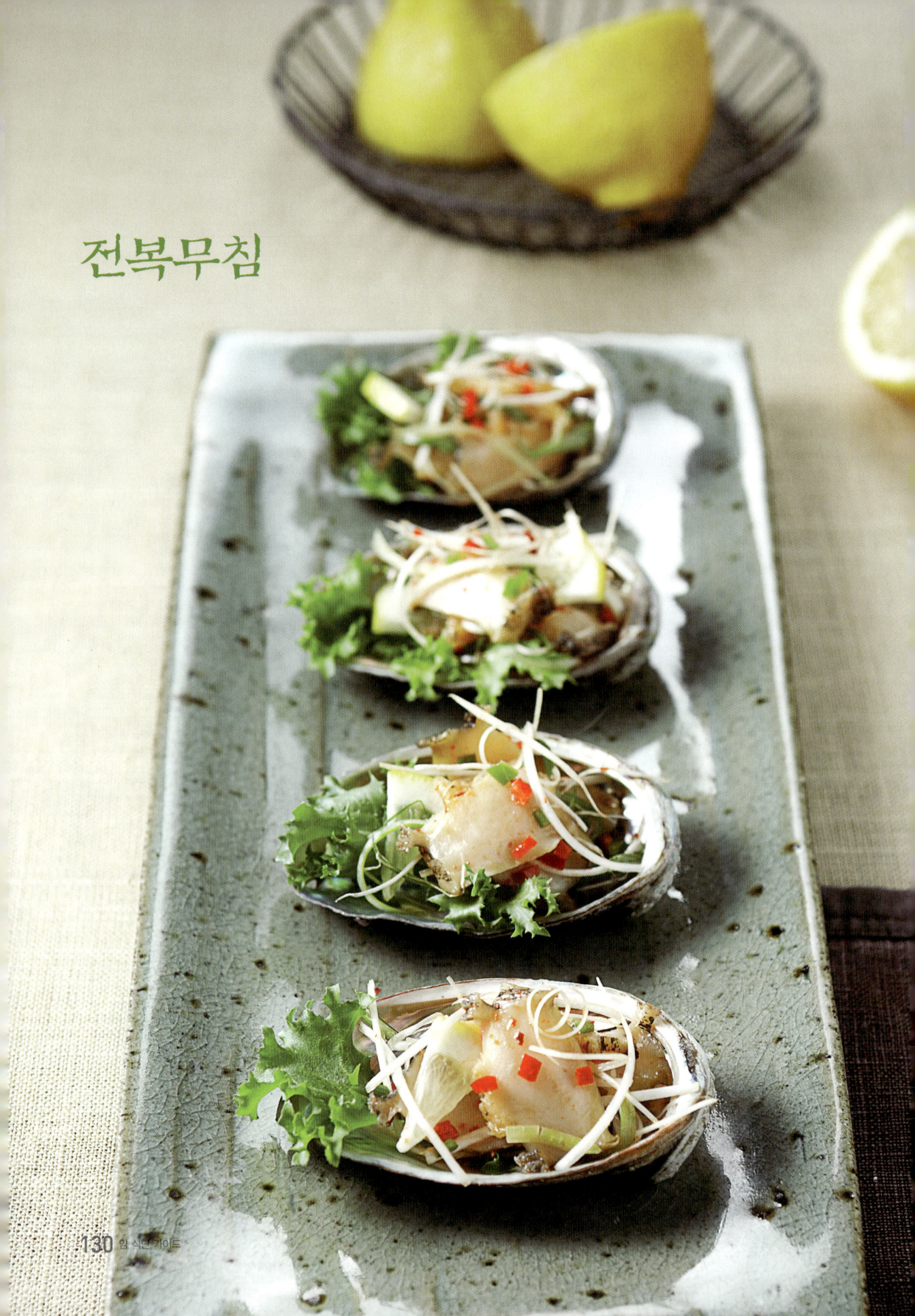

전복무침

전복은 '바다의 산삼', '어패류의 황제'로 불리는 보양식품입니다. 바다에서 플랑크톤을 먹고 자라 무기질과 단백질이 풍부하고 지방이 적어 탕이나 죽으로 즐겨먹습니다.

그러나 비타민이 부족하므로 채소와 함께 먹어야 제격입니다. 구운 전복을 다양한 채소와 곁들여 준비하면 환자의 식사량을 좀 더 늘리는 데 도움이 됩니다.

 ## 재료(2인분)

전복 160g, 치커리 30g, 파채 30g, 홍고추 · 레몬 · 참기름 · 고춧가루 · 다진 마늘 · 버터 · 소금 약간

 ## 요리 만들기

1. **전복**은 껍데기를 칫솔로 문질러 깨끗이 씻습니다.
2. 껍데기와 내장을 떼어내고 **소금물**에 깨끗이 씻은 후 얇게 썰어둡니다.
3. 얇게 썬 **전복**을 **버터**에 굽습니다.
4. **참기름, 고춧가루, 다진 마늘**로 **전복**을 조물조물 무친 후 **파채**와 함께 잘 섞습니다.
5. 접시에 **전복 껍데기**를 놓고 **치커리** 잎을 올린 후 **전복 무침**을 소복이 담습니다.
6. 다진 **홍고추**와 **레몬** 조각을 올려 마무리합니다.

요리 조리 상식

1. 전복은 오돌오돌 씹히는 맛과 감칠맛을 즐기려면 익혀서 먹는 것이 좋습니다.
2. 귀한 해산물인 전복은 보양식으로 많이 이용하므로 질 좋은 것을 고르는 것이 무엇보다 중요합니다. 우리나라에서 나는 전복은 대부분 참전복이나 까막전복으로 타원형 모양입니다. 수입산은 모양이 원에 가까우며, 따뜻한 기후에서 짧은 기간 갑자기 성장하므로 그만큼 맛이나 영양이 떨어집니다. 내장으로 암수를 구별하는데, 암컷은 진한 녹색을, 수컷은 노란색을 띱니다.

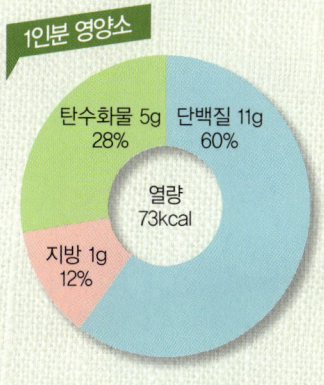

1인분 영양소
탄수화물 5g 28%
단백질 11g 60%
지방 1g 12%
열량 73kcal

아몬드새우무침

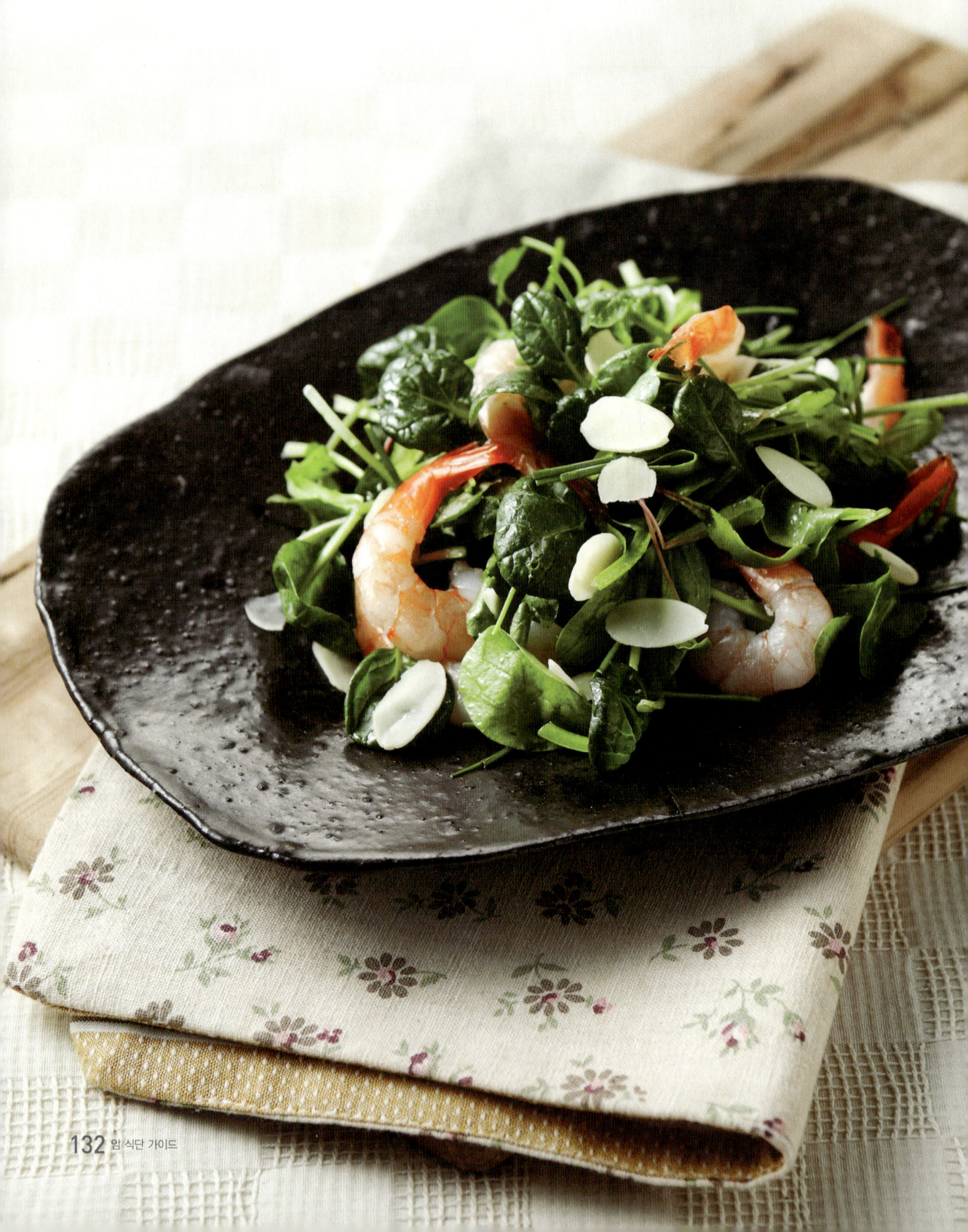

향긋한 레드와인드레싱을 단백질 급원인 새우와 함께 무치면 냄새도 나지 않고 담백한 맛을 즐길 수 있습니다. 다 자란 채소보다 영양소가 많은 어린 채소와 함께 먹으면 부드러운 맛까지 어우러져 제격입니다.

재료(2인분)

새우(중하) 100g, 베이비채소(비타민) 10g, 영양부추 10g, 아몬드채 5g, **레드와인드레싱**(레드와인 40g, 올리고당 · 우스타소스 · 소금 · 레몬주스 약간)

요리 만들기

1. **새우**는 등 쪽의 내장을 이쑤시개로 빼내고 끓는 물에 넣어 완전히 익힙니다.
2. **익힌 새우**는 식힌 후 등 부분에 칼집을 넣어 이등분합니다.
3. **베이비채소**와 **영양부추**는 깨끗하게 씻은 후 체에 밭쳐 물기를 뺍니다.
4. 볼에 **드레싱 재료**를 담고 골고루 혼합하여 **레드와인드레싱**을 만듭니다.
5. 그릇에 **새우, 베이비채소, 영양부추**를 먹기 좋게 담고 **레드와인드레싱**을 뿌린 후 **아몬드채**를 고명으로 얹어 마무리합니다.

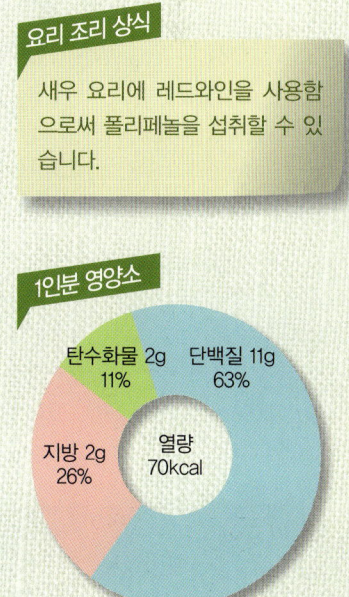

요리 조리 상식

새우 요리에 레드와인을 사용함으로써 폴리페놀을 섭취할 수 있습니다.

1인분 영양소

- 탄수화물 2g 11%
- 단백질 11g 63%
- 지방 2g 26%
- 열량 70kcal

제철채소구이

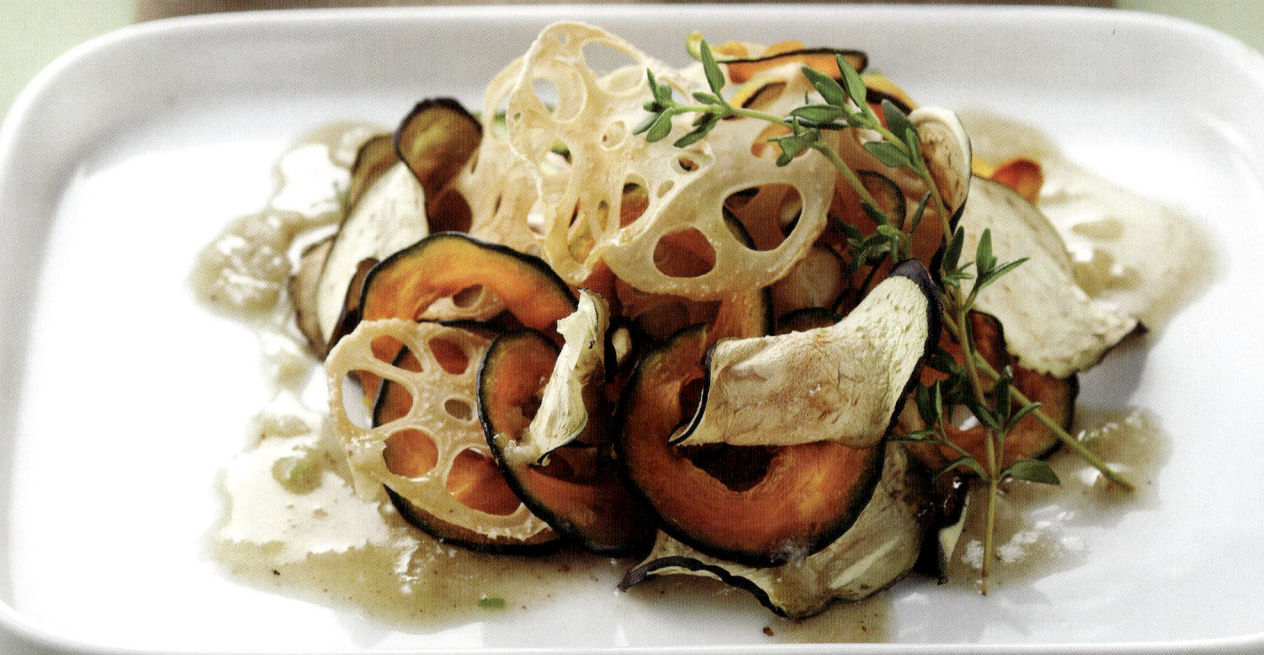

채소를 많이 먹으라고 하지만 식욕이 현저히 떨어진 암 환자에게는 쉽지 않은 일이므로 이 요리를 준비해보았습니다. 여러 가지 채소를 노릇노릇하게 구워 고소한 들깨소스로 양념합니다. 채소의 영양은 그대로 유지하면서 입맛은 한층 돋워줍니다.

재료(2인분)

단호박 30g, 호박 20g, 가지 20g, 청피망 20g, 연근 25g, 식용유 10g, 들깨소스(다진양파 5g, 들깻가루 · 소금 · 다진 마늘 · 다진 파 · 참기름 · 물 약간)

요리 만들기

1. **단호박, 호박, 가지, 청피망, 연근**은 흐르는 물에 깨끗이 씻어 편으로 먹기 좋게 썰어둡니다.
2. ①번 **채소**에 **식용유**를 정량의 1/2만큼 부어 코팅합니다.
3. 프라이팬에 나머지 **식용유** 1/2을 두르고 ②번의 **채소**를 노릇하게 구워냅니다.
4. ③번을 용기에 담고 들깨소스로 버무려 마무리합니다.

들깨소스

1. 프라이팬에 식용유를 두르고 **다진 양파**를 볶다가 물을 넣어 끓인 후 **들깻가루**를 넣어 섞습니다.
2. ①에 **다진 파, 다진 마늘**을 넣고 조리다가 불을 끄고 **소금, 참기름**을 넣고 마무리합니다.

요리 조리 상식

요리하기 전에 단호박에 소금을 미리 뿌려두면 간도 되고 구울 때 무르지도 않고 조직이 단단해집니다. 단호박에 소금을 솔솔 뿌린 뒤 10분 정도 그대로 두었다가 털어냅니다.

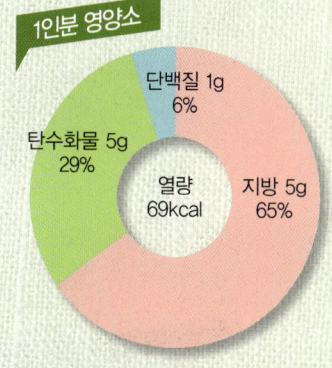

두유소스버섯볶음

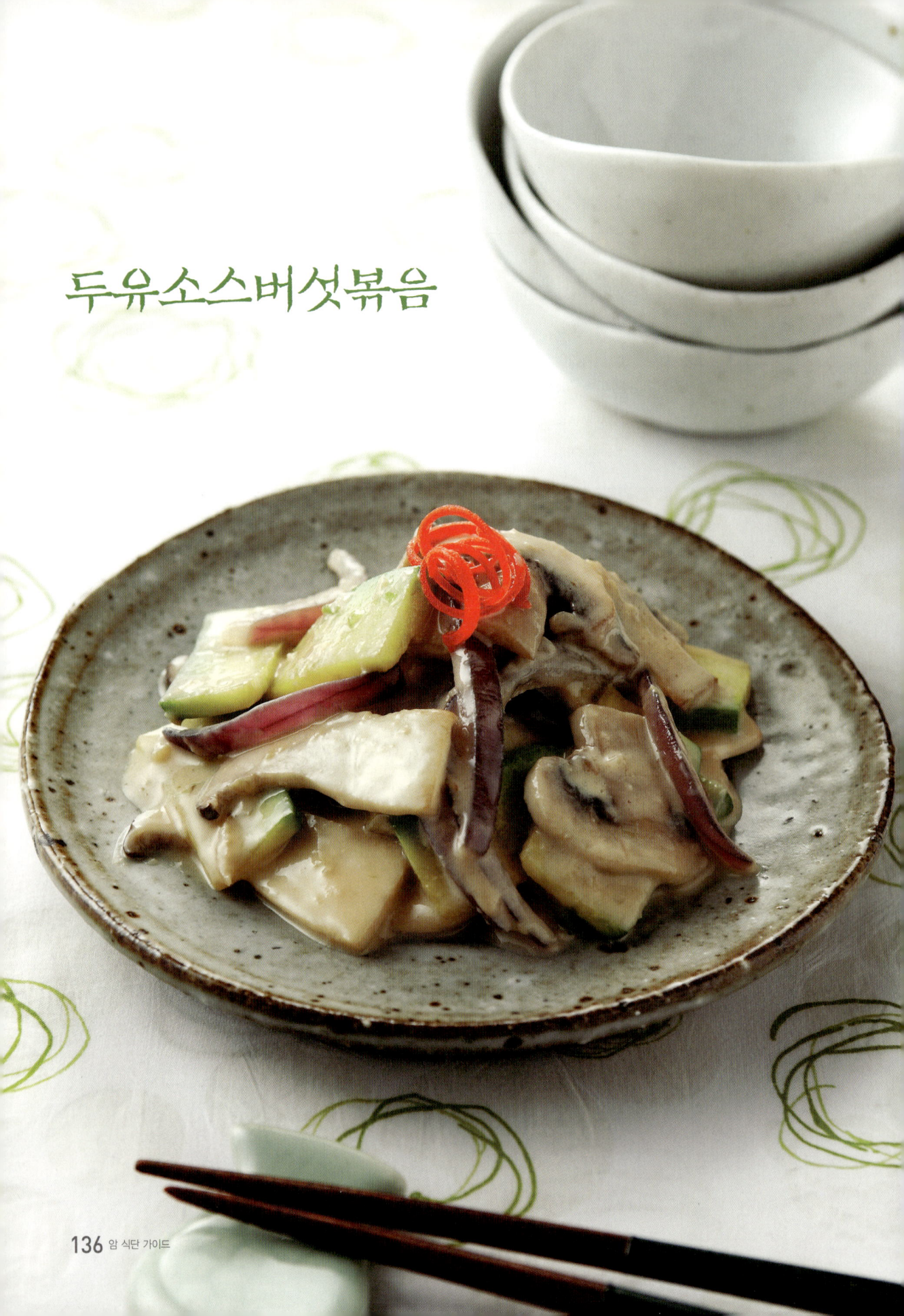

부드러운 맛을 낼 때 주로 생크림이나 우유를 사용하는데, 우리나라 성인들은 우유를 먹으면 속이 더부룩하다고 말하는 분이 많습니다. 특히 항암 치료 과정에 있는 환자분에게 이러한 유당불내증이 발생되는 경우가 많습니다.

이때는 유당불내증을 일으키지 않는 두유로 고소한 소스를 만들어봅시다. 두유의 지방은 콜레스테롤이 없는 몸에 좋은 불포화지방산이므로 건강양념 재료로 손색이 없습니다.

재료(2인분)

양송이버섯 60g, 새송이버섯 60g, 호박 20g, 적양파 10g, 식용유 10g, **두유소스**(두유 40g, 다진 양파 5g, 소금·다진 마늘·다진 파·참기름·물 약간)

요리 만들기

1. **버섯**과 **채소**는 깨끗이 씻어 먹기 좋게 썰어둡니다.
2. **두유소스**를 만듭니다.
3. 프라이팬에 **식용유**를 두르고 ①번 재료를 볶은 다음 ②번의 소스를 넣어 마무리합니다.

두유소스

1. 프라이팬에 **식용유**를 두르고 다진 **양파**를 볶다가 물을 붓고 끓인 후 **두유**를 넣어 섞습니다.
2. ①에 **다진 파, 다진 마늘**을 넣고 조리다가 불을 끄고 **소금**과 **참기름**을 넣고 마무리합니다.

> **요리 조리 상식**
>
> 양송이버섯은 작은 칼을 이용하여 갓 껍질을 얇게 벗겨낸 후 레몬즙을 약간 뿌려 색깔이 변하지 않도록 합니다.

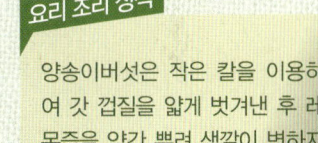

1인분 영양소
- 단백질 3g 14%
- 탄수화물 5g 23%
- 열량 86kcal
- 지방 6g 63%

미역청국장무침

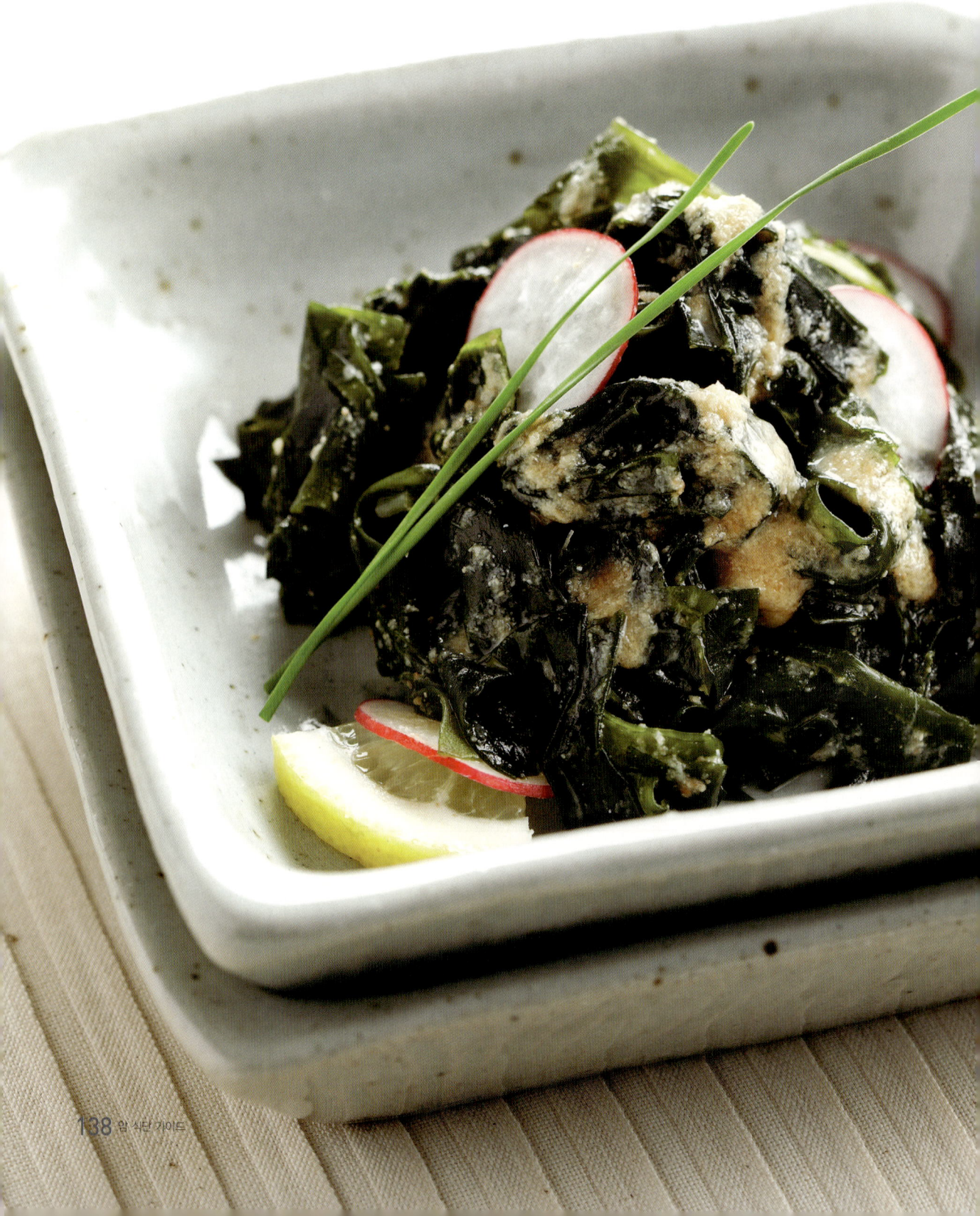

건강양념 청국장에 미역을 조물조물 버무립니다. 맛이 약간 색다르지만 변비가 있으신 분들에게 좋습니다.

 ### 재료(2인분)

마른 미역 10g, 청국장가루 15g, 양파 5g, 두부 5g, 배 5g, 올리고당 10g, 사과식초 · 소금 · 물 약간

 ### 요리 만들기

1. **마른 미역**은 충분히 불린 후 깨끗이 씻어 체에 밭쳐 물기를 빼고, 한입 크기로 썰어 준비합니다.
2. **청국장가루, 양파, 두부, 배, 올리고당, 식초, 소금, 물**을 믹서기에 넣고 곱게 갑니다.
3. 준비한 **미역**에 ②번의 양념을 넣고 버무려서 그릇에 담아냅니다.

요리 조리 상식

1. 청국장 냄새를 싫어하는 분들을 위해서는 냄새가 적은 청국장가루를 이용하여 새콤달콤하게 조리합니다.
2. 생미역은 줄기에서부터 잎의 끝까지 색깔이 고르고 탄력 있는 것이 좋습니다. 마른 미역은 검은 것을 고르도록 합니다.

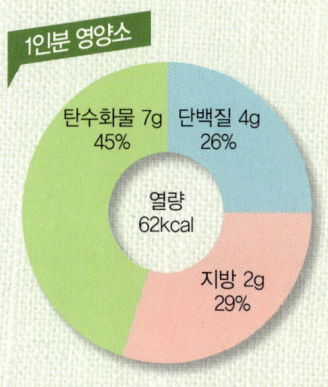

1인분 영양소
탄수화물 7g 45%
단백질 4g 26%
지방 2g 29%
열량 62kcal

단백질 섭취에 좋은 고기 요리

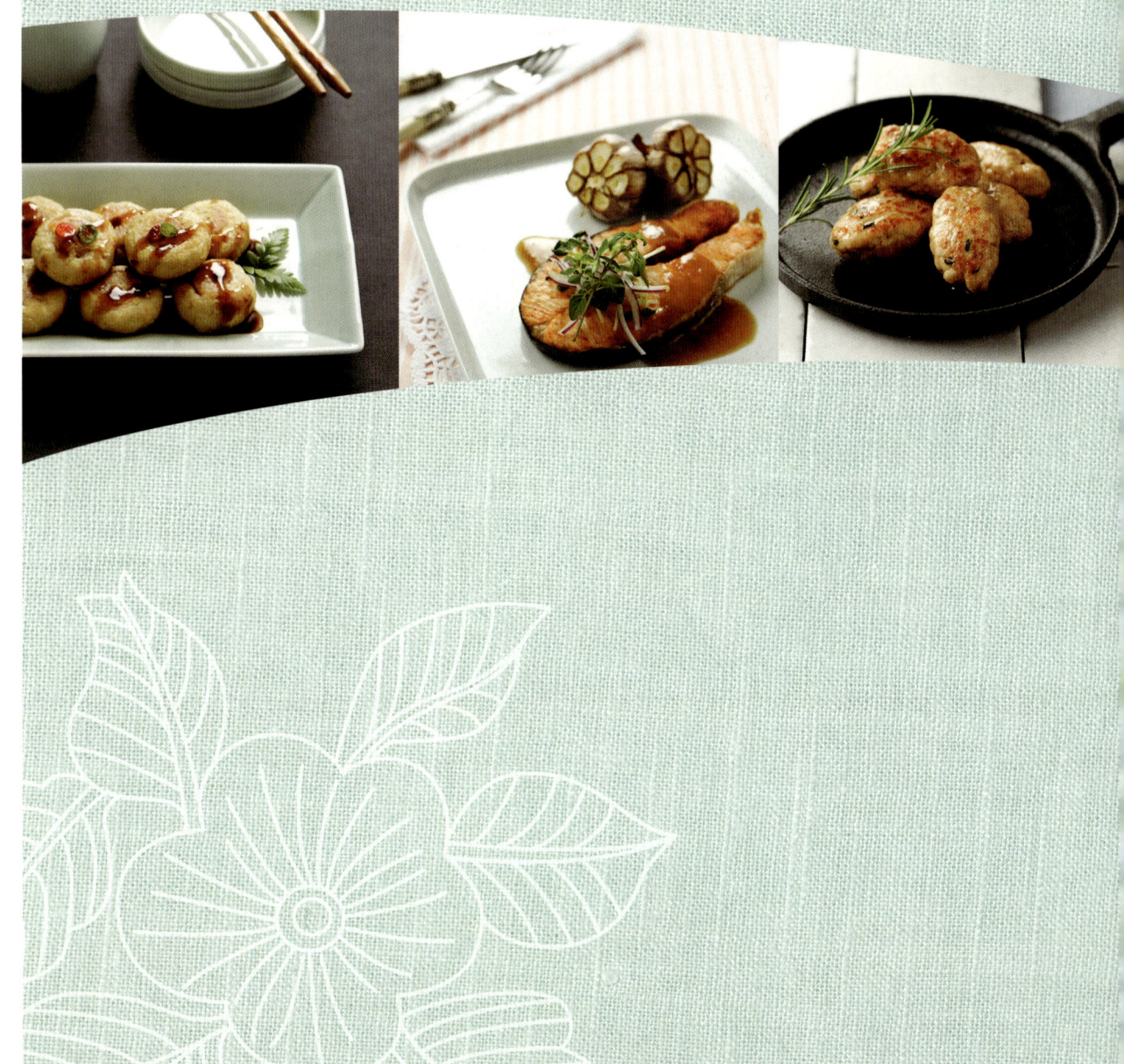

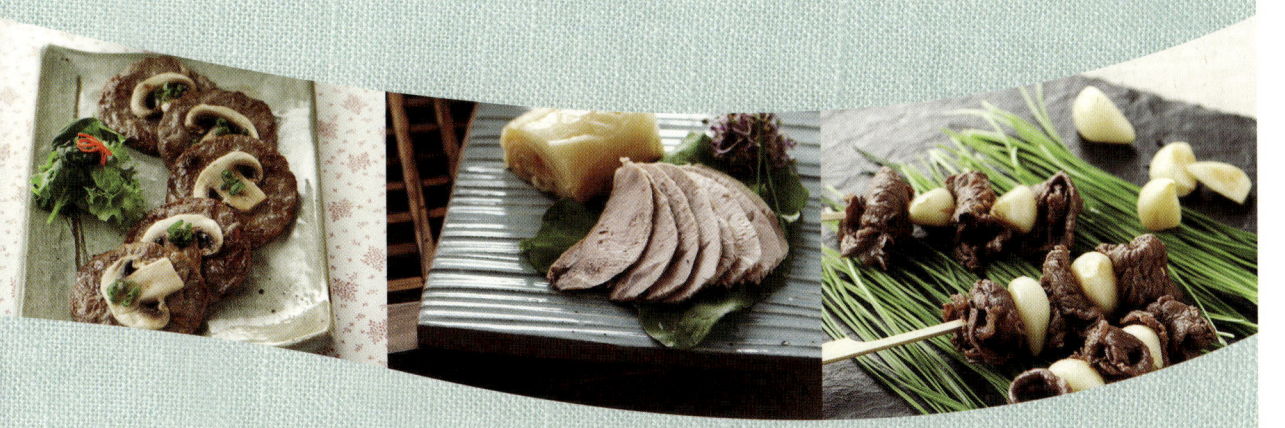

암 치료 중에는 신체 세포의 원료가 되며 면역력 향상에 필요한 필수아미노산이 많이 함유된 육류 섭취가 필수적입니다. 특히 소고기는 철분까지 함유하고 있어 암 환자들에게 많이 나타나는 부작용 중 하나인 빈혈을 예방하는 데 도움이 됩니다. 그런데 문제는 암 치료 과정에 나타나는 부작용으로 육류에 대한 거부감 또는 기호 변화가 생겨서 육류 섭취를 마다하는 경우가 많다는 것입니다. 여기에서는 매일 드셔야 하는 어육류 식품들을 다양한 조리법으로 소개합니다.

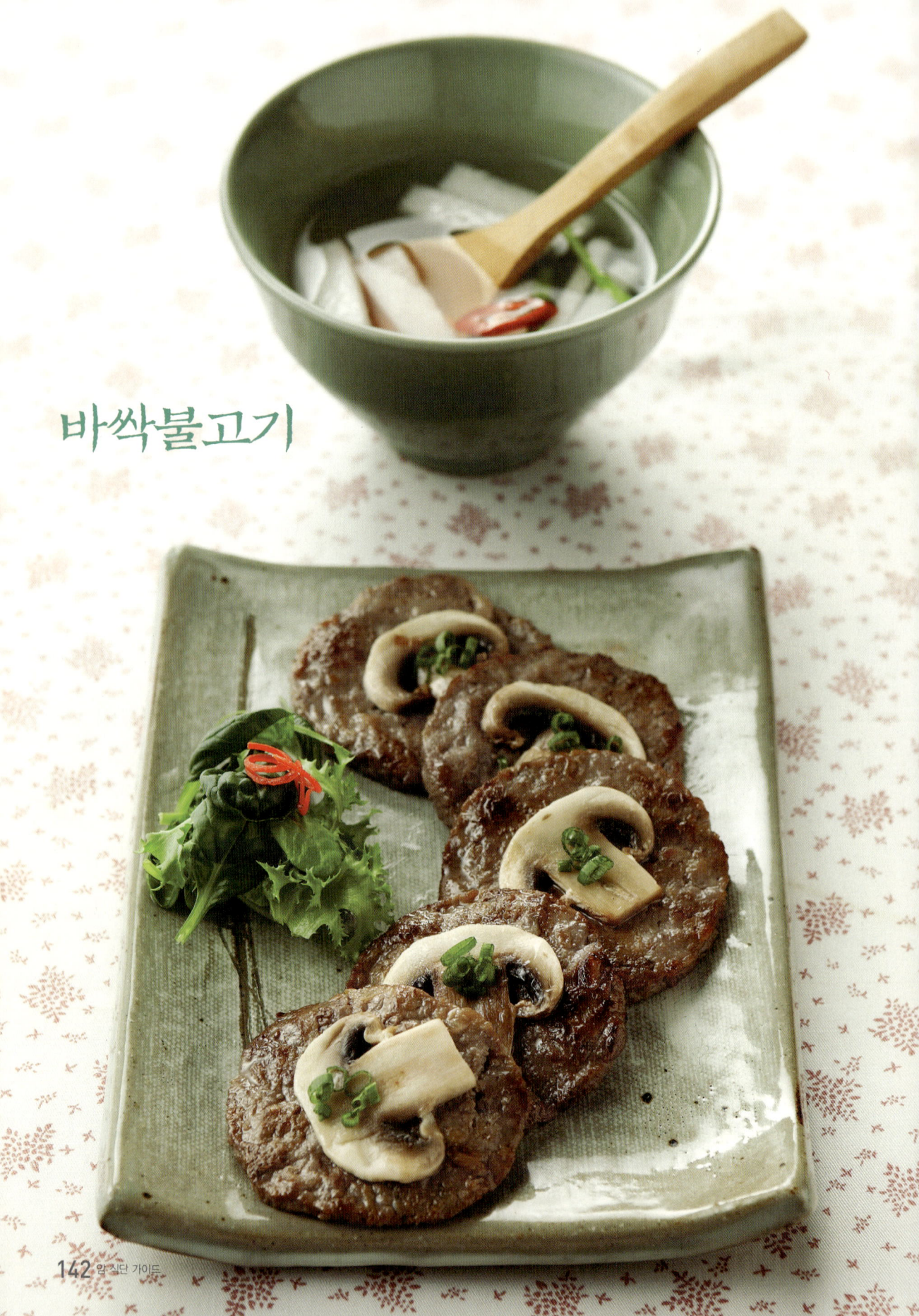

바싹불고기

소고기는 양질의 단백질과 철분이 풍부하여 영양 가치가 높은 식품이지만, 암 치료 과정의 부작용으로 환자들이 가장 먹기 힘들어 합니다. 그러나 이 요리는 암 환자들도 소고기를 맛있게 먹을 수 있습니다.

한국인의 입맛에 가장 친숙한 간장으로 불고기양념을 만들어 부드럽게 재워줍니다. 그리고 칼집을 여러 번 내어 씹어 넘기기 편한 질감이 되도록 한 후 프라이팬에 구워서 먹습니다.

재료(2인분)

소고기 불고기용 120g, 양파 20g, 느타리버섯 30g, **밑간양념**(진간장 20g, 올리고당 40g, 다진 마늘 10g, 후춧가루 약간), 식용유 10g, **고명**(양송이버섯 20g)

요리 만들기

1. **양파**와 **버섯**을 흐르는 물에 깨끗이 씻은 후 다집니다.
2. **소고기, 양파, 버섯**은 **진간장, 올리고당, 다진 마늘, 후춧가루**로 밑간합니다.
3. 밑간한 **소고기**를 도마 위에 올린 후 칼집을 여러 번 넣어 부드럽게 합니다.
4. 프라이팬에 양념한 ③번의 **소고기**를 얇게 펴서 타지 않게 구워냅니다.
5. 편으로 썰어서 **구운 양송이버섯**을 고명으로 올린 다음 그릇에 담아냅니다.

요리 조리 상식

소고기를 해동하는 가장 좋은 방법은 공기와 접촉하지 않도록 비닐이나 랩으로 싸서 냉장실에서 서서히 녹이는 것입니다.

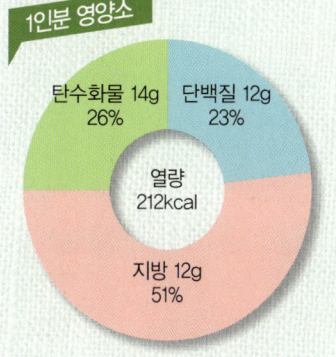

1인분 영양소
탄수화물 14g 26%
단백질 12g 23%
열량 212kcal
지방 12g 51%

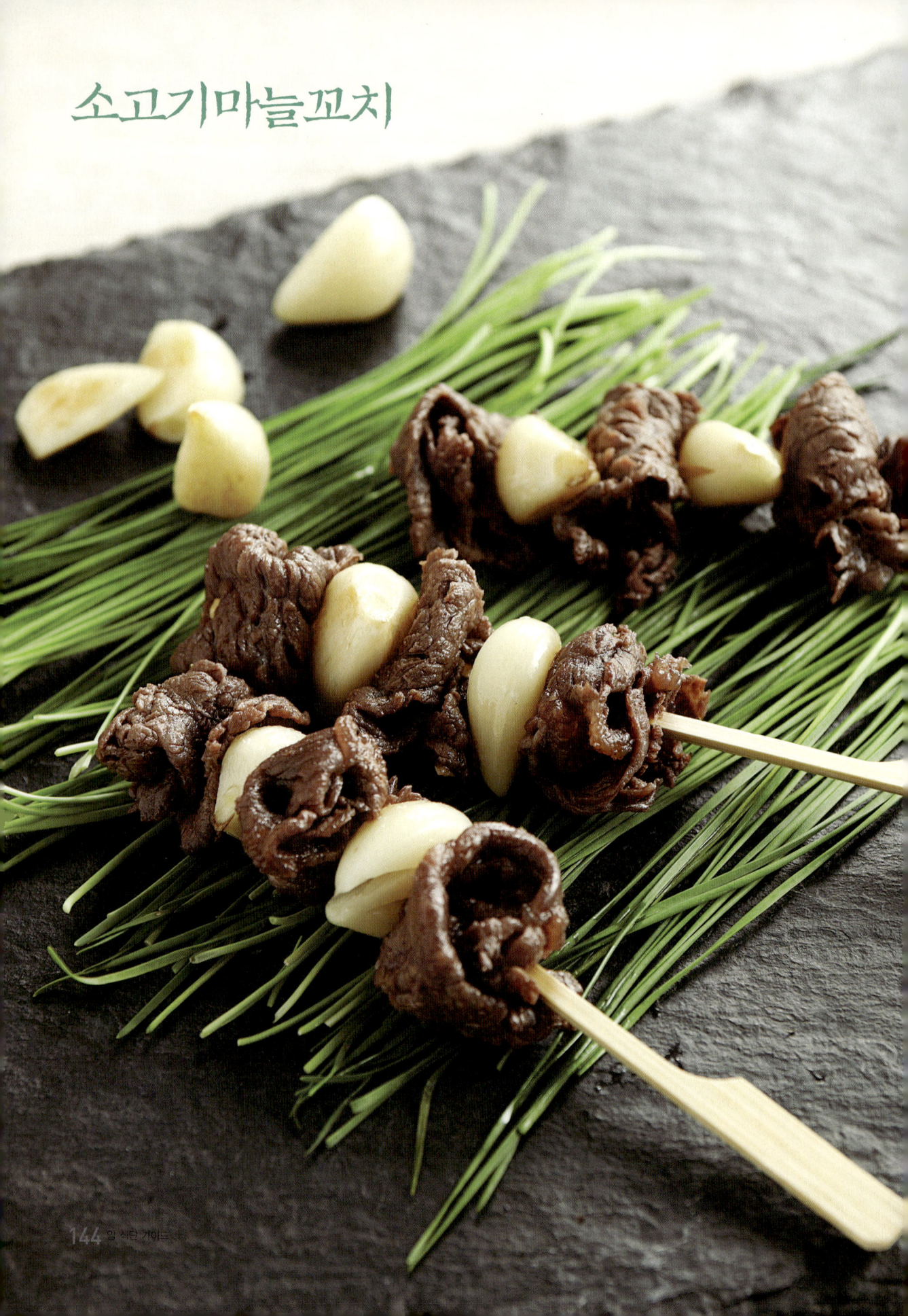

소고기마늘꼬치

암 치료를 위해서 고기는 먹어야겠는데, 포화지방산이 걱정된다면 소고기 중에서 가장 지방이 적은 안심으로 요리해봅시다. 안심은 근육을 거의 쓰지 않는 부위라 육질이 촘촘하여 씹는 맛도 좋고 부드럽습니다.

안심을 더 영양가 높게 먹는 방법은 꼬챙이에 마늘과 함께 켜켜이 꽂아 꼬치를 만드는 것입니다. 항암식품으로도 유명한 마늘의 영양을 효과적으로 흡수하려면 소량의 기름과 함께 익히는 것이 좋습니다. 가열하면 마늘 속 성분들이 지닌 항암 효과를 높일 수 있습니다.

재료(2인분)

소고기 안심 120g, **불고기양념**(진간장 20g, 사과 간 것 10g, 다진 양파 5g, 올리고당 10g, 다진 마늘 · 다진 파 · 참기름 · 후춧가루 약간), 마늘 40g, 식용유 5g

요리 만들기

1. **소고기 안심**을 깨끗하게 손질한 후 한입 크기로 썰어 **불고기양념**에 재워둡니다.
2. **마늘**은 껍질을 깨끗이 벗겨내고 두꺼운 것은 반으로 썹니다.
3. 꼬치에 **소고기 안심**과 **마늘**을 번갈아 끼웁니다.
4. 프라이팬에 **식용유**를 두르고 **소고기**와 **마늘**이 잘 익도록 구워냅니다.

요리 조리 상식

환자들은 고기에서 느껴지는 쓴맛을 싫어하게 되는데 조리할 때 약간의 알코올(청주, 와인)을 첨가하면 쓴맛을 감소시킬 수 있습니다.

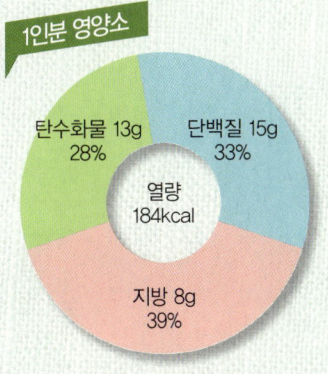

1인분 영양소
탄수화물 13g 28%
단백질 15g 33%
열량 184kcal
지방 8g 39%

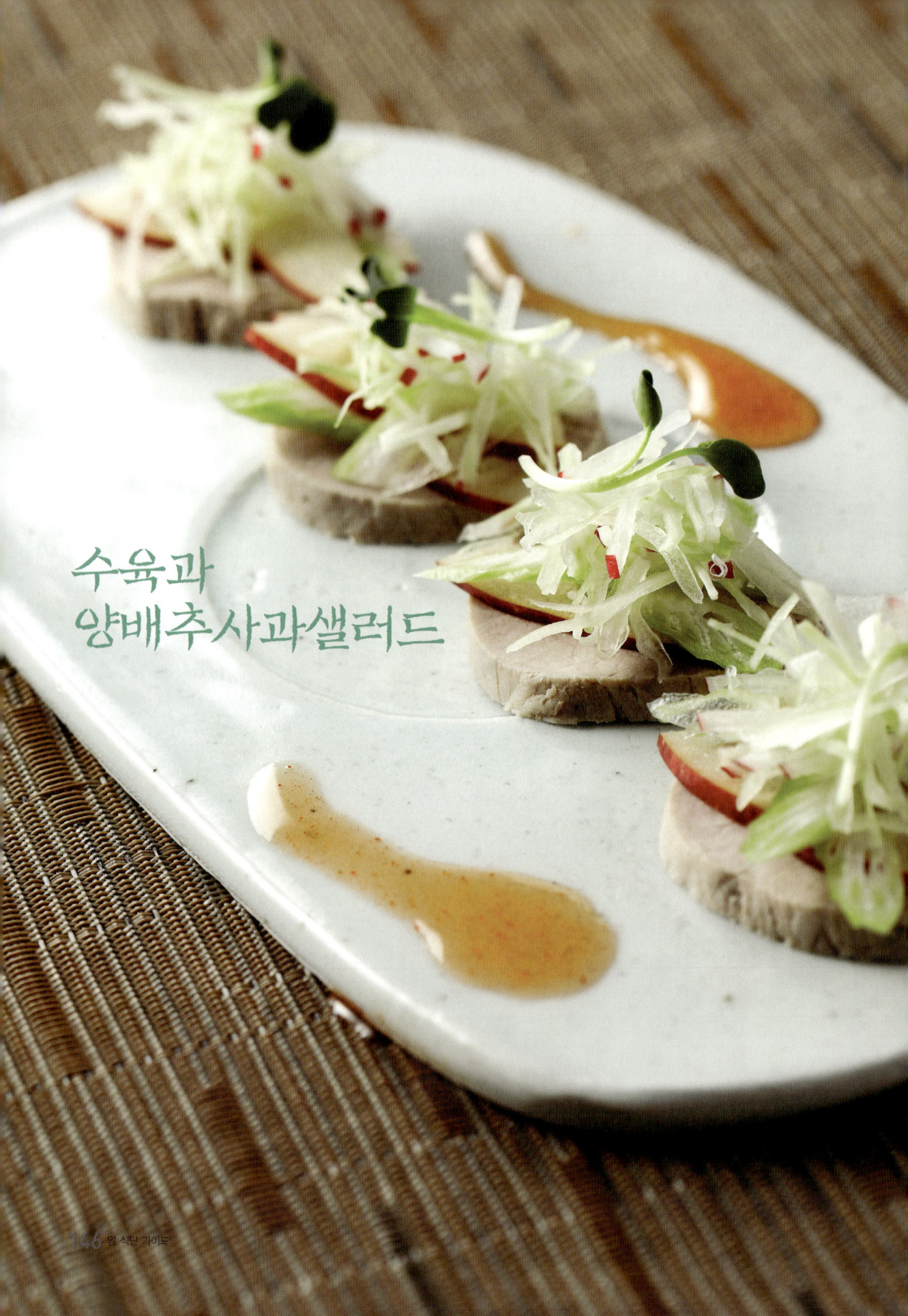

수육과
양배추사과샐러드

암 환자를 위한 돼지고기 요리로 지방이 적은 안심을 추천합니다. 보통 수육을 만들 때는 지방이 많은 삼겹살이나 목살을 이용하지만, 안심은 단백질이 많고 육질이 연하며 맛이 담백하여 환자들이 먹기에 적당합니다.

돼지고기 안심에는 비타민 B_1이 풍부한데, 이 비타민은 쌀밥으로 열량를 얻는 우리나라 사람들에게는 신체 대사 과정에 꼭 필요한 영양소입니다. 다양한 비타민 섭취를 위해서 양배추와 항산화 영양소인 비타민 C가 풍부한 사과로 샐러드를 만들어 곁들이는 것이 좋습니다.

재료(2인분)

돼지고기 안심 120g, 물 적당량, 진간장 15g, 된장 5g, 올리고당 50g, 생강 15g, 맛술 20g, **샐러드야채**(양배추 10g, 사과 20g, 셀러리 20g, 당근 10g, 양파 10g), **드레싱**(멸치액젓 20g, 올리고당 20g, 고춧가루 약간)

요리 만들기

1. **돼지고기 안심**은 물에 3시간 정도 담가 핏물을 충분히 제거합니다.
2. 냄비에 **돼지고기 안심, 물, 진간장, 된장, 올리고당, 생강, 맛술**을 넣고 끓입니다. 고기가 부드러워지면 건져내어 식힌 후 먹기 좋게 한입 크기 편으로 자릅니다.
3. **양배추, 사과, 셀러리, 당근, 양파**는 깨끗이 씻어 채 썹니다.
4. **멸치액젓, 올리고당, 고춧가루**로 드레싱을 만듭니다.
5. 접시에 **돼지고기 안심**을 깔고 **채소**를 얹은 후 준비한 **드레싱**을 끼얹어서 마무리합니다.

> **요리 조리 상식**
>
> 돼지고기는 된장을 넣어 삶으면 누린내가 가시고 색깔도 뽀얗게 됩니다. 고기 냄새가 많이 역겨우면 감초, 계피, 생강을 넣습니다.

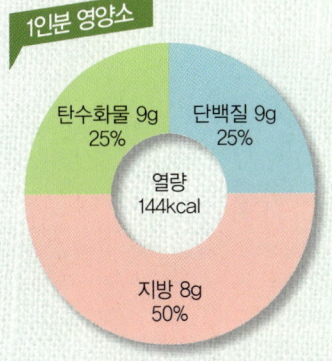

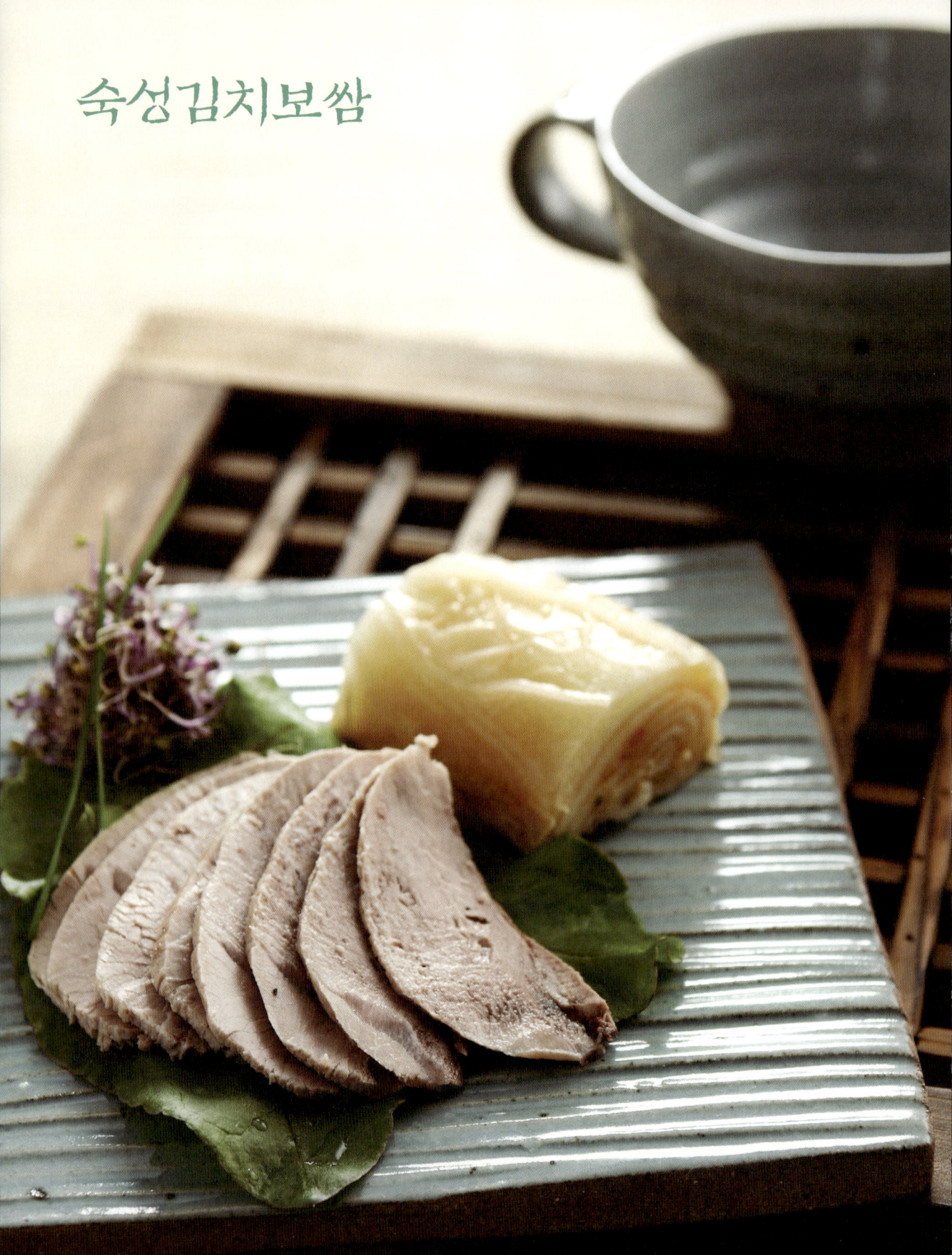

숙성김치보쌈

베타카로틴, 비타민 C와 같은 항산화 영양소와 유산균은 암을 억제하는 데 유익합니다. 이러한 성분은 김치에 많이 함유되어 있으며, 특히 적당히 숙성된 김치가 가장 큰 항암 활성 효과를 보인다고 합니다.

숙성 김치를 씻어서 이용하면 매운 맛이 덜해지므로 입안이 헐어 매운 음식을 꺼리는 환자에게 더욱 좋습니다.

재료(2인분)

돼지고기 사태 120g, 숙성 김치 80g, 된장 10g, 대파 10g, 마늘 5g, 소금·생강 약간

요리 만들기

1. **돼지고기 사태**는 물에 3시간 정도 담가 핏물을 충분히 제거합니다.
2. 냄비에 물을 끓인 후 **사태**와 **된장, 대파, 마늘, 소금, 생강**을 넣어서 강한 불에서 끓입니다. 거품이 생기면 걷어내고 약한 불에서 삶아 부드럽게 만듭니다.
3. ②번의 사태를 건진 후 식으면 먹기 좋게 한입 크기로 자릅니다.
4. **숙성 김치**는 물로 헹군 후 5cm 길이로 썰어 준비합니다.
5. 접시에 **사태**와 **숙성 김치**를 담아냅니다.

요리 조리 상식

김치는 열을 가하면 비타민 C가 다소 파괴되고 유산균이 사멸되므로 익히지 않고 먹는 것이 더 좋습니다.

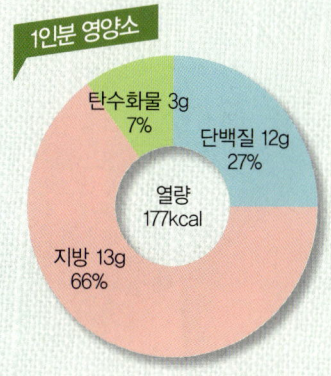

1인분 영양소
- 탄수화물 3g 7%
- 단백질 12g 27%
- 지방 13g 66%
- 열량 177kcal

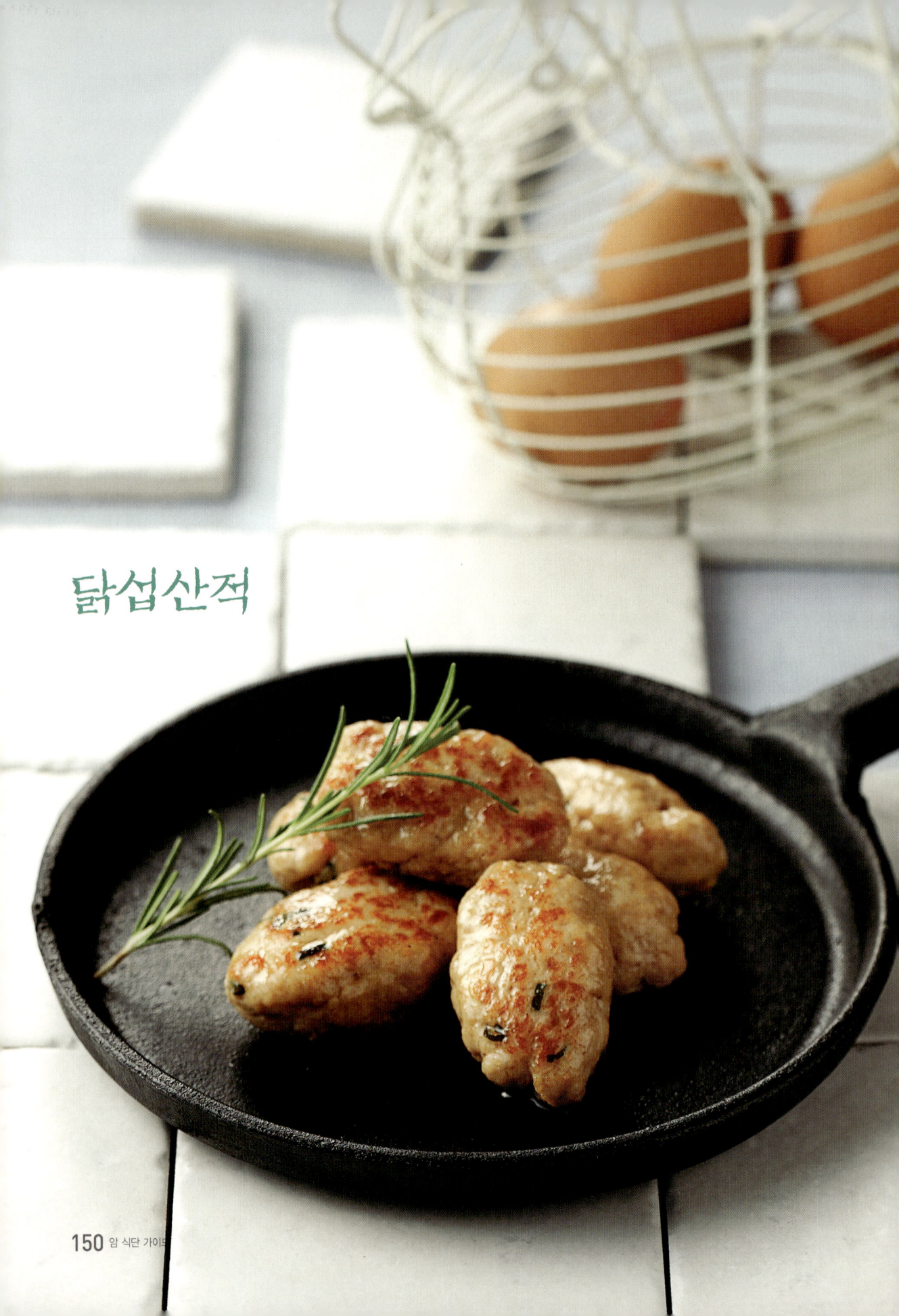

닭섭산적

닭 가슴살은 퍽퍽한 질감 때문에 잘못 요리하면 환자들이 외면하기 쉽습니다. 이 점을 보완할 수 있도록 닭 가슴살을 다진 후 골고루 양념하여 부드럽고 담백하게 만들었습니다. 소고기, 돼지고기 등과 같은 붉은 색 고기의 맛과 냄새에 대한 거부감이 크다면 냄새가 적은 닭고기로 단백질 섭취량을 늘려줍니다.

재료(2인분)
닭 가슴살 120g, 진간장 5g, 맛술 5g, 올리고당 20g, 소금 · 후춧가루 · 생강 · 식용유 약간

요리 만들기
1. **닭 가슴살**은 도마 위에 올려 칼질하여 다집니다.
2. 다진 **닭 가슴살**에 **진간장, 맛술, 올리고당, 소금, 후춧가루, 생강**을 넣고 닭고기 반죽을 찰지게 치댑니다.
3. ②번의 반죽을 엄지손가락 크기로 길고 둥글게 만듭니다.
4. 프라이팬에 **식용유**를 두르고 ③번을 약한 불에서 은근히 구워냅니다.
5. 완성된 **닭섭산적**을 그릇에 담아 마무리합니다.

요리 조리 상식
닭 껍질을 제거하고 요리합니다. 닭 가슴살은 믹서기로 가는 것보다 칼로 다져서 반죽하면 닭 가슴살의 퍽퍽한 느낌을 줄일 수 있습니다.

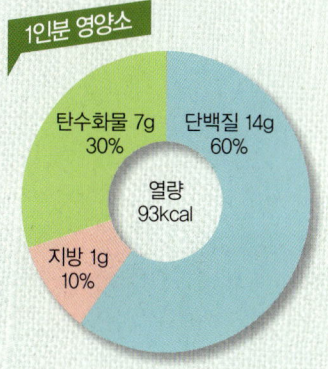

1인분 영양소
- 탄수화물 7g 30%
- 단백질 14g 60%
- 지방 1g 10%
- 열량 93kcal

도미간장조림

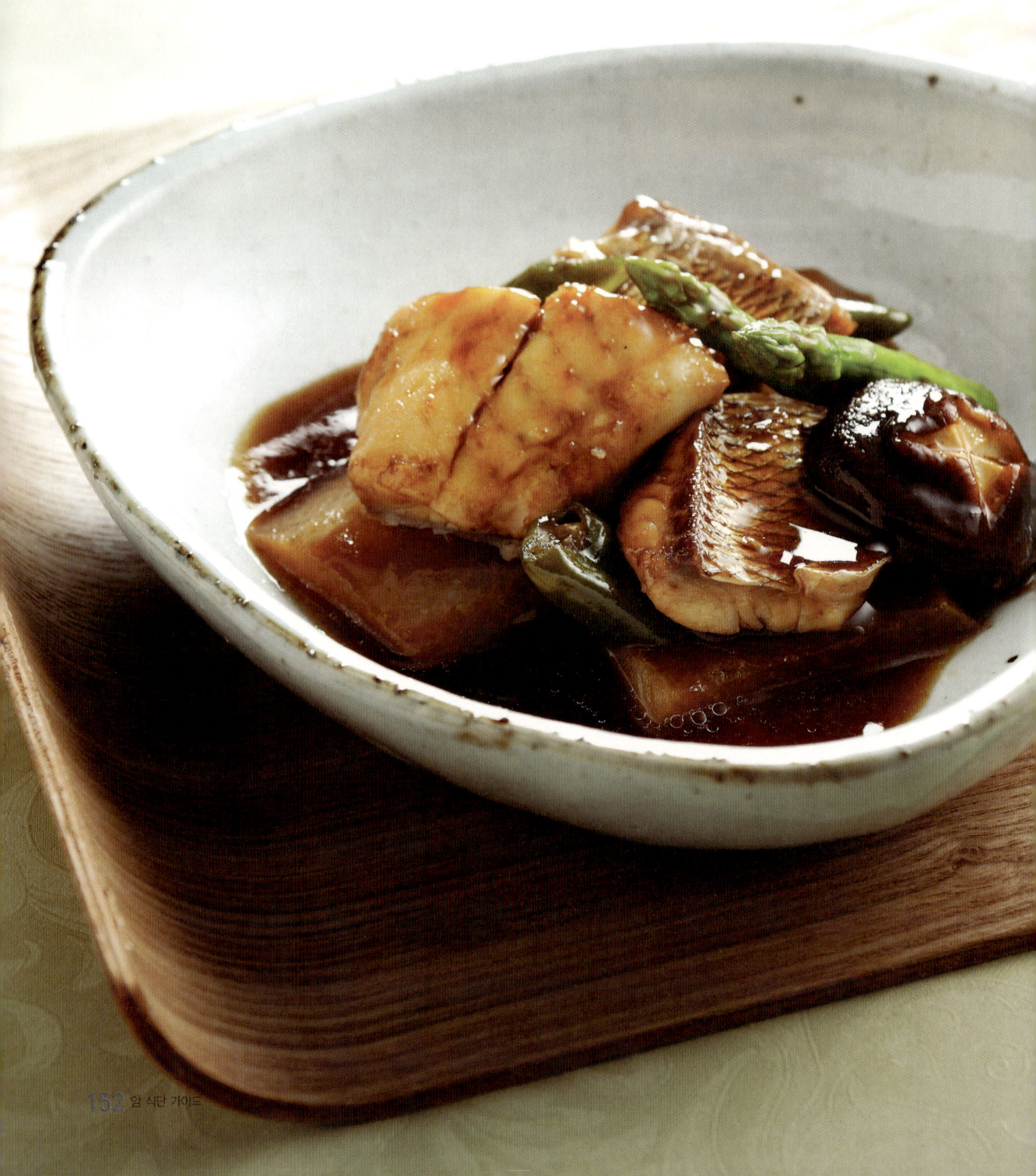

도미, 연어, 대구, 고등어, 참치 등 깊은 바다에서 사는 생선은 면역력을 높여주는 EPA와 DHA의 함량이 높습니다. 토양에서 점점 부족해지고 있는 무기질도 풍부합니다. 또한 도미는 고단백 저지방 생선으로 소화도 잘되어 회복기 식사에 이용되고 있습니다. 환자의 식욕을 돋울 수 있도록 일식 스타일의 생선조림으로 요리해봅시다.

재료(2인분)

도미 140g, 죽순 50g, 표고버섯 30g, 아스파라거스 30g, 꽈리고추 20g, 생강 5g, 마늘 10g, 물 적당량, 진간장 40g, 맛술 80g, 올리고당 25g

요리 만들기

1. **도미**를 3~4토막 정도로 어슷하게 썰어 준비합니다.
2. **죽순**은 한 번 삶아 석회질을 제거하고, 날개 부분을 살려 5mm로 썰어둡니다.
3. **표고버섯**은 모양을 내어 썰어둡니다.
4. **아스파라거스**와 **꽈리고추**는 깨끗이 씻어 준비합니다.
5. 냄비에 **도미**와 **맛술**을 넣고 끓입니다. **죽순, 표고버섯, 아스파라거스, 꽈리고추, 생강, 마늘, 물, 진간장, 올리고당**을 넣고 윤기 나게 졸여줍니다.
6. **생강**과 **마늘**은 건져내고, 나머지 재료는 일품접시에 보기 좋게 담습니다.

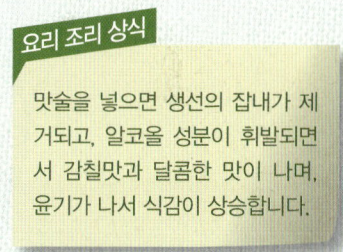

요리 조리 상식

맛술을 넣으면 생선의 잡내가 제거되고, 알코올 성분이 휘발되면서 감칠맛과 달콤한 맛이 나며, 윤기가 나서 식감이 상승합니다.

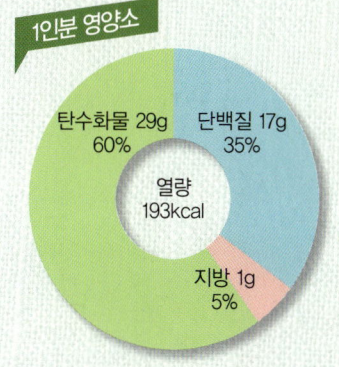

1인분 영양소

탄수화물 29g 60%
단백질 17g 35%
열량 193kcal
지방 1g 5%

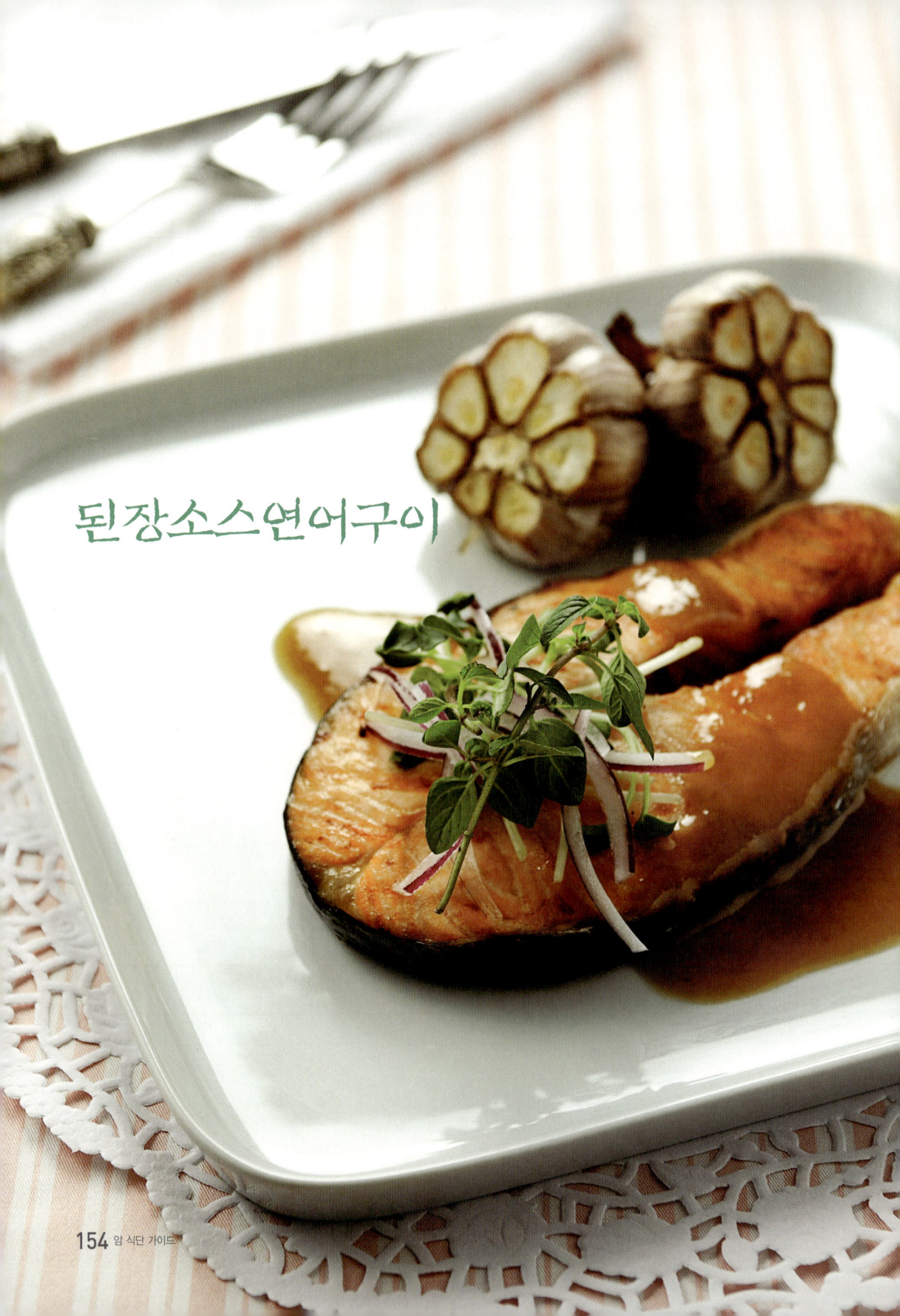

연어는 오메가-3 지방산의 훌륭한 공급원입니다. 구운 연어에 된장소스를 곁들여 연어 특유의 느끼함을 없애줍니다. 으뜸 항암식품인 통마늘을 구워서 냄새를 완화하여 곁들이면 더욱 먹음직스런 생선구이가 됩니다.

재료(2인분)

연어 140g, **연어밑간양념**(간장 5g, 맛술 20g, 레몬주스 5g, 전분 약간, 물 적당량), **된장소스**(미소된장 20g, 양파 5g, 당근 5g, 파인애플 5g, 배 5g, 다진 마늘·잣·식용유 약간, 물 적당량), 통마늘 100g, 양파 10g, 영양부추 약간

요리 만들기

1. **연어**는 간장, 맛술, 레몬주스, 전분을 혼합한 물에 4시간 이상 재워둡니다.
2. ①번과 같이 재워둔 **연어**는 220℃에서 10분간 구워냅니다.
3. **된장소스양념**을 약한 불에서 끓여 된장소스를 준비합니다.
4. **식용유**를 붓으로 바른 **통마늘**은 100℃로 예열한 오븐에서 15~20분간 굽습니다.
5. 접시에 구운 **연어**, **된장소스**, **통마늘**, **양파**, **영양부추**를 순서대로 올려 마무리합니다.

> **요리 조리 상식**
> 1. 조리 전에 연어를 우유에 미리 재웠다가 사용하면 특유의 비린 맛을 없앨 수 있습니다.
> 2. 마늘은 서늘하고 건조한 곳에 보관합니다. 습한 곳에 두면 싹이 나고, 따뜻한 곳에 두면 변질되기 때문입니다.

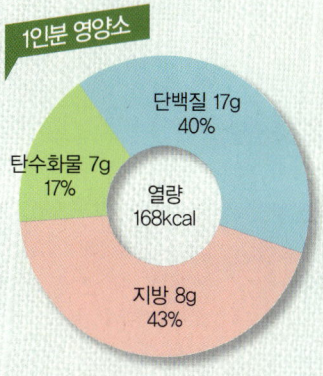

1인분 영양소
- 단백질 17g / 40%
- 탄수화물 7g / 17%
- 지방 8g / 43%
- 열량 168kcal

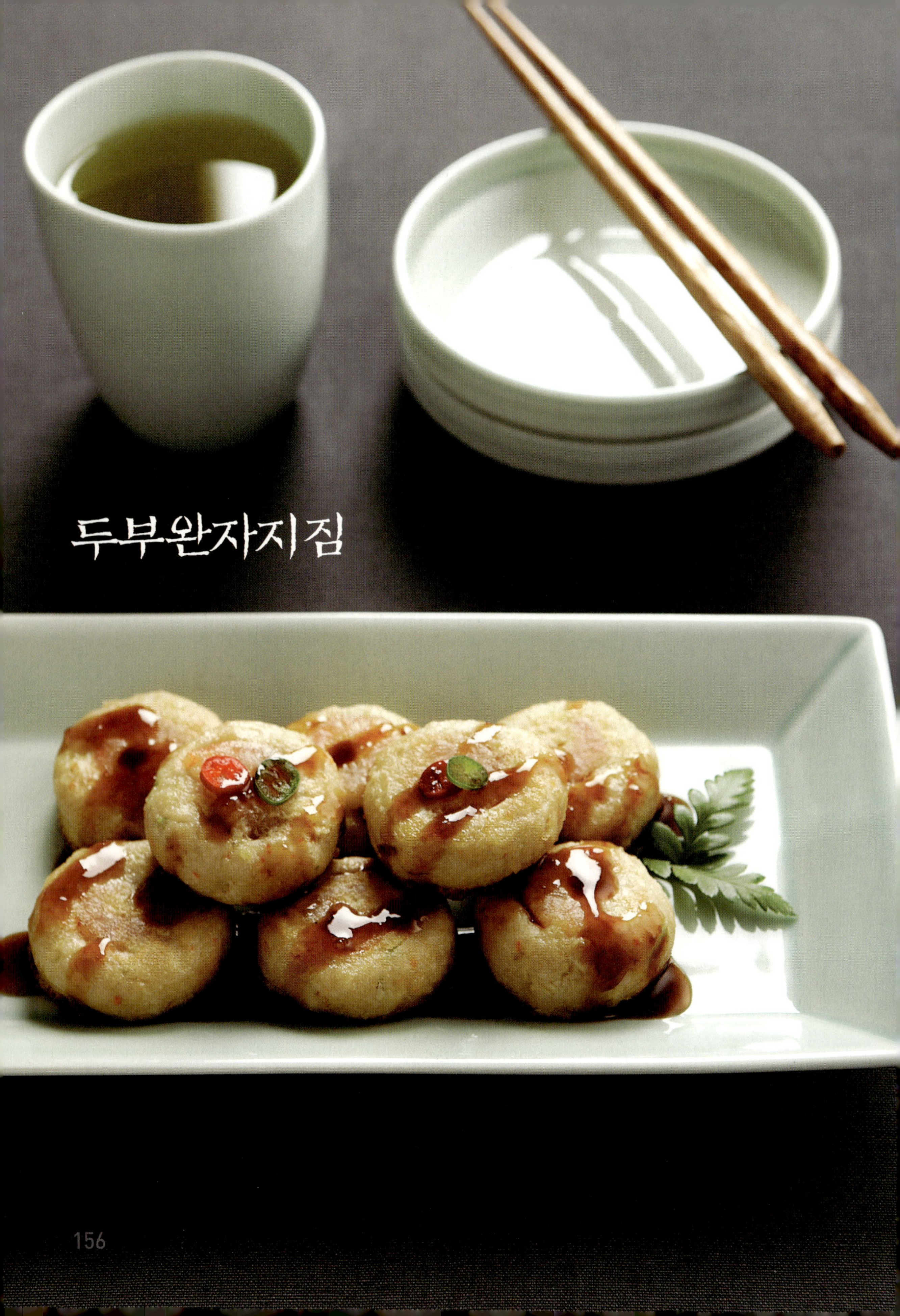

두부완자지짐

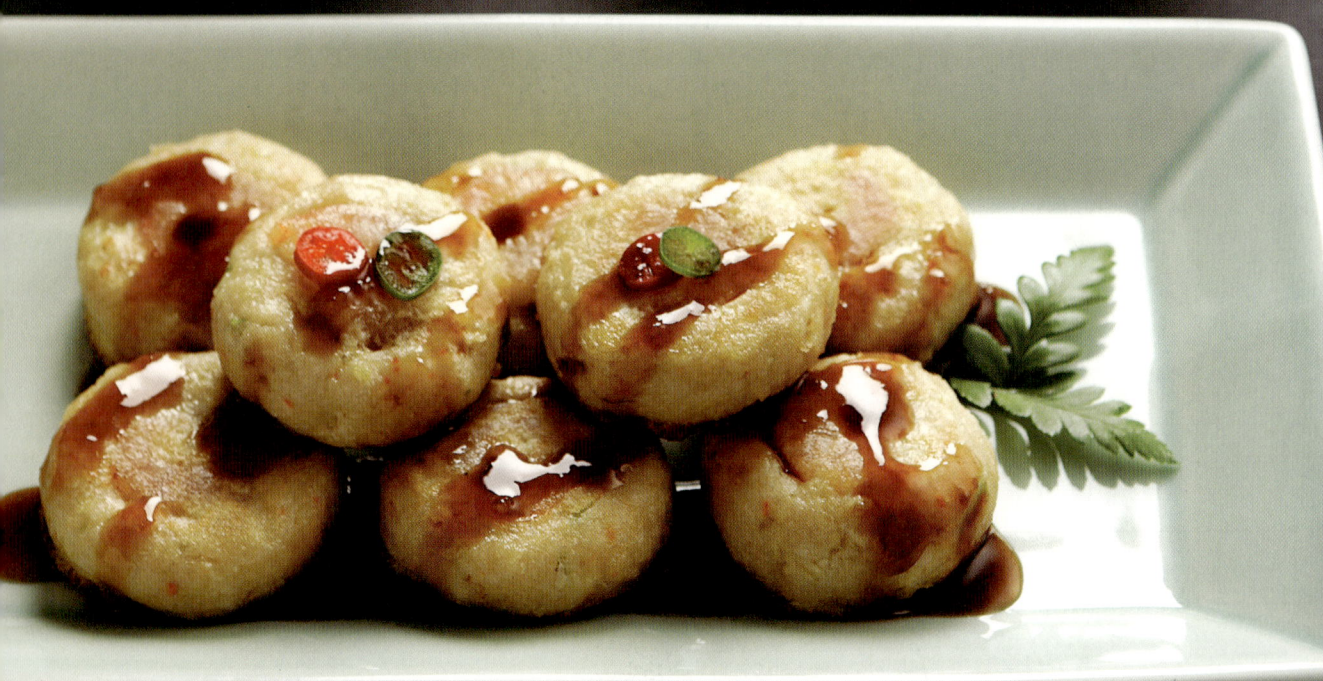

밭의 고기로 불리는 콩은 필수아미노산이 풍부한 좋은 단백질 공급원입니다. 콩이 원료인 두부는 단백질도 많고 소화흡수율까지 높아 고기를 먹기 어려운 환자들이 이용하길 권합니다. 여러 가지 채소를 다져서 두부와 함께 완자를 빚으면 부족한 비타민과 무기질을 보충할 수 있습니다.

재료(2인분)

새우살 50g, 두부 160g, 당근 20g, 청피망 10g, 마른 표고버섯 5g, 대파 · 다진 마늘 · 참깨 · 소금 · 후춧가루 약간, 달걀 20g, 빵가루 10g, 식용유 10g, **홍차데리야끼소스**(진간장 20g, 홍차 티백 약간, 올리고당 20g, 전분 · 다진 마늘 약간, 물 적당량)

요리 만들기

1. **새우살**은 익힌 다음 다져서 준비합니다.
2. **두부**는 찜통에 넣고 쪄서 식힌 후 잘게 으깹니다.
3. **채소**는 깨끗하게 씻어 체에 밭쳐 물기를 뺀 후 다져서 준비합니다.
4. **다진 새우살, 으깬 두부, 채소**를 다진 파, 다진 마늘, 참깨, 소금, 후춧가루, 달걀, **빵가루**로 농도와 간을 맞추고 완자 모양으로 프라이팬에 식용유를 두르고 노릇노릇하게 구워냅니다.
5. 냄비에 **홍차 티백 우린 물**과 **소스 재료**를 넣고 끓여서 홍차데리야끼소스를 만듭니다.
6. 접시에 **두부 완자**를 올리고 **홍차데리야끼소스**를 끼얹어서 마무리합니다.

요리 조리 상식

생 대두로 요리를 만들면 시간이 많이 걸리지만 두부나 두유를 이용하면 조리가 편하고 대두가 가진 영양소를 고스란히 섭취할 수 있습니다.

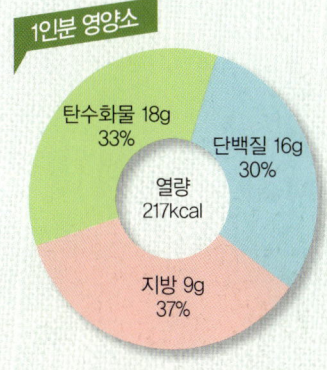

1인분 영양소
탄수화물 18g 33%
단백질 16g 30%
지방 9g 37%
열량 217kcal

부드럽게
술술 넘어가는 요리

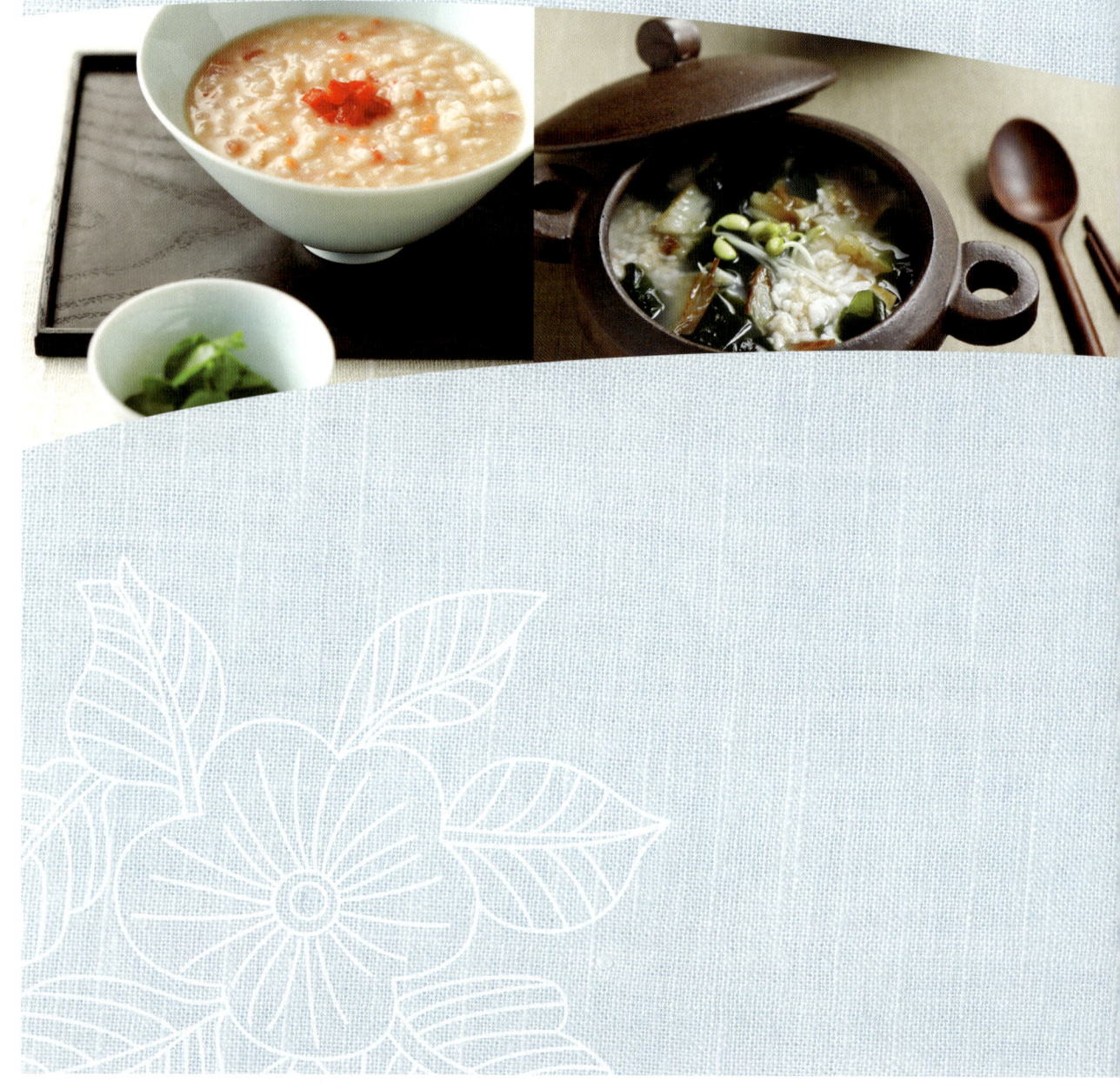

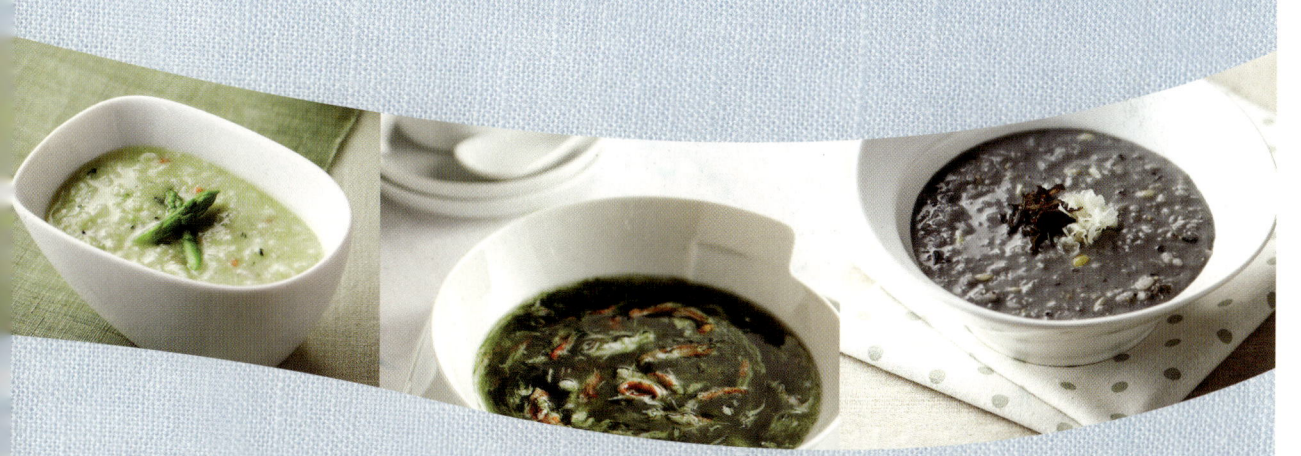

입안이 헐거나 잇몸이 아프고 목과 식도에 이물감이 느껴지는 증상은 방사선 치료나 항암약물 치료 중 이차적으로 세균 감염이 발생할 때 흔히 나타나는 증상들입니다. 이 경우 딱딱한 음식이나 매운 음식, 신 음식은 피하고 부드럽고 영양이 풍부한 음식을 드셔야 합니다.

목이버섯검은콩죽

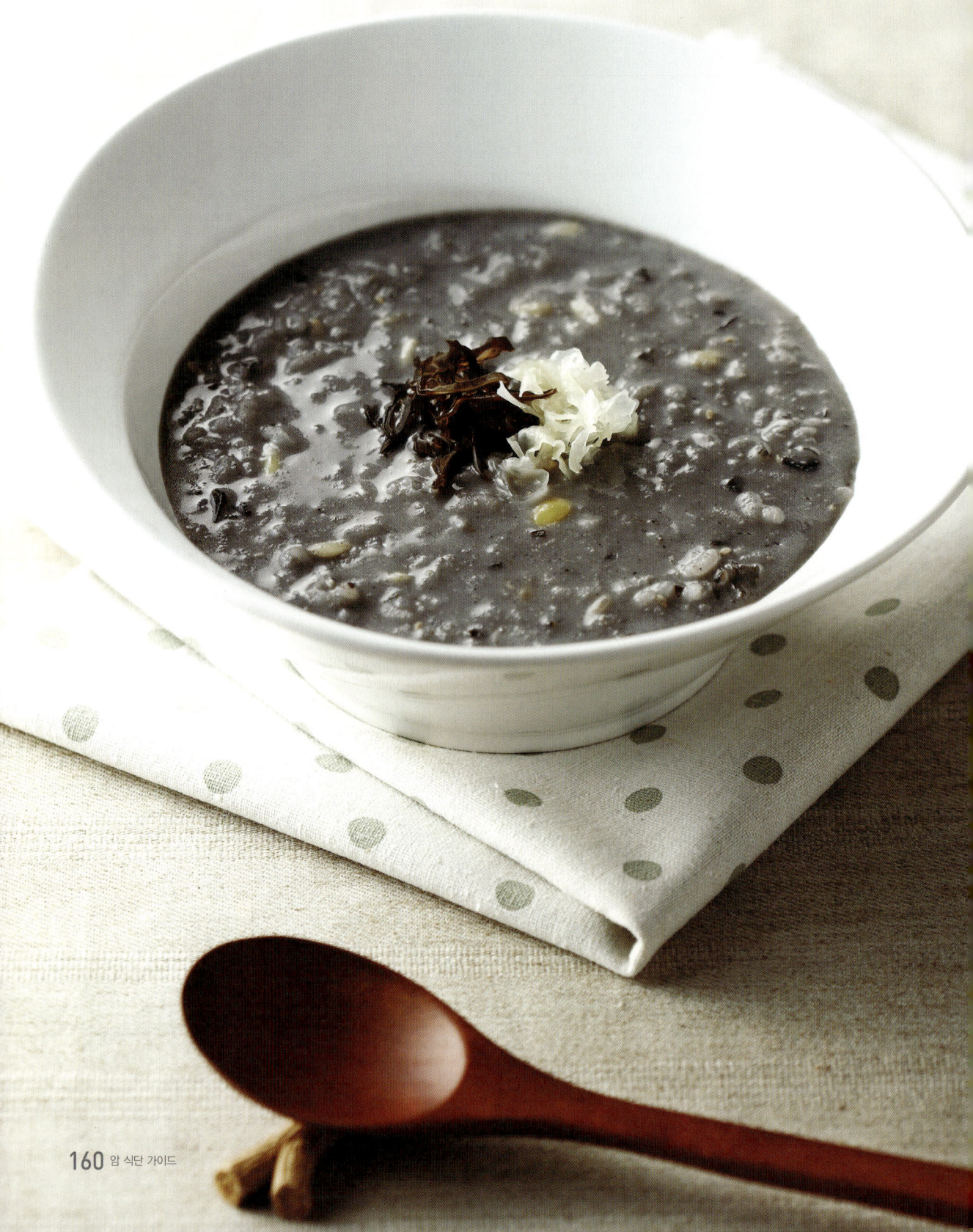

소화흡수율을 높이기 위해 콩을 불린 후에 곱게 갈아 죽으로 끓였습니다. 여기에 비타민 B_1과 철분 함량이 높은 목이버섯을 곁들이면 목이버섯의 부드러운 맛 그리고 검은콩과 검정깨의 구수한 맛이 잘 어우러져 맛도 좋고 소화도 잘되는 열량보충 유동식이 됩니다.

재료(2인분)
쌀 100g, 검은콩 40g, 목이버섯 약간, 검정깨 16g, 물 적당량, 참기름 · 소금 · 잣 약간

요리 만들기

1. **쌀, 검은콩, 목이버섯**은 깨끗이 씻어 충분히 불리고 조리하기 전 체에 밭쳐 물기를 뺍니다.
2. **검은콩**은 끓는 물에 삶아서 건진 후 껍질을 벗긴 후 **검정깨**와 함께 믹서기로 곱게 갈아둡니다.
3. **목이버섯**은 곱게 다집니다.
4. 솥에 **참기름**을 두르고 불린 쌀을 볶은 다음 **물**을 붓고 준비한 재료를 넣고 끓입니다.
5. 쌀알이 풀어지면 **소금**으로 간을 맞춥니다.
6. 그릇에 담고 잣을 올려 완성합니다.

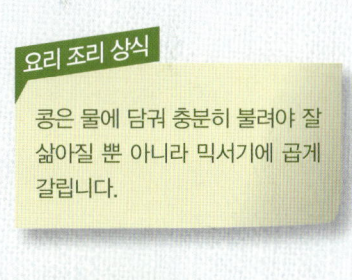

요리 조리 상식

콩은 물에 담궈 충분히 불려야 잘 삶아질 뿐 아니라 믹서기에 곱게 갈립니다.

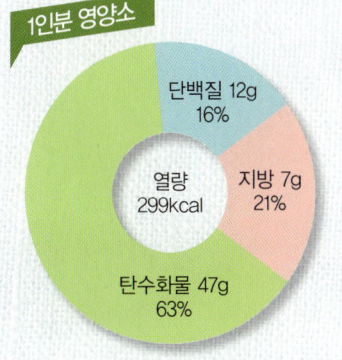

1인분 영양소

- 단백질 12g 16%
- 지방 7g 21%
- 탄수화물 47g 63%
- 열량 299kcal

토마토죽

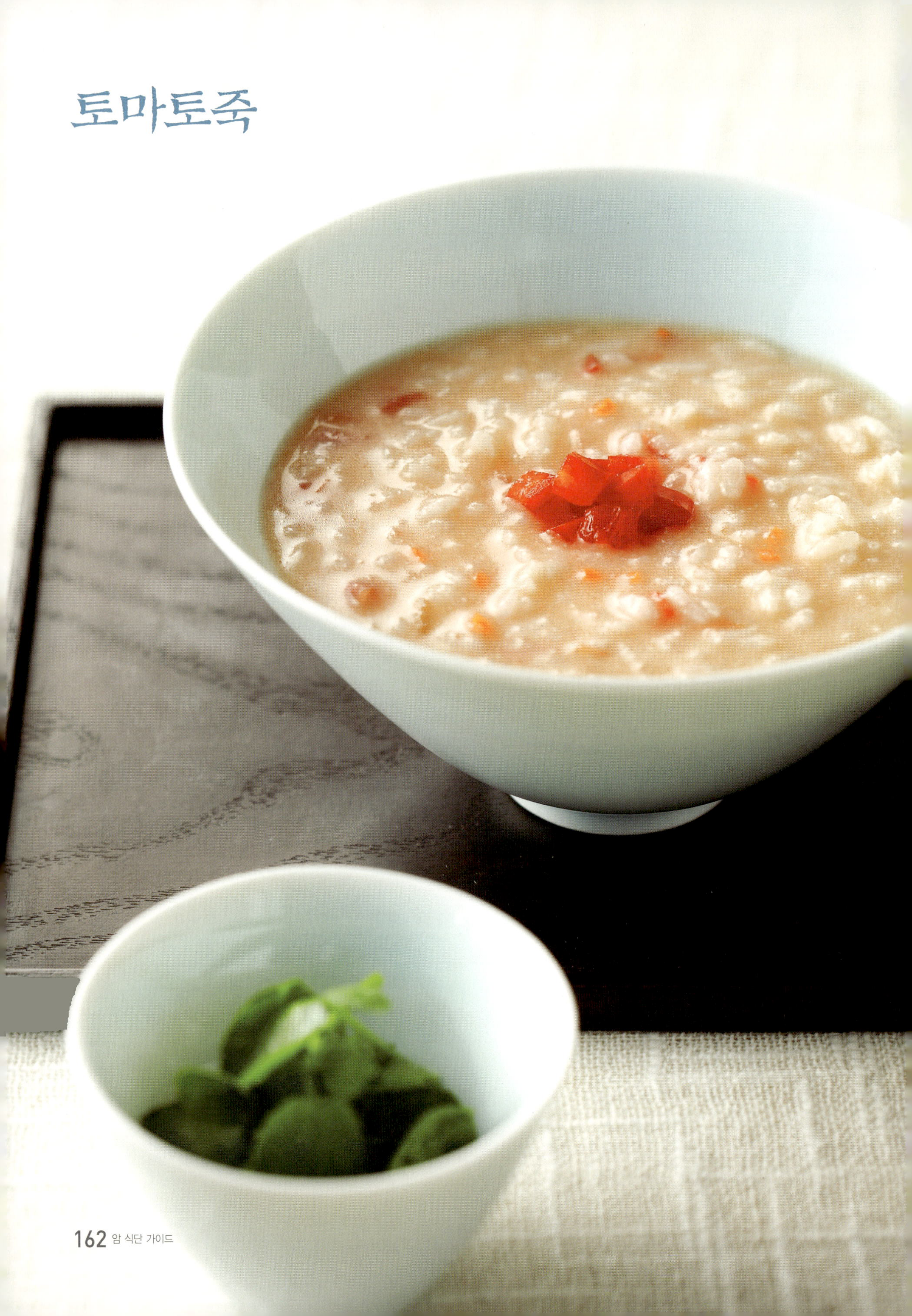

토마토의 붉은 색소인 리코펜은 베타카로틴의 약 2배에 해당하는 강한 항산화 작용을 합니다. 특히 완전히 익은 빨간 토마토에 단백질 식품인 콩을 넣고 갈아서 먹으면 영양소의 체내 흡수율도 높아지고 감칠맛도 나므로 더욱 좋습니다.

재료(2인분)

쌀 100g, 흰콩 40g, 토마토 100g, 당근 20g, 양파 20g, 물 적당량, 참기름·소금 약간

요리 만들기

1. **쌀**과 **흰콩**은 깨끗이 씻어 충분히 불린 후 조리 전 체에 밭쳐 물기를 빼줍니다.
2. **흰콩**은 끓는 물에 삶아서 건진 후 껍질을 벗기고 믹서기에 곱게 갈아둡니다.
3. **토마토**는 콘카세하여 믹서기에 곱게 갈아 준비합니다.
4. **당근**과 **양파**는 곱게 다집니다.
5. 솥에 **참기름**을 두르고 **불린 쌀**을 볶은 다음 물을 붓고 미리 갈아둔 **흰콩, 당근, 양파, 토마토**를 넣고 끓입니다.
6. 쌀알이 풀어지면 **소금**으로 간을 맞춥니다.
7. 그릇에 먹음직스럽게 담아냅니다.

> **요리 조리 상식**
> 1. 콘카세란 토마토 꼭지를 제거하고 윗부분에 열십자로 칼집을 낸 뒤 끓는 물에 넣었다가 얼음물로 식혀 껍질과 씨를 제거하고 다진 것을 말합니다.
> 2. 토마토죽은 차게 식혀서 먹어도 좋습니다.

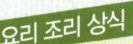

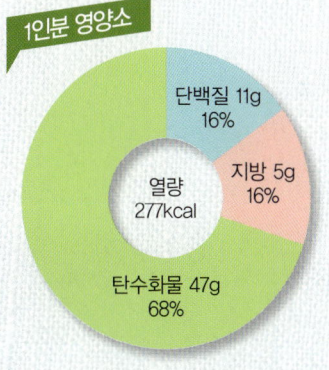

1인분 영양소
- 단백질 11g 16%
- 지방 5g 16%
- 탄수화물 47g 68%
- 열량 277kcal

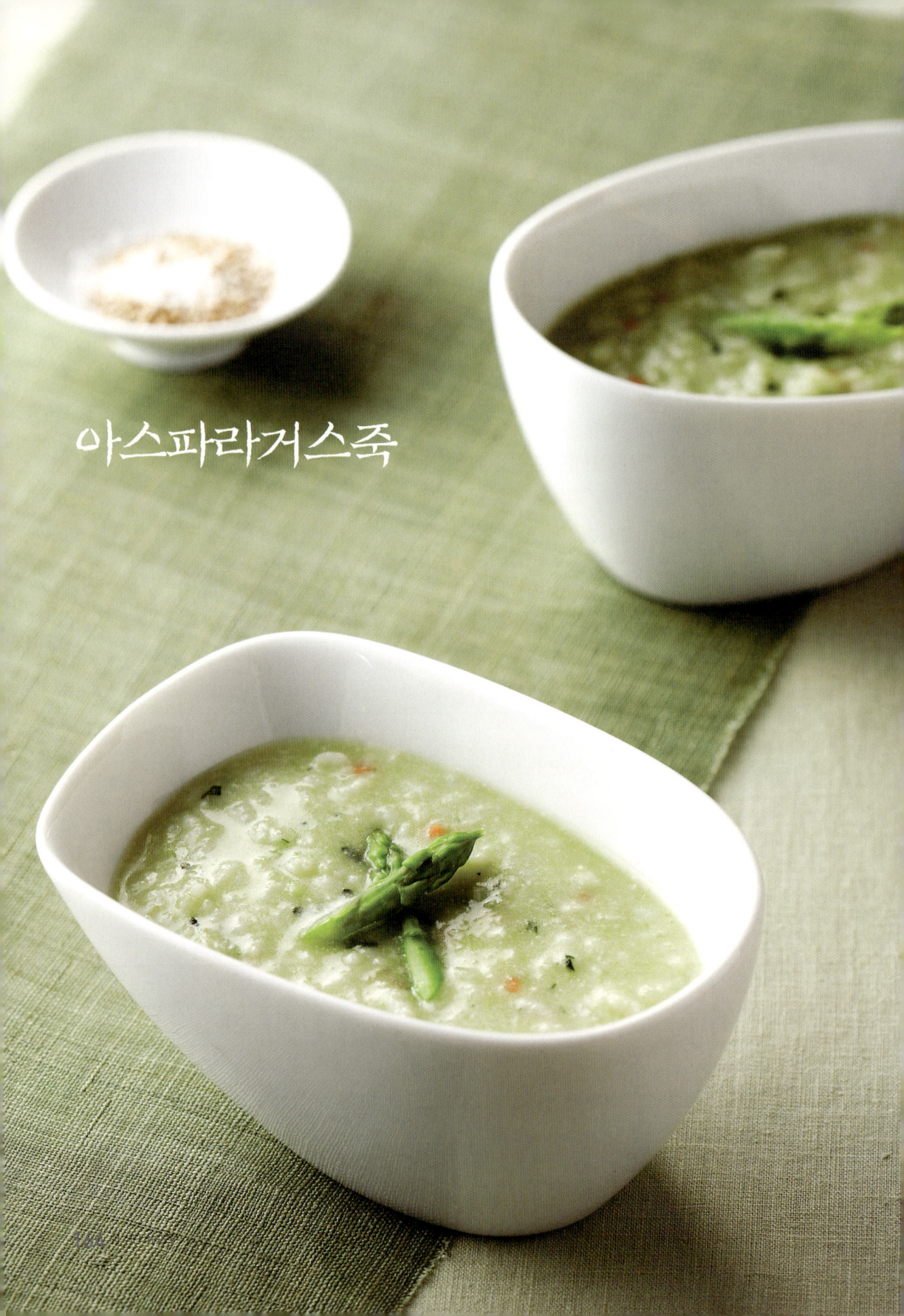

아스파라거스죽

베타카로틴, 비타민 C가 풍부한 아스파라거스와 고소한 콩이 환상의 조화를 이룬 이색죽입니다. 특히 아스파라거스의 향미가 식욕을 돋워줍니다.

재료(2인분)

쌀 100g, 흰콩 40g, 아스파라거스 80g, 부추 10g, 팽이버섯 20g, 양파 20g, 물 적당량, 참기름·소금 약간

요리 만들기

1. **쌀, 흰콩**은 깨끗이 씻어 충분히 불리고 조리 전 체에 밭쳐 물기를 빼줍니다.
2. **흰콩**은 끓는 물에 삶아서 건진 후 껍질을 벗기고 믹서기에 곱게 갑니다.
3. **아스파라거스**는 3/4 분량은 믹서기에 넣고 곱게 갈고, 1/4 분량은 데칩니다.
4. **부추, 팽이버섯, 양파**는 곱게 다집니다.
5. 냄비에 **참기름**을 두르고 **불린 쌀**을 볶은 다음 물을 붓고 미리 갈아둔 **흰콩, 아스파라거스, 부추, 팽이버섯, 양파**를 넣고 끓입니다.
6. 쌀알이 풀어지면 **소금**으로 간을 맞춥니다.
7. 그릇에 담고 데친 **아스파라거스**를 올려 완성합니다.

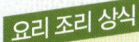

죽순처럼 순을 먹는 아스파라거스는 봄이 되면 붓끝 모양의 굵은 순이 나옵니다. 특히 제철인 4월에 사각사각 씹히는 맛이 일품인 싱싱한 아스파라거스를 즐길 수 있습니다.

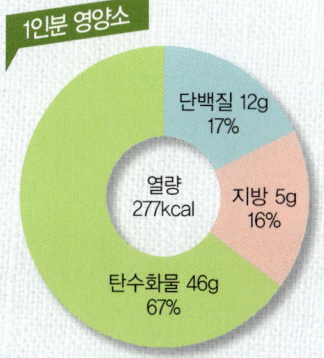

1인분 영양소
- 단백질 12g 17%
- 지방 5g 16%
- 탄수화물 46g 67%
- 열량 277kcal

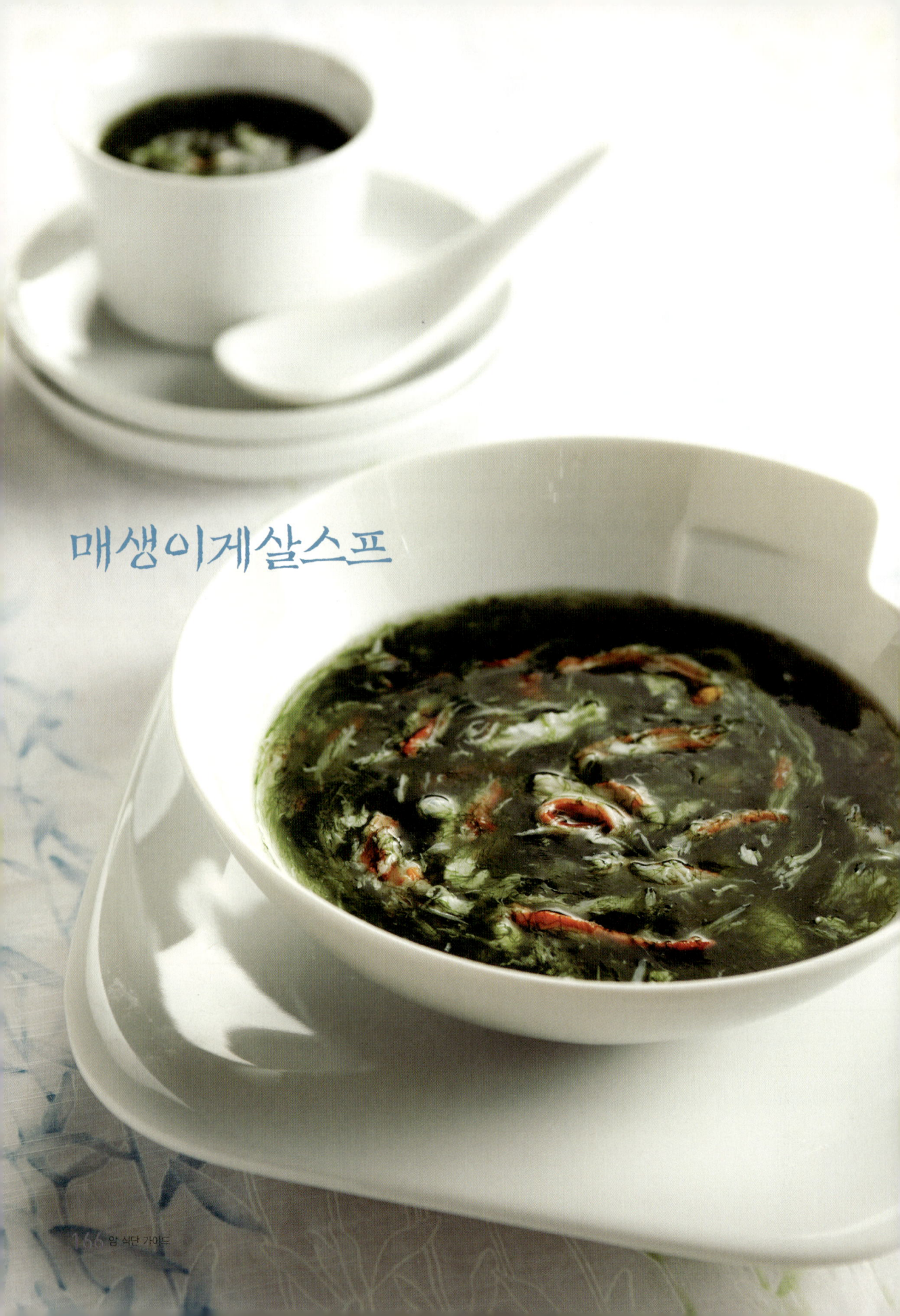

매생이게살스프

시원한 바다 내음이 가득한 매생이는 오염되지 않은 청정지역에서만 자라는 무공해 해초로 칼로리는 낮고, 비타민과 무기질이 풍부합니다. 또한 질감이 섬세하여 넘기기 쉽고 소화가 잘됩니다. 매생이를 부드러운 게살스프에 넣어 영양을 더하면 느끼하지 않고 담백한 맛이 일품인 건강스프가 됩니다.

재료(2인분)

게살 50g, 매생이 10g, 닭 육수(물 적당량, 닭 300g, 월계수잎 · 통후추 · 양파 · 당근 · 셀러리 · 생강 약간), 달걀 50g, 대파 5g, 굴소스 20g, 맛술 10g, 소금 · 참기름 · 전분 · 후춧가루 약간

요리 만들기

1. **게살**은 **소금물**에 씻어 체에 밭쳐 물기를 빼고 준비합니다.
2. **매생이**는 3번 정도 잘 흔들어 씻어주고 물기를 손으로 꼭 짭니다.
3. 냄비에 **물**을 붓고 끓어오르면 **닭 육수 재료**를 넣고 중불로 30분 가량 끓여서 닭 육수를 만듭니다.
4. **닭 육수**에 **게살, 매생이, 전분, 맛술**을 넣고, **달걀**을 곱게 풀어서 끓입니다. 여기에 **굴소스, 소금, 참기름, 파**를 넣어 간을 맞춥니다.
5. 불을 끄고 그릇에 먹음직스럽게 담아냅니다.

> **요리 조리 상식**
>
> 남도지방에는 '미운 사위에게 매생이국 준다'는 속담이 있는데, 매생이국은 아무리 끓여도 김이 잘 나지 않아 뜨거운 줄 모르고 먹다가 입안에 온통 화상을 입기 쉽기 때문이라고 합니다. 그러므로 매생이 요리는 간을 보거나 먹을 때 주의해야 합니다.
> 매생이는 길고 윤기가 있고 녹색이 선명한 것이 좋습니다. 뜨거운 물에 3분 정도만 끓여야 푸른색이 더 선명하고 맛있습니다. 오래 끓이면 색이 검어지고 끊어져서 고유한 맛이 떨어집니다. 백화점이나 마트를 이용하면 냉동 매생이를 1년 내내 구입할 수 있습니다.

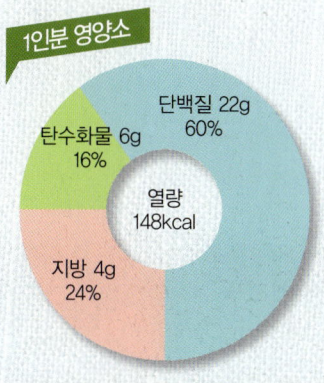

1인분 영양소
- 단백질 22g 60%
- 탄수화물 6g 16%
- 지방 4g 24%
- 열량 148kcal

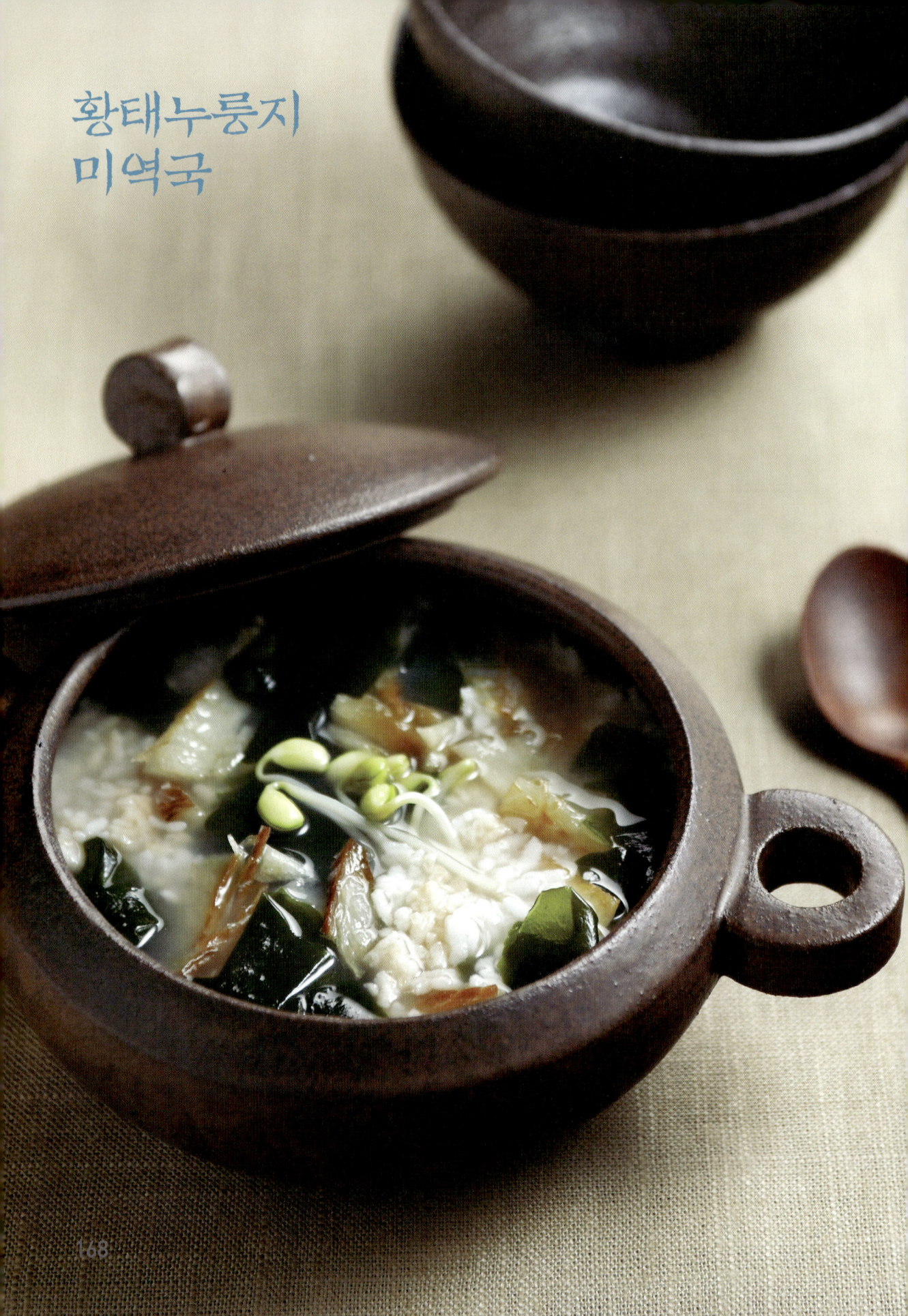

황태누룽지
미역국

늘상 먹는 미역국이 지겹다면 에너지원이 되는 누룽지와 비타민 C가 풍부한 콩나물을 넣고 끓여보세요. 황태의 감칠맛, 누룽지의 구수한 맛, 콩나물의 시원한 맛이 조화롭게 어우러져 식욕을 한층 자극할 것입니다.

비타민과 무기질이 풍부해서 암 환자들의 식사 일지에 자주 등장하는 미역과 다시마 같은 해조류는 식이섬유가 많아서 암 치료 부작용으로 생기는 변비 해소에 아주 좋습니다.

재료(2인분)

쌀 120g, 마른 미역 5g, 콩나물 20g, 북어채 20g, 참기름·소금 약간, **북어국물**(통북어 6g, 양파 20g, 대파 10g, 마른 홍고추 10g, 마른 다시마 2g, 무 40g, 물 적당량)

요리 만들기

1. **쌀**을 불린 후 고슬고슬하게 **밥**을 지어 **누룽지**를 만들어놓습니다.
2. 냄비에 **북어국물 재료**를 넣고 끓입니다.
3. **마른 미역**은 물에 불린 후 여러 번 칼집을 넣어줍니다.
4. **콩나물**은 깨끗이 씻어둡니다.
5. 냄비에 불린 **북어채, 미역, 콩나물**을 담고 **참기름**을 넣고 볶다가 **북어국물**을 넣고 팔팔 끓입니다. **누룽지**를 넣고 한소끔 더 끓입니다.
6. 조리가 끝나면 소금으로 간하여 그릇에 담습니다.

> **요리 조리 상식**
>
> 포북어는 물에 5분 정도만 담가놓으면 부드러워지지만, 통북어는 방망이로 두들긴 후 젖은 행주로 싸서 무거운 도마 같은 것으로 한참 눌러 두어야 부드러워집니다.

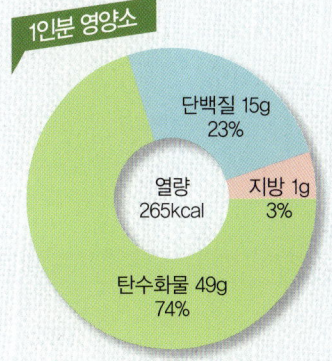

틈틈이 영양을 보충해주는 간식

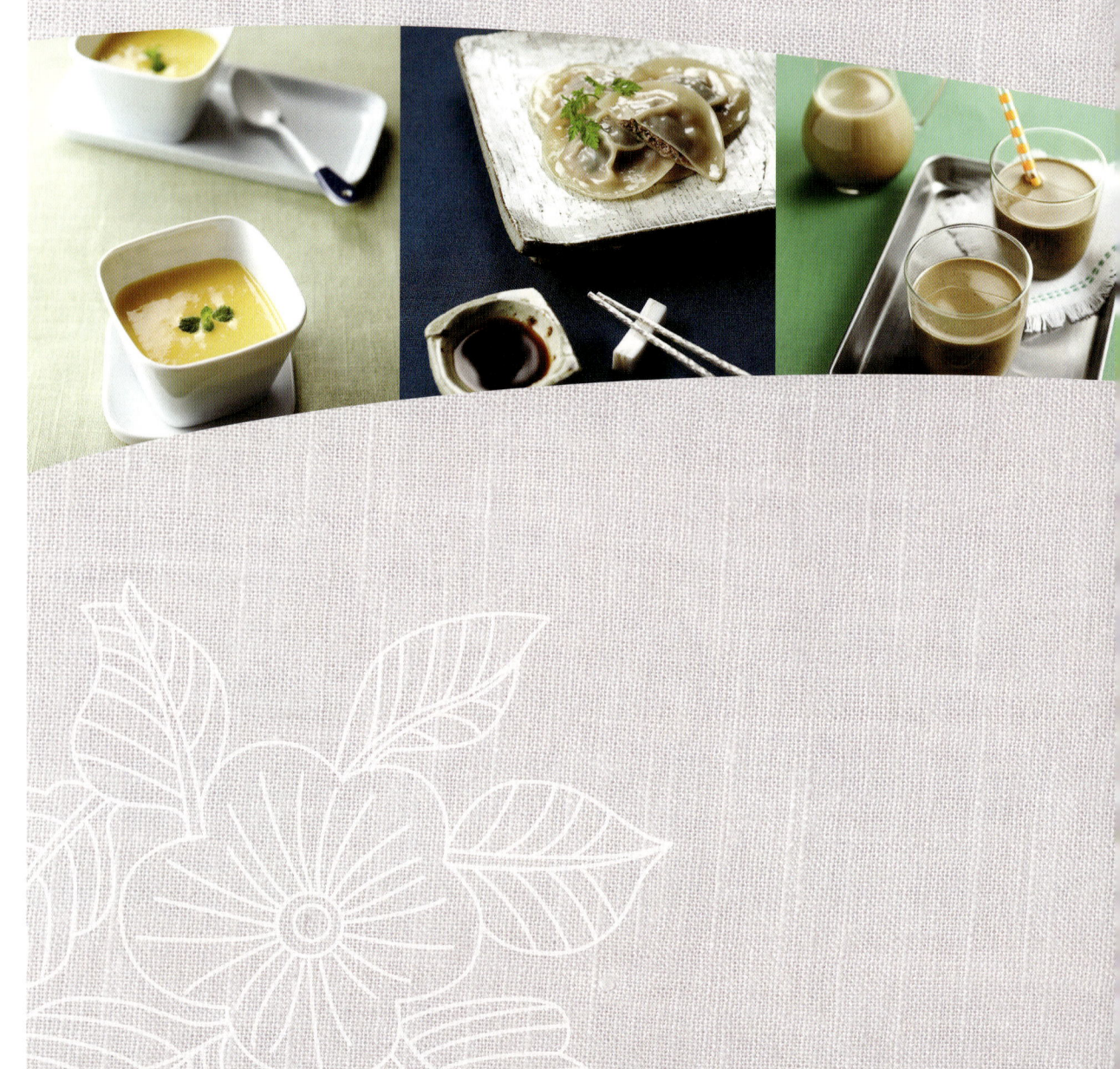

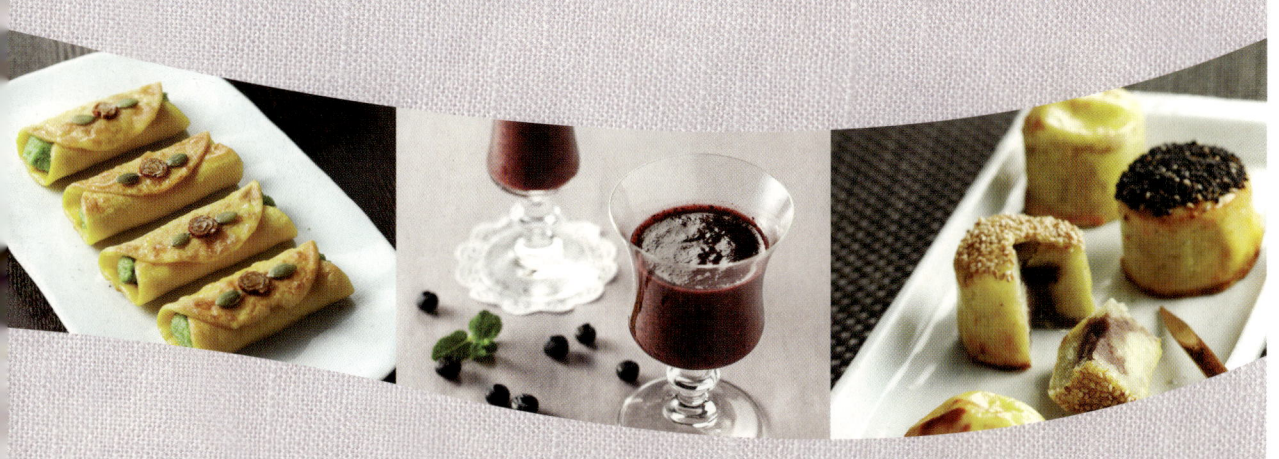

암 환자에게 간식은 단순한 주전부리가 아닙니다. 특히 치료의 부작용으로 제대로 식사하기가 어려울 때, 때로는 공복감으로 속이 더 울렁거릴 때, 뭔가 간단하게 요기를 하고 싶을 때 간식이 필요합니다. 열량과 영양을 고려한 질 좋은 간식은 좋은 영양제 구실을 합니다.

단호박부꾸미

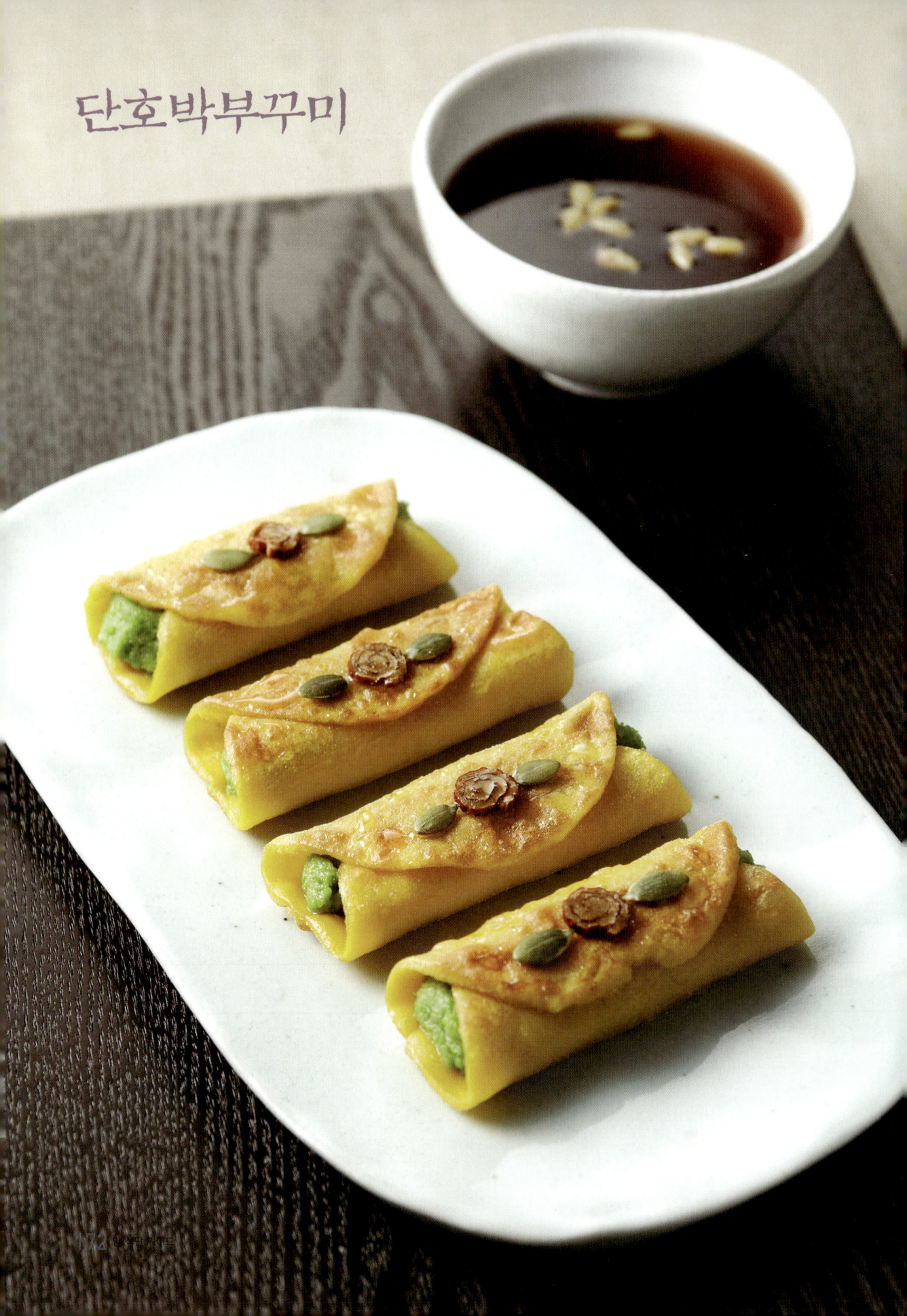

호박 중에서도 특히 단호박의 선명한 노란색은 항산화 영양소로 잘 알려진 베타카로틴이 풍부합니다. 특히 노란색이 짙을수록 베타카로틴이 많이 함유되어 있습니다.

또한 단호박은 비타민과 철분, 칼슘, 탄수화물, 섬유질, 각종 무기질이 듬뿍 들어 있어서 영양식으로 손색이 없고 식욕을 증진시켜줍니다. 찹쌀에 단호박을 섞어 쫄깃하게 피를 만들고 완두콩 앙금을 넣어 전통 간식을 만들어보시기 바랍니다.

재료(2인분)

찹쌀가루 120g, 단호박 100g, 식용유 5g, 꿀 5g, 소금 약간, 끓인 물 적당량, **완두콩앙금**(완두콩 80g, 올리고당 적당량, 소금 약간), 대추·호박씨 약간

요리 만들기

1. **찹쌀가루**는 **소금**을 넣고 체에 내립니다.
2. **단호박**은 껍질을 벗기고, 열이 오른 찜통에 15분 정도 찝니다.
3. **찐 단호박**을 뜨거운 물과 함께 믹서기에 간 후 **찹쌀가루**로 익반죽합니다.
4. **완두콩**은 푹 삶아 체에 내려 **올리고당**과 **소금**을 넣고 조려 앙금를 만듭니다.
5. **단호박 반죽**은 한입 크기로 빚어놓습니다.
6. 프라이팬에 **식용유**를 두르고 빚어놓은 반죽을 올립니다. 한쪽 면이 익으면 뒤집어서 그 위에 **완두콩 앙금**을 올리고 접어서 완성합니다.
7. **부꾸미** 위에 **대추**와 **호박씨**로 장식하여 마무리합니다.

요리 조리 상식

1. 기름을 사용하여 단호박을 조리하면 카로틴 흡수율이 높아집니다.
2. 가장 중요한 것은 부꾸미를 프라이팬에 부치는 것입니다. 프라이팬을 약한 불에 달군 후 참기름과 식용유를 두른 다음 단호박 반죽을 적당한 크기로 얹고 숟가락으로 눌러 타원형을 만듭니다. 한쪽이 익으면 뒤집어서 소를 얹고 반으로 접어 반달 모양을 만들어 완성합니다.

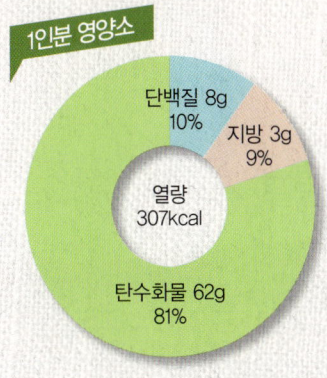

1인분 영양소: 단백질 8g 10%, 지방 3g 9%, 탄수화물 62g 81%, 열량 307kcal

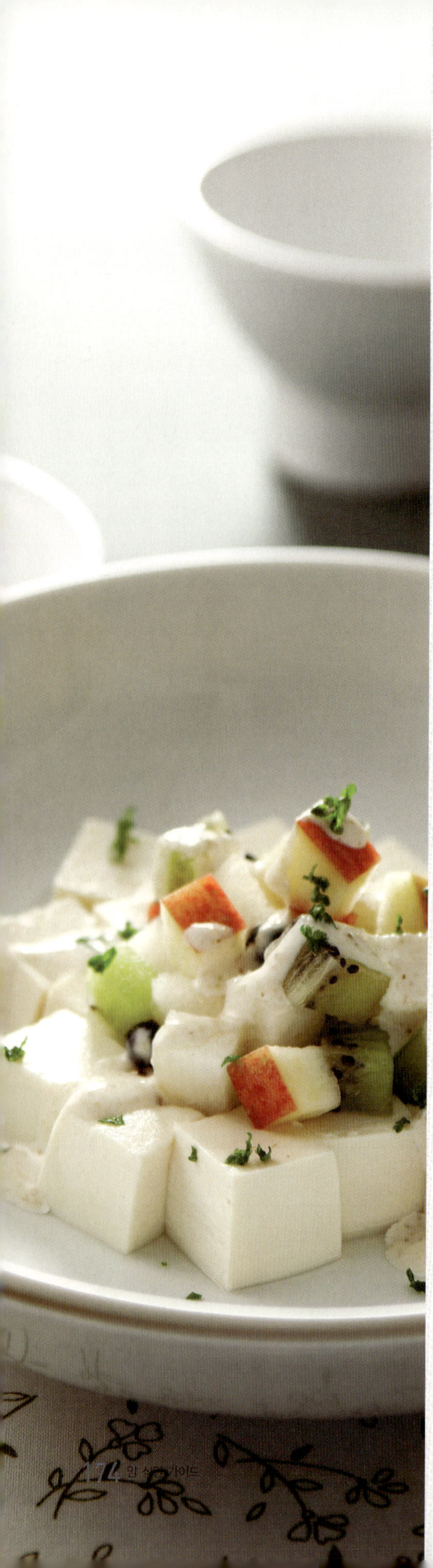

두부과일샐러드

대두는 밭의 고기하고 불리는 단백질 식품입니다. 대두로 만든 연두부에 항산화 식품인 과일과 콩가루드레싱을 곁들여 영양에 영양을 더한 간식을 만들어봅시다.

 ### 재료(2인분)

생식 두부 150g, 사과 60g, 방울토마토 10g, 배 40g, 감 40g, 참다래 20g, **드레싱**(콩가루 10g, 마요네즈 30g, 파슬리 약간)

 ### 요리 만들기

1. **생식 두부**는 사각 썰어 준비합니다.
2. **과일**은 껍질을 깨끗이 씻어 먹기 좋게 한입 크기로 썹니다.
3. **드레싱 재료**를 골고루 섞어줍니다.
4. **과일**에 **드레싱**을 골고루 버무립니다.
5. 평평한 그릇에 **생식 두부**를 깔고, 그 위에 버무린 **과일**을 담아 **파슬리**를 얹고 마무리합니다.

요리 조리 상식

과일은 껍질째 사용합니다.

1인분 영양소

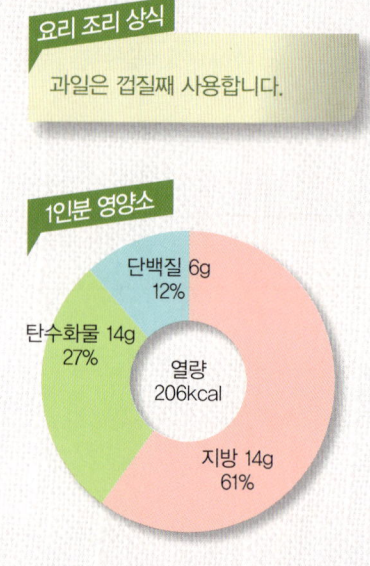

- 단백질 6g — 12%
- 탄수화물 14g — 27%
- 지방 14g — 61%
- 열량 206kcal

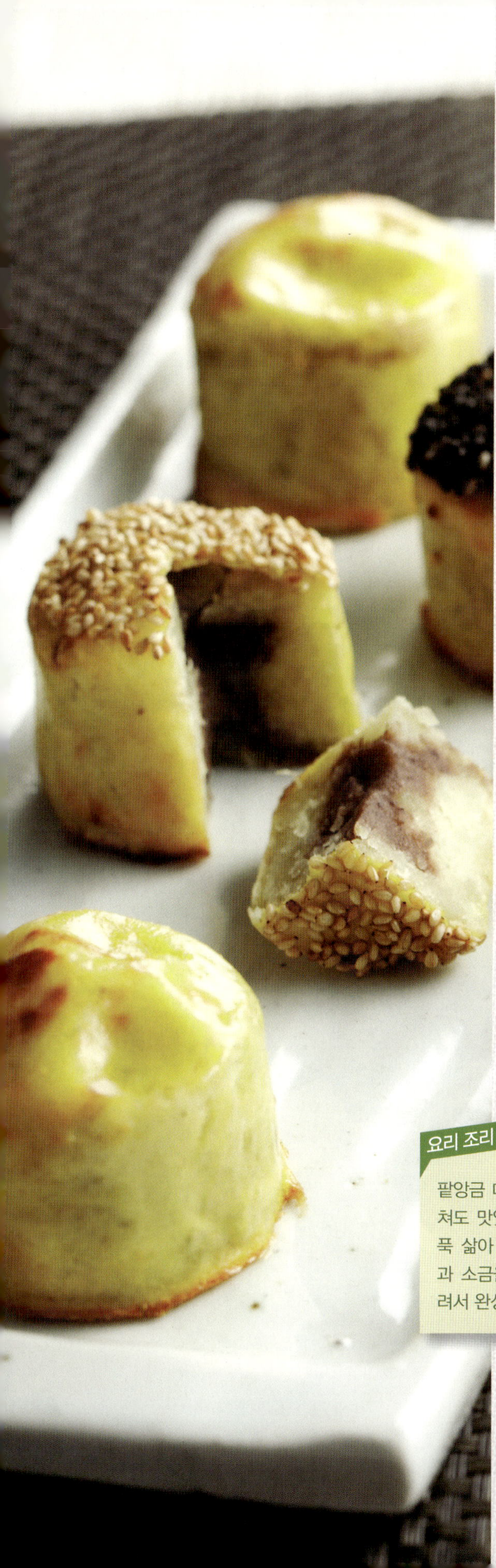

고구마만주

고구마만주는 암을 이긴 사람들의 식사 일지에 자주 등장하는 찐 고구마를 정성스럽게 빚어 만든 전통 간식입니다. 고구마는 달콤하고 부드러운 맛은 기본이고, 섬유질이 풍부하여 체내에 들어오는 발암물질을 흡착, 배설하는 효과가 탁월합니다. 여기에 팥까지 곁들이니 금상첨화입니다.

 ### 재료(2인분)

고구마 160g, 달걀 노른자 10g, **팥앙금**(팥 80g, 올리고당 적당량, 소금 약간)

 ### 요리 만들기

1. **고구마**는 잘 씻어서 찜통에 찐 후 식기 전에 곱게 으깹니다.
2. **팥**은 푹 삶아 체에 내린 후 **올리고당**과 **소금**을 넣고 조려 앙금을 만듭니다.
3. **으깬 고구마** 속에 **팥앙금**을 넣고 원형기둥 모양으로 만들어 180℃ 오븐에서 15분간 구워 냅니다.
4. 오븐으로 **만주**를 굽는 중간중간 꺼내어 윗부분에 **달걀 노른자물**을 붓으로 2~3번 발라줍니다.
5. 만주가 다 구워지면 그릇에 담아냅니다.

요리 조리 상식

팥앙금 대신 견과류를 넣어서 뭉쳐도 맛있습니다. 팥앙금은 팥을 푹 삶아 체에 내린 후 올리고당과 소금을 넣고 은근한 불에 조려서 완성합니다.

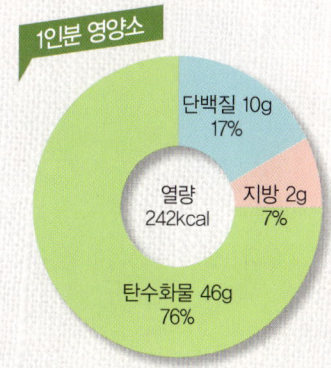

1인분 영양소
- 단백질 10g 17%
- 지방 2g 7%
- 탄수화물 46g 76%
- 열량 242kcal

고기납작만두

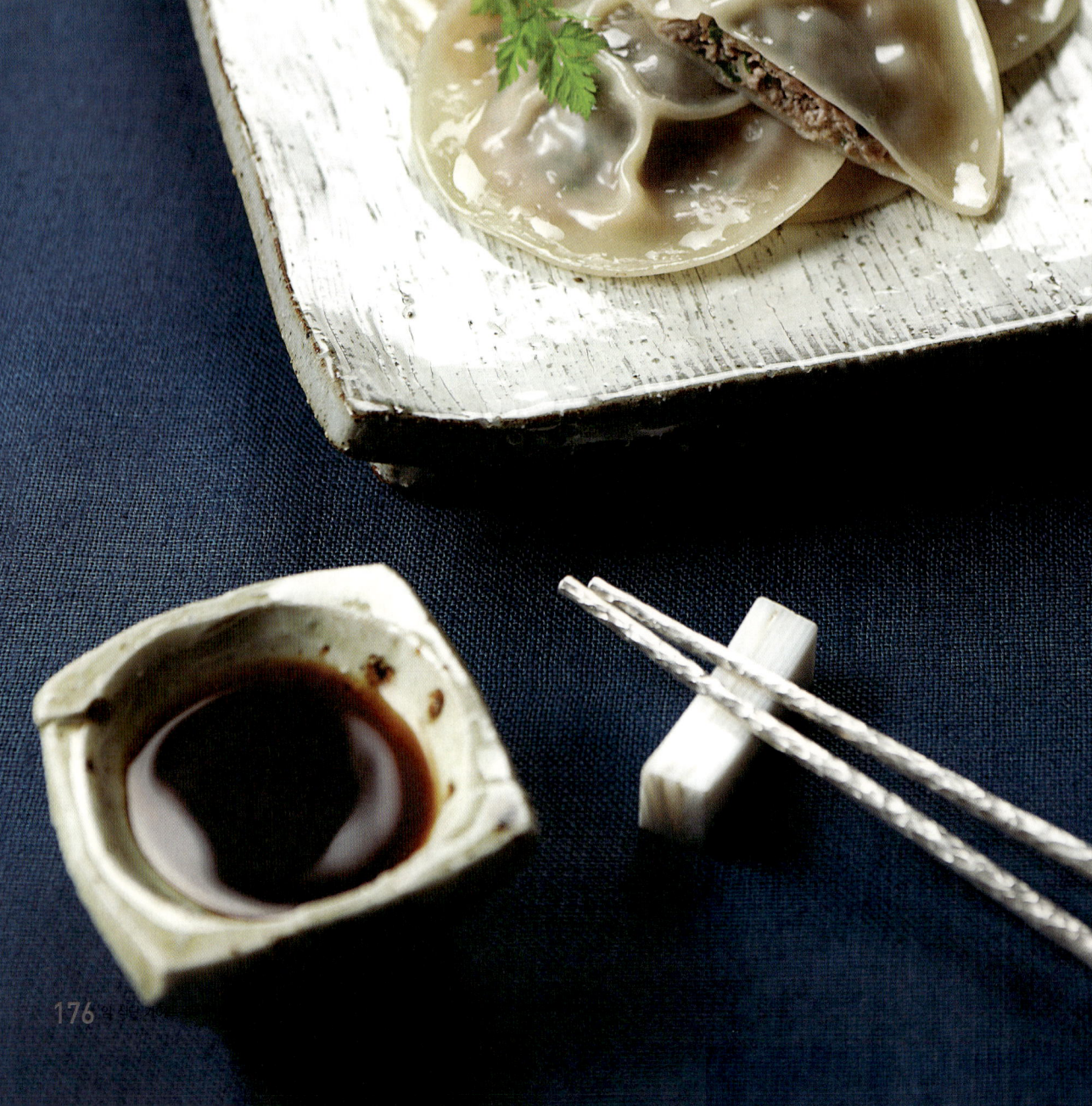

여러 번 손이 가서 번거롭긴 해도 정성껏 만든 음식을 환자가 먹고 기운을 낼 수 있다면 이보다 더 기쁜 일은 없을 것입니다. 철분이 많은 소고기와 비타민이 풍부한 채소로 소를 만들어 직접 만두를 빚어봅시다. 만두는 부드러운 질감이 소화를 돕고 입안을 편하게 해주는 자연 간식입니다. 여러 개를 만들어 냉동실에 보관했다가 가끔 간식으로 이용하면 좋습니다.

재료(2인분)

소고기 다짐육 30g, 부추 15g, 배추 15g, 느타리버섯 10g, 양파 10g, 실파 10g, 진간장 10g, 굴소스 4g, 다진 마늘·후춧가루 약간, 물 적당량, **만두피**(밀가루 강력분 60g, 물 적당량, 달걀 20g, 소금·식용유 약간, 덧밀가루 20g)

요리 만들기

1. **소고기 다짐육**은 **진간장, 굴소스, 다진 마늘, 후춧가루**로 밑간합니다.
2. **채소**와 **버섯**은 깨끗이 씻어 다집니다.
3. 밑간한 **소고기**와 **채소**가 골고루 잘 섞이게 반죽합니다.
4. **만두피** 1장을 도마에 깔고, ③번의 재료를 올린 후 다른 만두피를 올리고 가장자리에 물을 묻혀 잘 붙도록 합니다.
5. **만두**를 찜솥에 가지런히 충분히 찐 후 마무리합니다.

만두피 만들기

1. 볼에 **밀가루, 식용유, 소금, 달걀, 물**을 넣고 잘 치대어 반죽합니다.
2. 반죽을 비닐 봉투에 넣고 냉장고에서 1시간 정도 숙성시킵니다.
3. 숙성된 반죽을 10g씩 덜어내어 동그랗게 만든 다음 **덧밀가루**를 뿌려가며 납작하게 밀어 둥근 모양의 만두피를 완성합니다.

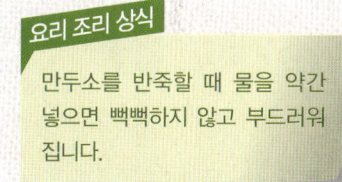

요리 조리 상식

만두소를 반죽할 때 물을 약간 넣으면 뻑뻑하지 않고 부드러워집니다.

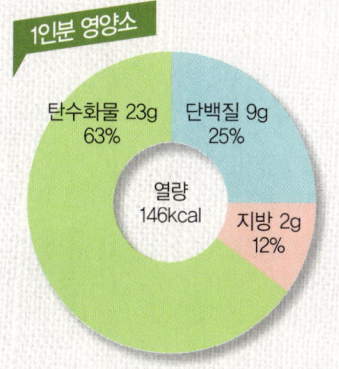

1인분 영양소

탄수화물 23g 63%
단백질 9g 25%
지방 2g 12%
열량 146kcal

검은콩음료

부족한 고기 섭취량은 검은콩으로 단백질을 보충하시기 바랍니다. 이소플라본과 안토시아닌이 풍부한 검은콩을 볶아서 믹서기에 갈아 우유에 넣어 마시면 한 잔만으로도 든든한 간식이 됩니다.

 재료(2인분)

검은콩가루 20g, 미숫가루 40g, 우유 130g, 꿀 5g, 올리고당 5g, 소금 약간, 물 적당량

 요리 만들기

1. **준비한 재료**를 볼에 넣고 골고루 저어줍니다.
2. 먹기 좋은 컵에 담아냅니다.

요리 조리 상식

프라이팬에 검은콩을 올리고 약불에서 은근히 오랫동안 볶아서 식힌 후 믹서기로 곱게 갑니다.

1인분 영양소

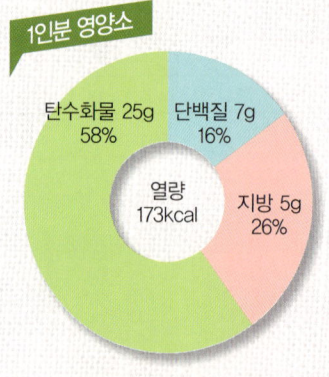

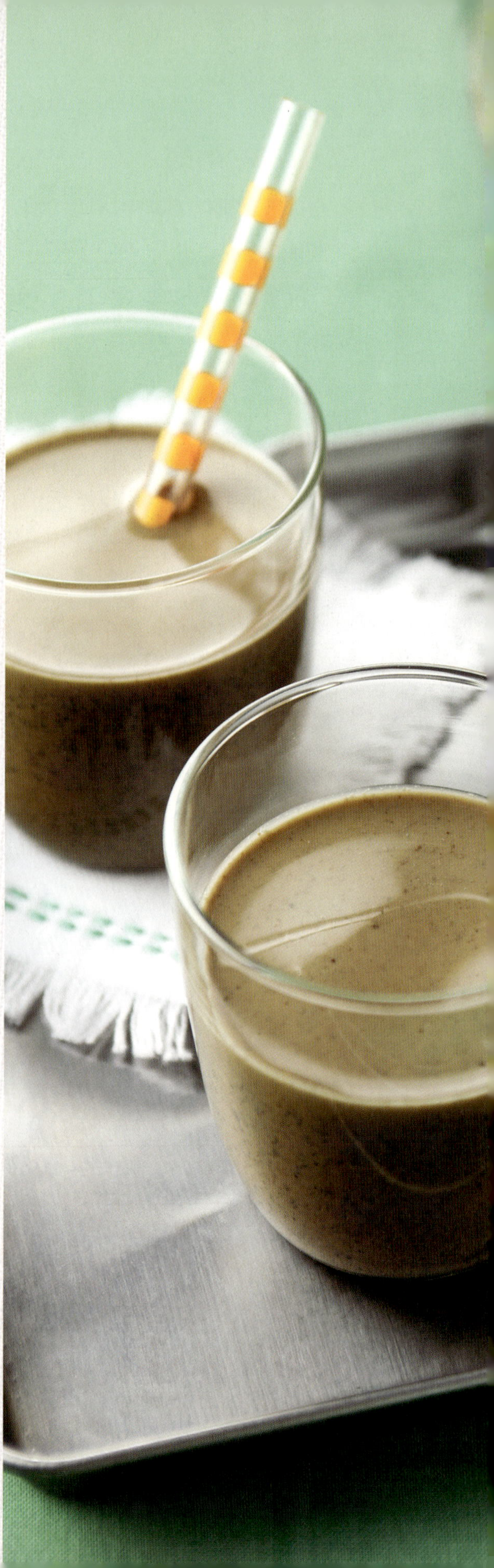

- 탄수화물 25g 58%
- 단백질 7g 16%
- 지방 5g 26%
- 열량 173kcal

가래떡구이와 수삼청

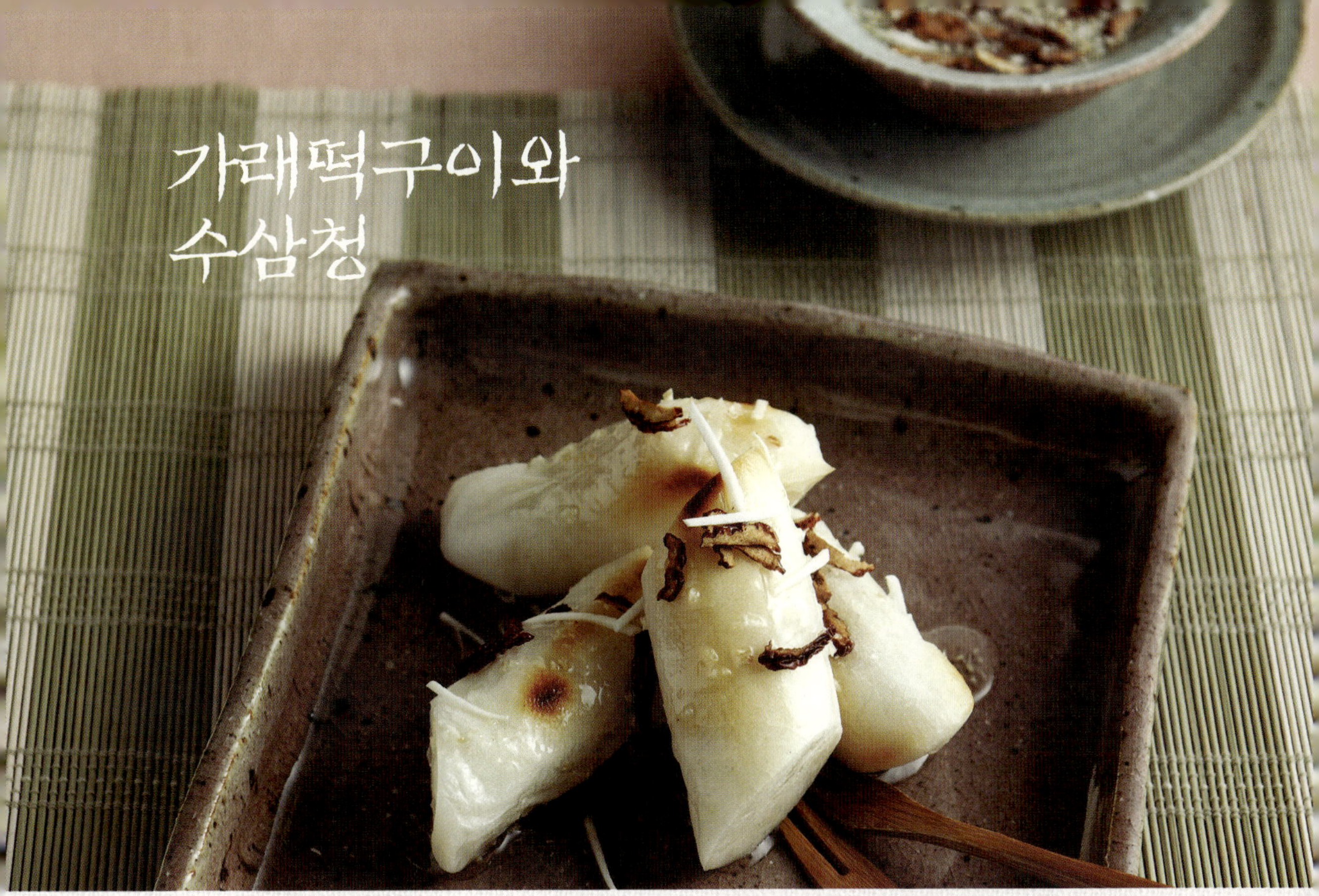

100% 쌀로 만든 가래떡은 방부제 첨가를 고민하지 않아도 되는 간식으로 냄새 나는 음식을 멀리하는 환자들에게 안성맞춤입니다. 구운 가래떡에 수삼청을 곁들이면 달콤쌉쌀한 맛이 기분까지 좋게 해줍니다.

요리 조리 상식

1. 수삼은 큰 그릇에 담고 물을 부어 흙을 불린 다음 부드러운 솔이나 수세미로 살살 닦으면서 잔뿌리 사이사이의 흙을 잘 털어냅니다. 그리고 물기를 닦아내고 곱게 다져서 사용합니다.
2. 가래떡 표면이 타지 않도록 노릇노릇하게 구워줍니다.

재료(2인분)

가래떡 100g, 꿀 20g, 수삼·물 약간

요리 만들기

1. **가래떡**은 먹기 좋게 썰어 프라이팬에서 노릇노릇하게 굽습니다.
2. **수삼**은 흙먼지를 털어내고 깨끗이 손질하여 **꿀**과 **물**을 넣고 믹서기에 간 후 프라이팬에 붓고 약한 불에서 조려 **수삼청**을 완성합니다.
3. 그릇에 **가래떡**과 **수삼청**을 담아냅니다.

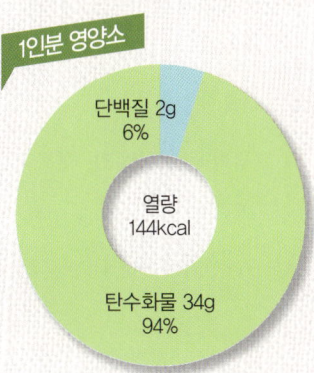

1인분 영양소
- 단백질 2g 6%
- 열량 144kcal
- 탄수화물 34g 94%

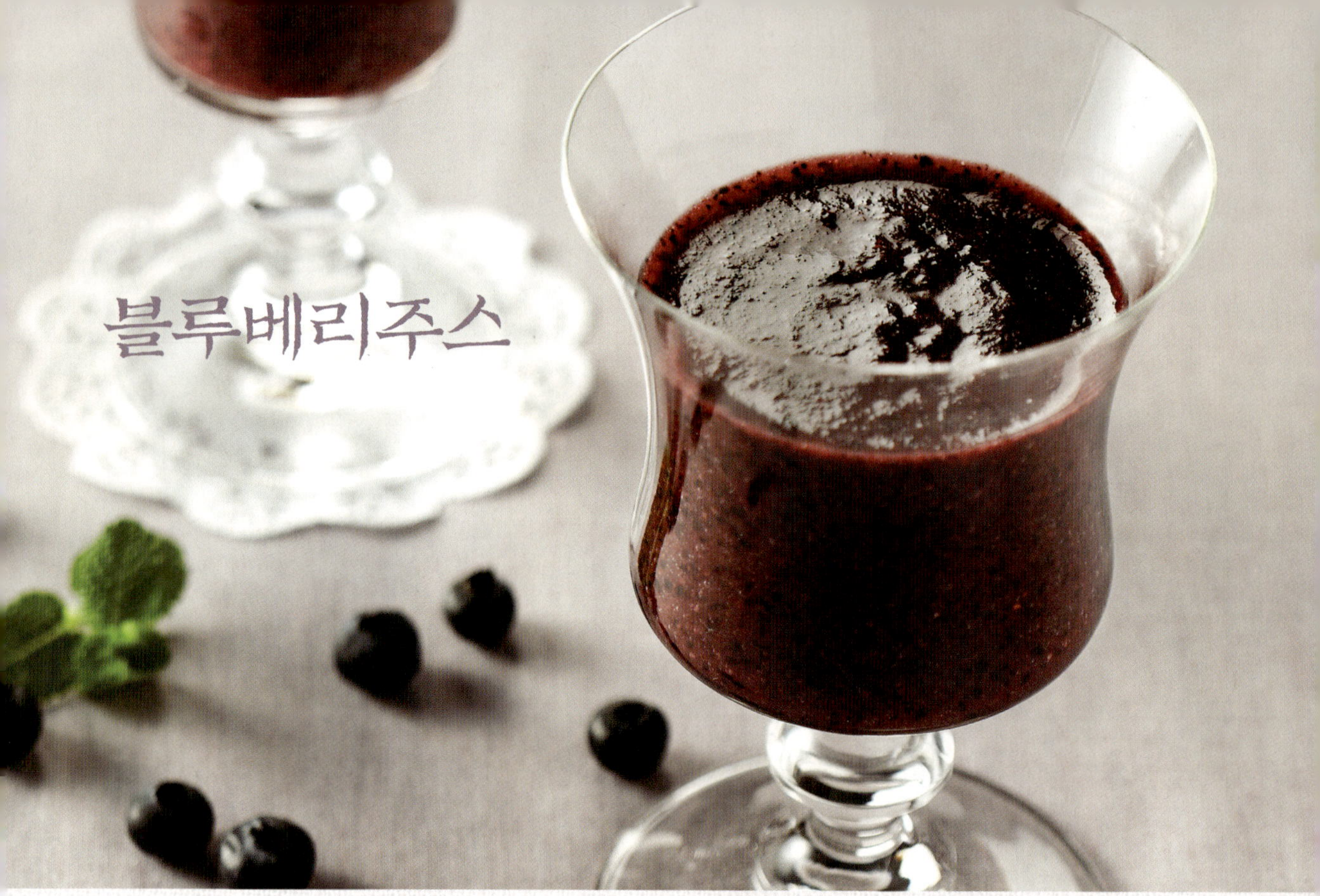

블루베리주스

블루베리 1인분은 브로콜리나 사과, 당근의 5인분에 해당하는 항산화 영양소가 들어 있습니다. 여러 연구에 따르면, 블루베리의 항산화 효과는 모든 과일과 채소 가운데 최고라고 합니다. 블루베리는 말리거나 조리하면 비타민 C가 많이 파괴되므로 갈아서 신선한 주스로 마시는 것이 좋습니다.

요리 조리 상식
안토시아닌은 가열하거나 가공하면 어느 정도 감소됩니다. 그러므로 블루베리는 가능하면 생것으로 먹는 것이 가장 효과적입니다.

재료(2인분)
블루베리 100g, 배 200g, 꿀 약간, 물 적당량

요리 만들기
믹서기에 **블루베리, 배**를 넣고 곱게 간 후 기호에 따라 **꿀**을 넣어 마무리합니다.

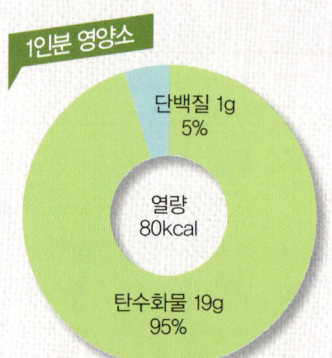

1인분 영양소
- 단백질 1g 5%
- 열량 80kcal
- 탄수화물 19g 95%

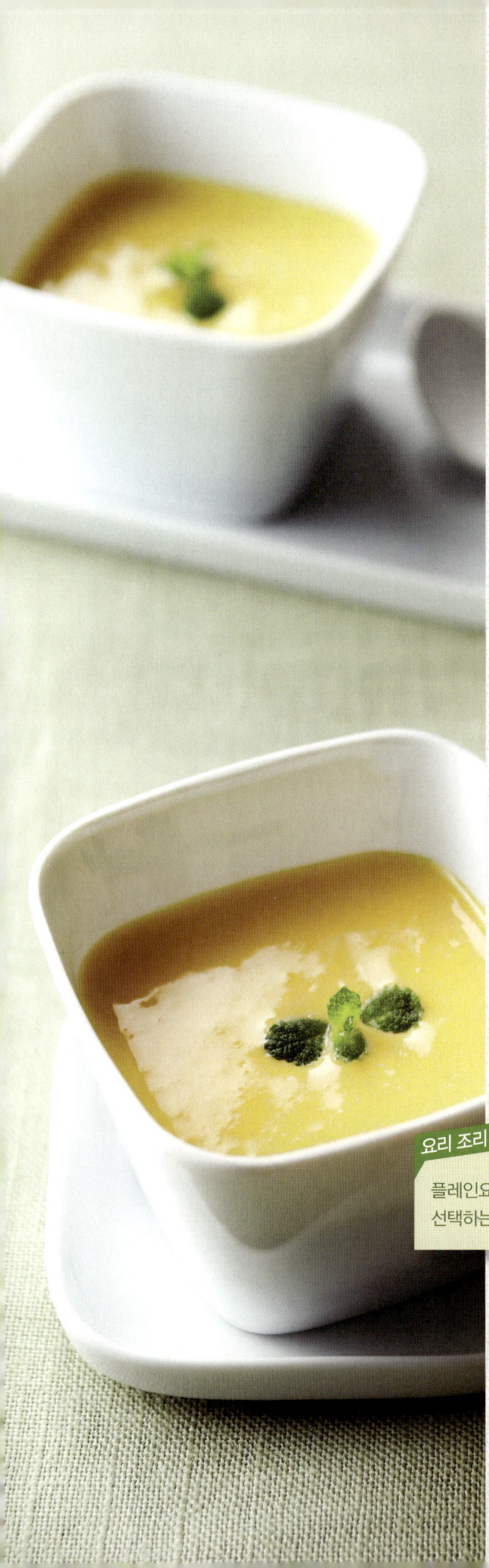

단호박요구르트

요구르트에 풍부한 유산균은 장 속의 나쁜 균을 몰아내고, 장 운동을 촉진하여 변비 해소를 돕고, 위장관과 면역계에 유익한 물질을 만들어냅니다. 두유, 올리고당을 최적의 비율로 혼합하여 영양을 더하면 더욱 좋습니다.

재료(2인분)

단호박 60g, 연두부 60g, 플레인요구르트 100g, 두유 50g, 올리고당 20g,

요리 만들기

1. **단호박**은 껍질을 벗기고, 열이 오른 찜통에 15분 정도 찝니다.
2. 믹서기에 **찐 단호박, 연두부, 플레인요구르트, 두유, 올리고당**을 넣고 갈아서 완성합니다.

요리 조리 상식

플레인요구르트는 저지방 제품을 선택하는 것이 좋습니다.

1인분 영양소

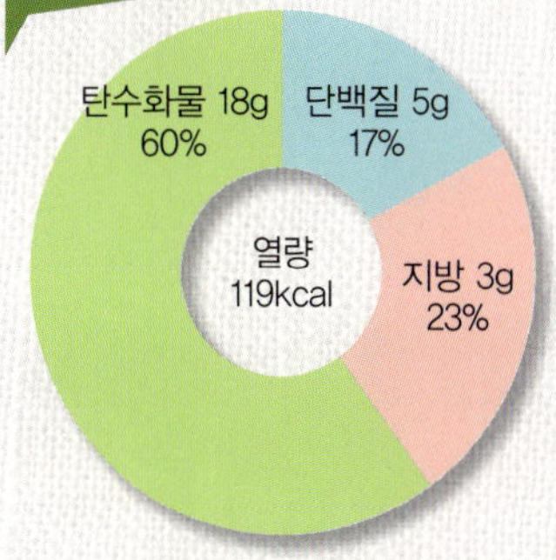

- 탄수화물 18g 60%
- 단백질 5g 17%
- 지방 3g 23%
- 열량 119kcal

빠른 조리를 위해 미리 준비할 사항

환자가 음식을 먹지 못하면 가족들은 안절부절못하게 되기 마련입니다. '혹시 음식을 제대로 만들지 못해서 그런가'하는 자책감도 듭니다.

그러다 환자가 반짝 무엇인가를 먹고 싶다고 할 때가 있습니다. 그때를 놓치지 말아야 합니다. 환자의 식욕이 언제 사라질지 모르니까요.

앞장에 소개한 요리 중 빠르게 조리할 수 있도록 미리 준비해두면 좋은 것들을 알려드립니다.

육류와 생선류

육류와 생선, 새우 등의 단백질 식품은 바로 조리할 수 있도록 미리 준비하여 냉동실에 보관합니다. 주의할 점은 한두 번 먹을 만큼만 보관하고, 용도와 만든 날짜를 잘 기록해두는 것입니다.

소고기

불고기용
바싹불고기에 사용하고 소고기 100g, 진간장 20g, 올리고당 40g, 후춧가루 약간, 다진 마늘 10g의 양념(2인분 기준)으로 밑간하여 1인분씩 포장하여 냉동 보관합니다.

돼지고기

사태
중화풍청경채덮밥, 숙성김치보쌈 등에 사용하고, 300g씩 나누어 덩어리째 한 팩을 만들어 냉동 보관합니다.

안심
된장라이스 등에 사용하고 깍둑 썰기하여 한 팩씩 냉동 보관합니다.

닭고기

가슴살
신선초비빔밥, 닭섭산적 등을 만들 때 사용하며 한 팩씩 나눠 냉동 보관합니다.

안심
닭고기버섯온반, 닭안심메밀전병 등을 만들 때 사용합니다. 한 팩씩 만들어 보관합니다.

생선

청국장김치동태찜, 도미조림 등에 사용되는 생선은 대구살이나 동태살 어느 것이든 좋습니다. 한 번 먹을 분량씩 나눠 랩과 밀폐 비닐로 이중 포장한 후 냉동실에 넣어두고 사용합니다.

육수 준비하기

몇 가지 육수를 미리 만들어 1인분씩 냉동 보관하였다가 그때그때 요리할 때 이용하면 편리합니다. 그러나 너무 많이 만들지 말고, 환자의 기호에 따라 종류별로 1~2회 정도씩만 준비하세요.

김치말이국수 국물

■ 재료

숙성 김치국물 300g, 동치미국물 300g, 물 적당량, 참기름 4g, 올리고당 36g, 고춧가루 6g, 소금 2g, 사과식초 6g

■ 요리 만들기

1. 김칫국물은 숙성 김치를 고운 체에 걸러 준비합니다.
2. 동치미국물은 동치미를 고운 체에 걸러 준비합니다.
3. 김칫국물과 동치미국물을 같은 분량 혼합하고, 고춧가루를 거름망에 넣은 후 준비한 국물에 여러 번 적셔 짙은 빨간색을 내도록 합니다.
4. ③번의 국물에 올리고당, 꽃소금, 식초 끓인 물을 배합하여 완성한 후 1인분씩 포장하여 냉동 보관합니다.

동치미국수 국물

■ 재료

동치미국물 200g, 백김치국물 200g, 소고기(양지) 40g, 후춧가루 약간, 물 적당량, 무 10g, 대파 10g

■ 요리 만들기

1. 양지는 3시간 정도 물에 담가 핏물을 충분히 제거합니다.
2. 물을 끓인 후 양지와 육수 재료를 넣고 강한 불에서 끓입니다. 육수가 끓으면 거품을 걷어내고 은근한 불에서 60분 정도 삶아 부드럽게 만듭니다.
3. 양지 육수는 고운 채에 걸러 준비합니다.
4. 차게 식힌 양지 육수, 동치미국물, 백김치를 1:1:1로 혼합하고, 식초, 올리고당, 꽃소금으로 간을 맞추어 1인분씩 포장하여 냉동 보관합니다.

닭고기 육수

■ 재료

닭고기 안심 80g, 양파 5g, 당근 5g, 셀러리 6g, 후춧가루 약간, 물 적당량

■ 요리 만들기

냄비에 정량의 육수 재료를 넣고 약한 불에서 20분 정도 끓인 후 고운 체에 밭쳐서 완성합니다.

암 환자를 위한 1주일 식단 짜기

●●●●● 매일 식사를 특별하게 준비하는 일은 식재료 구입에서부터 요리하는 과정까지 만만치 않습니다. 특히 환자의 영양 필요량에 맞게 준비하고 있는지 고민이 된다면 식단을 계획해 보시기 바랍니다.

식단을 계획할 때 환자의 영양 필요량에 맞추어 전문가 수준으로 식품의 종류와 양을 결정하려고 하기보다는 하루 단위로 섭취해야 할 식품군별로 선택해보면 균형 잡힌 식단을 구상할 수 있습니다. 우선 환자가 잘 먹을 수 있는 음식 위주로 하되, 매일 다양한 종류로 구성하는 것이 중요합니다.

때때로 환자가 먹고 싶어 하는 음식이 다를 수 있으므로 정해놓은 식단만 고집하지 말고 원하는 것을 먹도록 하는 것도 좋습니다. 너무 식단에 연연해하며 계획한 음식을 다 먹지 못했다고 조바심을 낼 필요 또한 없습니다. 다음 끼니, 안 되면 다음날 더 드시면 되니까요.

영양의 균형을 갖춘 식단이므로 가족들이 다 함께 건강식으로 이용해도 좋습니다.

식단 계획 방법

4~7일 주기로 식단을 계획하고, 그것에 따라 식재료를 구입하여 보관하면 경제적일 뿐 아니라 매일 무엇을 먹을까 걱정하는 수고를 덜 수 있어서 좋습니다. 암 환자는 한 번에 많은 양을 먹기가 어렵기 때문에 3회 식사와 2~3회 간식으로 식단을 구성하는 것이 좋습니다.

매끼 식사는 주식과 부식으로 나누고, 부식은 어육류 반찬과 채소 반찬으로 분류하여 해당하는 음식을 선택합니다.

주식은 환자의 상태와 식욕에 따라 죽이나 밥, 빵, 국수 등으로 선정합니다. 죽의 경우 야채죽, 고기죽, 전복죽 등 종류가 다양하므로 환자의 기호에 맞게 결정하고, 밥은 잡곡밥, 쌀밥, 영양밥 등으로 골고루 정하여 놓고, 그때그때 환자 상태와 기호에 따라 선택하도록 합니다.

부식은 가급적 매끼, 그리고 매일 다른 것으로 정하여 놓는 것이 좋습니다. 조리 준비가 어려우므로 생선 및 육류 반찬은 미리 전 처리 및 밑간을 하여 냉동실에 보관하였다가 사용하고, 채소 반찬 중 한 가지는 여러 가지 야채가 들어간 샐러드에 다양한 소스를 곁들이는 것도 좋은 방법입니다. 반찬의 가짓수는 김치 또는 물김치를 포함하여 4~5가지로 하고, 여기에 볶음 고추장 혹은 장아찌 등을 곁들이면 간단하면서도 영양적으로 부족하지 않는 식단을 구성할 수 있습니다.

간식으로는 우유 혹은 두유, 플레인요구르트 등을 번갈아 가며 매일 1잔씩 마시고, 제철과일을 매일 1~2회 먹도록 합니다. 그 외에는 고구마, 감자, 옥수수, 밤, 떡, 비스킷 등 소화가 잘되는 것으로 준비하되, 양은 그날 식사량에 따라 조절합니다.

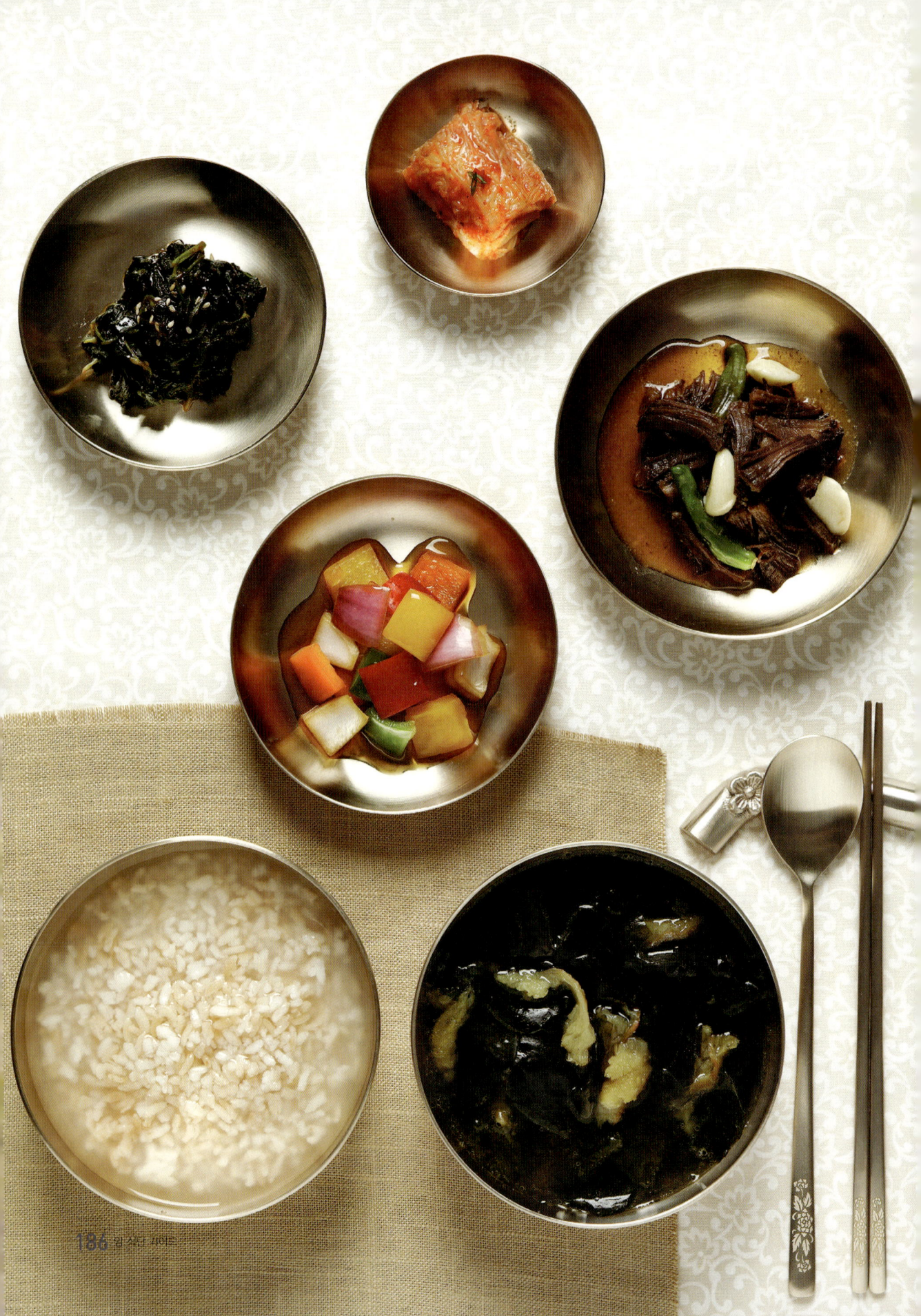

환자의 이해를 돕기 위하여 세브란스병원의 식단을 소개합니다.

세브란스병원의 암 환자 식단은 하루 3회 정규 식사 외에 식사 사이사이 간식 3회로 구성되어 있습니다.

아침 메뉴는 주식으로 잡곡밥과 함께 구수한 누룽지나 영양죽을 제공하여 환자의 상태 및 기호에 따라 선택하도록 하였습니다. 어육류 반찬으로는 위장에 부담이 적도록 기름기를 제거하고, 가급적 살코기, 닭 가슴살, 흰 살 생선, 두부, 달걀 등을 부드럽게 조리하여 쉽게 소화할 수 있도록 하였습니다. 야채 반찬 또한 자극적이지 않게 요리하고, 때로는 샐러드를 제공하여 신선함 그 자체를 즐길 수 있도록 하였습니다. 입맛이 없거나 밥이 식상해진 분들을 위해 샌드위치 등과 같은 빵도 제공하고 있습니다.

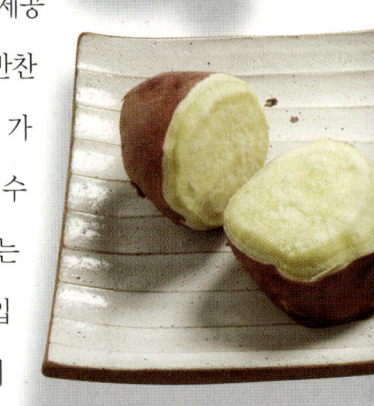

■ **아침 식단 작성 방법**

끼니	분류	추천 메뉴	비고
아침	주식	• 누룽지죽, 야채죽, 호박죽 • 잡곡밥 혹은 쌀밥 • 토스트 혹은 샌드위치	부드럽고 속이 편안한 식사로 구성하되, 특히 냄새가 없는 조리법으로 준비하는 것이 좋습니다.
	어육류 반찬	계란, 흰 살 생선, 장조림, 연두부 등	
	야채 반찬	2~3종류의 다른 야채 반찬, 버섯 요리, 물김치 등	
	우유류	우유, 두유, 요구르트, 플레인요구르트 등에서 선택	
간식		• 감자, 고구마, 밤 등을 소화하기 쉽게 만든 것, 미숫가루, 떡 • 야채나 과일 주스 - 토마토 주스 등	아침 식사량을 생각하여 양을 조절하세요.

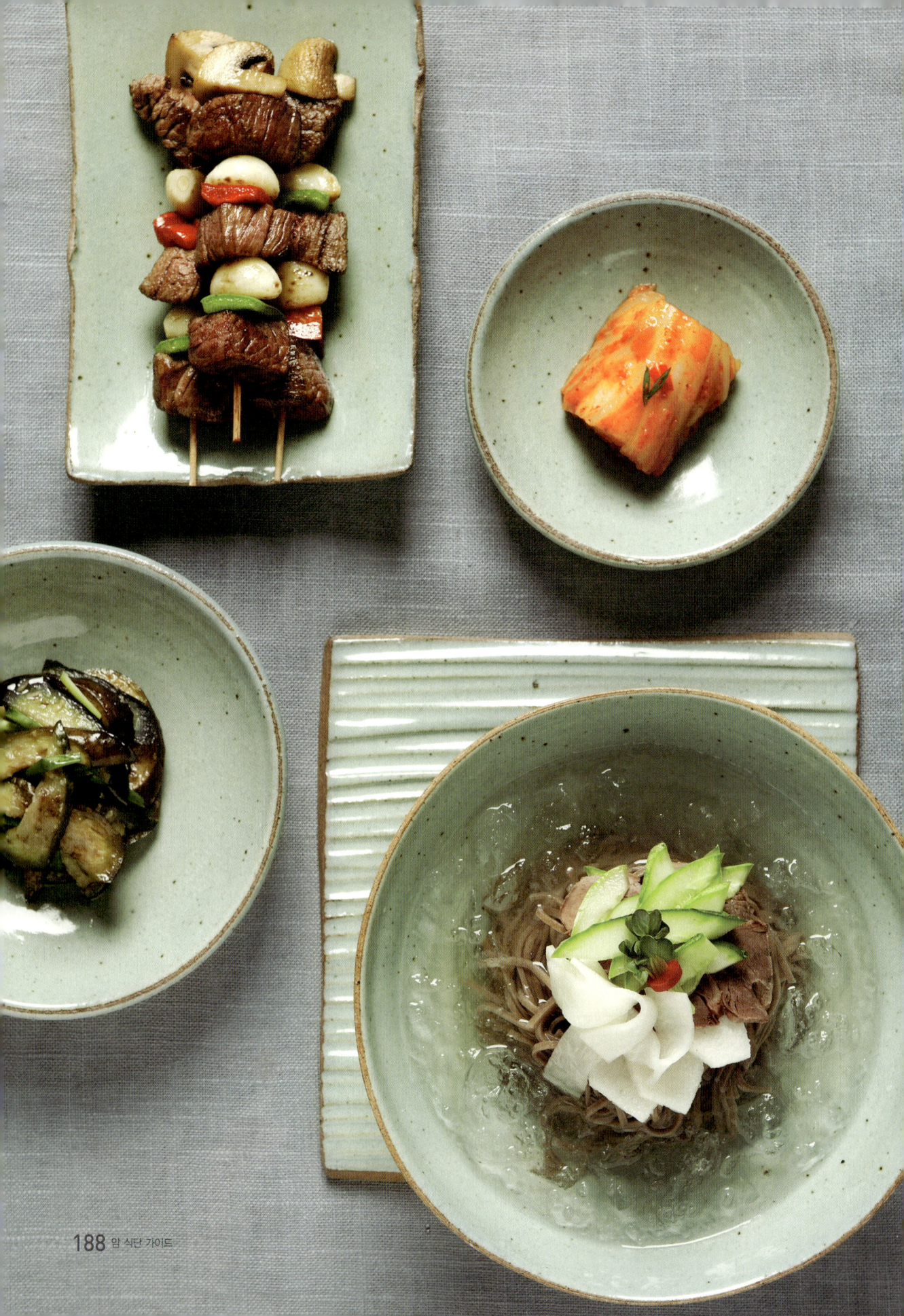

점심 메뉴는 간단하지만 영양소를 균형 있게 섭취할 수 있는 비빔밥, 쌈밥 등과 같은 일품요리나 메밀국수, 잔치국수, 비빔국수 등 계절별 국수 요리로 구성하였습니다. 너무 밍밍하여 입맛 당기는 무엇인가가 필요하신 환자들을 위해 소고기를 곱게 갈아 만든 볶음고추장도 추가하였습니다.

■ **점심 식단 작성 방법**

끼니	분류	추천 메뉴	비고
점심	주식	• 일품요리 혹은 보양식-카레라이스, 설렁탕 등 • 국수류 – 칼국수, 냉면, 메밀국수 등 • 잡곡밥 또는 쌀밥	활동량에 맞추어 양을 조절하세요. 특히 어육류 반찬은 1~2 종류로 선택하여 다르게 먹어도 좋습니다.
	어육류 반찬	• 소고기 · 돼지고기 · 닭고기 요리 • 등 푸른 생선 요리 • 두부 · 연두부 · 해산물 요리에서 1~2종 선택	
	야채 반찬	2~3종류의 다른 야채 반찬, 버섯 요리, 샐러드 등	
	간식	• 빵, 크래커, 가래떡, 부꾸미 등으로 선택 • 과일류-제철과일로 매일 다르게 선택	점심 식사량이 부족하셨다면 충분히 드세요.

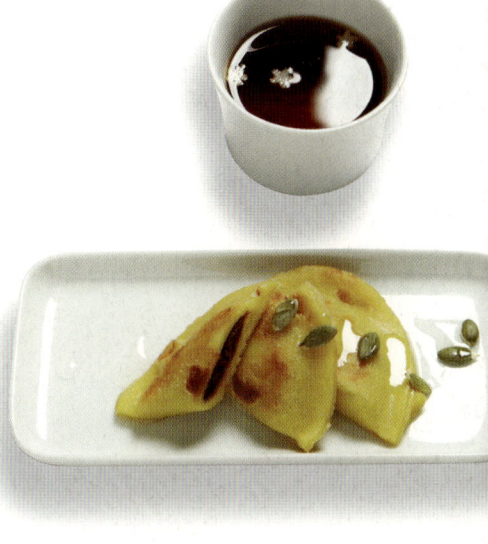

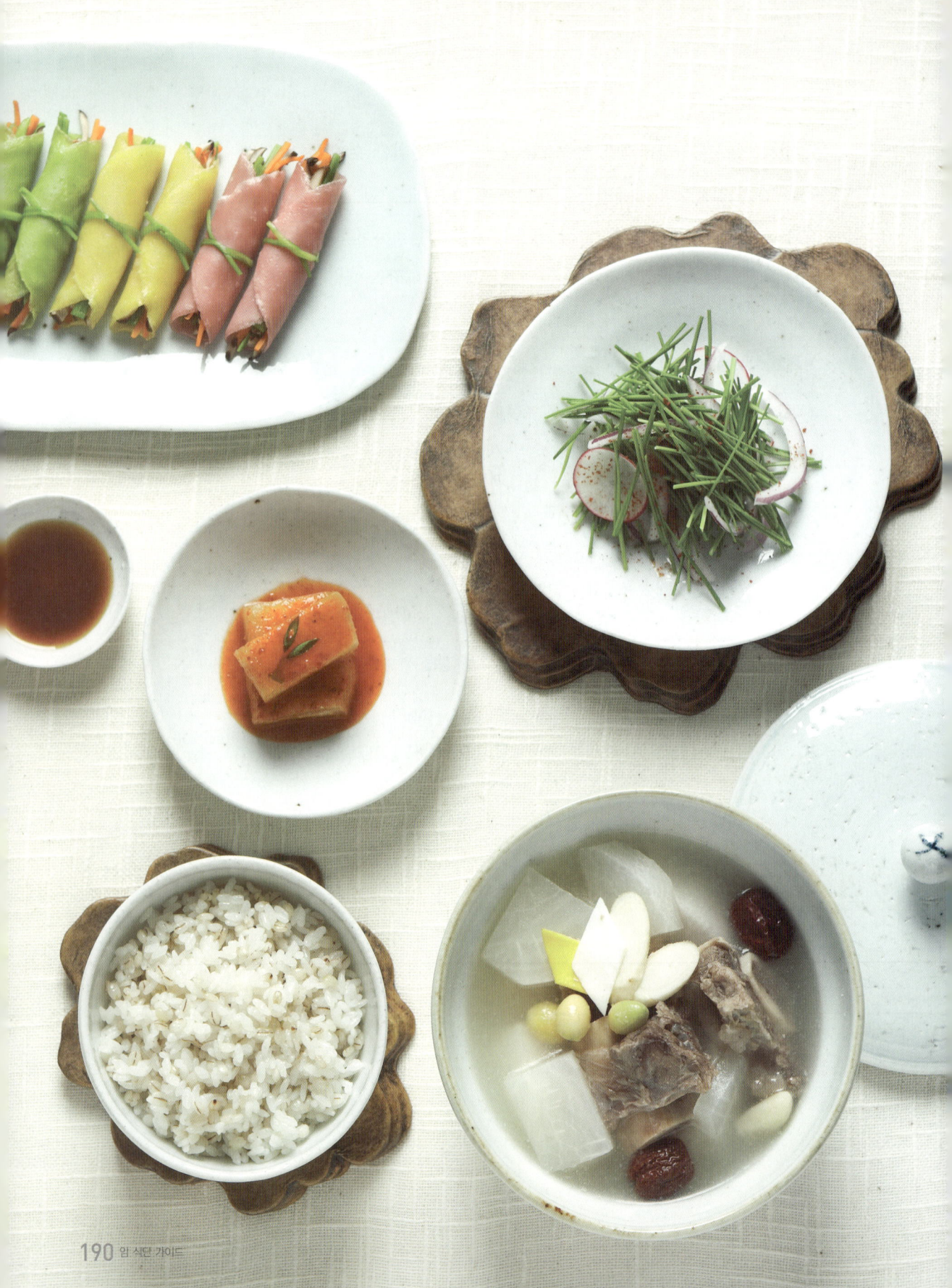

저녁 메뉴는 가급적 가정식처럼 잡곡밥에 강된장찌개, 청국장찌개, 돈육김치찜과 같이 즐겨먹는 친근한 음식이나 한방갈비탕, 도가니탕, 닭고기온반과 같은 보양식으로 구성하여 환자들이 입맛과 기호에 따라 선택하도록 하였습니다.

아울러 정기적인 식사 시간 사이사이 우유, 제철과일, 옥수수, 찐 밤 등과 같은 간단한 간식을 제공함으로써 식사로 섭취하지 못한 영양과 열량을 보충할 수 있도록 하였습니다.

■ **저녁 식단 작성 방법**

끼니	분류	추천 메뉴	비고
저녁	주식	• 잡곡밥 또는 쌀밥 • 일품요리 혹은 보양식	소화가 잘 안 되면 담백한 요리를 추천합니다. 예쁜 그릇에 분위기까지 살려 드세요.
	어육류 반찬	• 소고기 · 돼지고기 · 닭고기 요리 • 등 푸른 생선 요리 • 두부 · 연두부 · 해산물 요리에서 1~2종 선택	
	야채 반찬	2~3종류의 다른 야채 반찬, 버섯 요리, 샐러드 등	
	간식	• 견과류 10알 정도 • 과일류–제철과일로 매일 다르게 선택(하루 동안 먹은 정도에 따라 양 조절)	저녁 간식은 가볍게 하시되, 너무 늦게 드시지 않도록 하세요.

* 식사 횟수와 간식은 환자에 따라 조정할 수 있습니다.

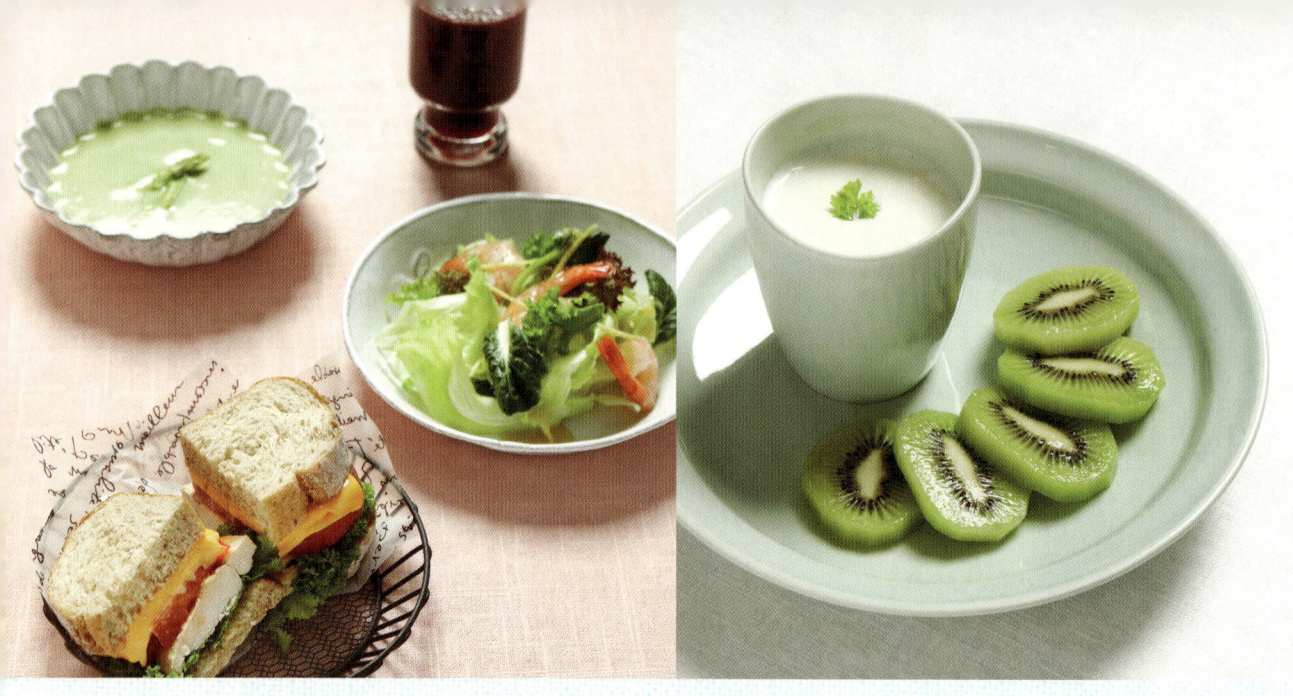

■ 세브란스병원 암 식단 예

	1일	2일	3일
조식	잡곡밥 얼갈이국 조기구이 오색채소오븐구이 오이생채 깍두기	잡곡빵샌드위치 아스파라거스스프 양상추비타민샐러드 블루베리주스	누룽지 황태미역국 정육마늘장조림 파프리카양파초 참나물고추장무침 포기 김치
간식	삼색경단	제철과일	군고구마+두유
중식	신선초비빔밥 무다시마국 바싹불고기 단호박채전 약선물김치	검은콩밥 양송이달걀탕 돈육깨장편육+숙성 김치 두부스테이크 브로콜리초회 양배추깻잎김치	모듬쌈으로 만든 건강롤 쇠고기전골 삼치데리야끼 도라지생채 파숙회 포기 김치
간식	제철과일	가래떡구이+수삼청	단호박부꾸미+수정과
석식	보리밥 콩나물국 돈육생강구 배추잎말이새우찜 애호박볶음 깍두기	대추영양밥 팽이미소국 쇠고기냉채 동태쑥갓전 시금치무침 포기 김치	현미밥 아욱국 돈육잡채+꽃빵 케일생채 연근모듬콩조림 총각김치
간식	두부과자	바나나셰이크	연두부요구르트

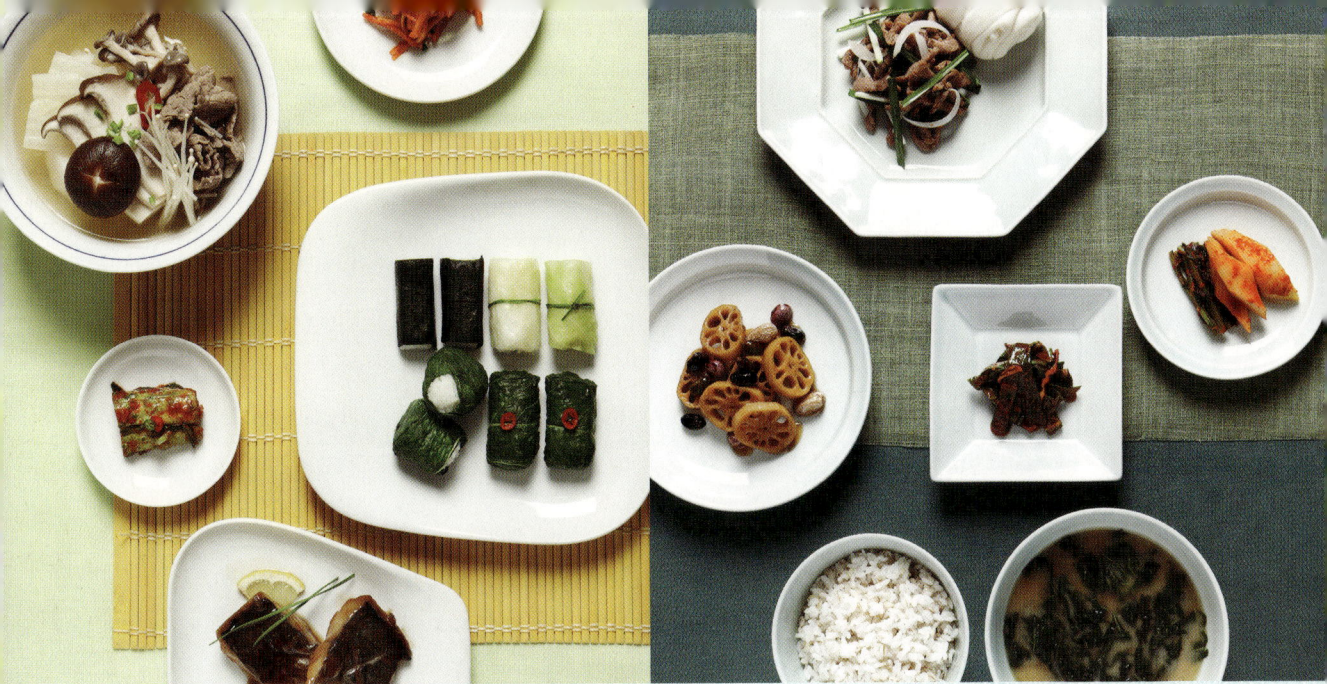

4일	5일	6일	7일
토마토죽 일식달걀찜 잔멸치견과류볶음 미나리미소무침 수삼나박김치	잡곡밥 호박양파국 도미조림 콩나물잡채 마늘종무침 포기 김치	누룽지 매생이게살스프 사태조림 더덕고추장구이 김가루실파무침 돈나물나박김치	잡곡밥 닭섭산적 죽순(들깨)볶음 양파깻잎지 돈나물나박김치
제철과일	알감자구이	약식	제철과일
보리밥 근대된장국 쇠고기롤찜 쑥갓두부무침 고구마 으깬 것+잣소스 포기 김치	현미밥 강된장찌게 불고기백김치볶음 낙지초무침 포기 김치 총각김치	동치미메밀국수 쇠고기마늘꼬치 가지볶음 두유버섯볶음	수수팥밥 시금치된장국 꽁치구이+통마늘구이 연두부새싹샐러드 오이소박이
크래커	제철과일	사과컵파이	스폰지케이크
완두콩밥 추어탕 수육+셀러리샐러드 흑임자감자채전 깍두기	흑미밥 건새우무국 사태과일탕수 실곤약잡채 비름고추장무침 포기 김치	현미콩밥 순두부찌개 된장소스연어구이 우엉피망채볶음 오이찬국 깍두기	보리밥 한방영양갈비탕 삼색밀전병 영양부추적채 석박지(배추와 무를 섞어서 만든 막김치)
견과강정	블루베리요구르트	고기납작만두	곡물음료(미숫가루)

5장
암 환자가 걱정하는 상황별 올바른 식사법

치료 기간 동안 환자들은 평범했던 일상의 습관까지도 고민하게 됩니다. 그중 하나가 바로 식생활입니다. 외식은 가능한지, 직장 생활을 하는 경우 회식은 가능한지, 그때는 무엇을 먹어야 하는지, 도시락을 싸야 하는지 등등. 그래서 이번 장은 여러 암 환자가 걱정하는 상황별 올바른 식사법에 대해 다루었습니다.

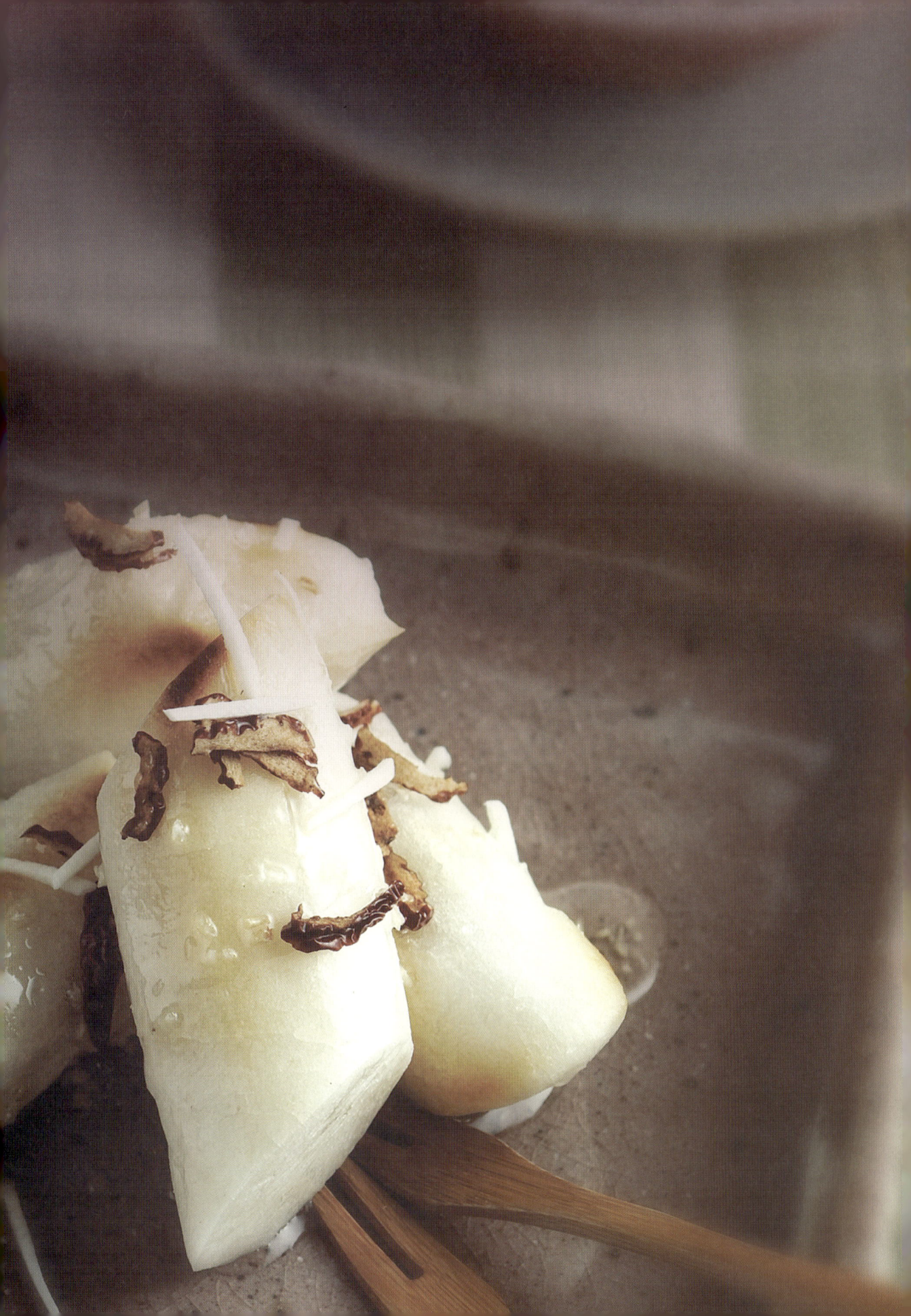

외식 시 고려해야 할 사항

현대는 외식 문화가 많이 발달하여 외식을 자주 하는 사람들이 늘어나고 있습니다. 변화하는 유행과 고객의 입맛에 뒤떨어지지 않도록 애를 쓰다 보니, 음식점에는 자극적인 메뉴가 많고, 제공하는 음식의 양도 많습니다. 그러나 최근에는 건강식에 대한 일반인의 관심이 높아지면서 식당에서도 암에 걸릴 위험이 적은 음식을 선보이려 하고 있습니다.

외식은 집에서 만들어 먹기 어려운 음식을 즐길 수 있고, 스트레스를 풀며 다양한 음식을 경험하고, 가족이나 친구와 대화하거나 사교 생활을 하는 좋은 기회입니다. 또한 일상적인 식생활에 변화를 주어 기분도 전환하고, 부족한 영양도 보충할 수 있습니다. 어디에서 식사를 하든 현명하게 음식을 선택하는 지혜가 필요합니다. 외식을 할 때는 가급적 집에서 잘 먹지 않았던 음식을 선택하는 것이 좋고 보양식도 괜찮으나, 무엇보다 위생과 안정성을 고려하여 식당을 선택하도록 합니다.

다음은 각 나라 음식에 따른 식사 선택 시 고려하면 좋을 내용입니다.

| 한식

밥과 반찬의 종류가 다양한 한식을 먹으면 영양소의 균형을 유지하는 데 유리합니다. 체력이 떨어졌을 때는 설렁탕, 도가니탕, 삼계탕, 추어탕, 보신탕, 수육 등 보양식을 드시는 것이 좋습니다. 반찬이 단계적으로 나오는 한정식은 기다리는 과정에서 식욕이 저하되는 경우가 있으므로, 먹고 싶은 음식이 있다면 가급적 먼저 나올 수 있도록 요구하는 것이 좋습니다.

| 양식

양식은 한식에 비해 열량이 높고, 단백질 공급이 충분한 편입니다. 특별히 단백질 식사를 하기 어려운 경우 가끔 좋은 레스토랑에 가서 스테이크나 파스타 요리를 드시는 것도 좋습니다. 단, 육류 요리는 충분히 익혀 '웰던(welldone)'으로 달라고 요구하십시오. 후식으로 제공하는 달달한 간식까지 먹는다면 다음날 몸이 거뜬해지는 것을 느낄 수 있을 것입니다.

중식

중국식 또한 지방 함량이 높고 열량이 많아 조금만 먹어도 열량 보충에 도움이 됩니다. 특히 중국 음식점은 위생 상태가 좋은 곳을 선택하도록 주의하여야 합니다. 면류보다는 담백한 육류 요리를 선택하면 단백질을 공급할 수 있습니다.

일식

일식은 재료의 본맛을 살려서 조리하기 때문에 향신료를 진하게 쓰지 않는 특징이 있습니다. 특히 생선 요리가 다양하므로 생선 요리를 먹고 싶을 때 이용하면 좋습니다. 그러나 암 치료 기간 동안에는 면역력이 떨어져 있는 경우가 많으므로 생선회 등과 같은 날 음식보다는 조림이나 구이, 담백한 탕 요리를 선택하도록 합니다.

뷔페

다양한 음식으로 구성되어 있으므로 입맛에 맞게 골라 먹을 수 있습니다. 맛있는 음식이 있다면 맘껏 드시기 바랍니다. 주의해야 할 사항은 신선한 식품을 섭취해야 하는 것입니다. 날 음식보다는 익힌 음식 위주로 선택하도록 합니다. 새로운 음식에 대한 시도도 필요하므로 단백질 위주의 메뉴 중 집에서 먹지 못했던 것을 시도하여 봅니다.

도시락 올바르게 싸기

항암 치료 기간에도 사회생활을 하는 경우 점심 식사 문제로 걱정하시는 환자들이 많습니다. 회사에서 제공하는 식사는 대부분 비교적 영양의 균형이 잡혀 있으므로 이용하셔도 무방합니다만, 식당 특유의 냄새나 기다려야 하는 불편함 등이 싫어서 도시락을 싸서 다니는 환자들은 영양 면에서 부족함이 없도록 신경 써야 합니다.

도시락을 쌀 경우 밑반찬을 준비해두면 좋습니다. 예를 들면, 장조림, 메추리알조림, 콩자반, 멸치조림 등을 일별로 준비하여 두고, 채소는 브로콜리, 당근, 오이, 셀러리 등을 준비하여 도시락 크기에 맞게 예쁘게 썰어 놓습니다. 고추장에 고기나 잔멸치 등을 넣어 볶거나, 짜지 않게 두부나 버섯, 견과류, 쌀미음 등을 섞어 쌈장을 준비해둡니다. 가끔 너무 지루하다 싶으면 유부초밥, 주먹밥, 샌드위치로 변화를 주면 다양하게 그리고 큰 부담 없이 도시락을 즐길 수 있습니다.

도시락 역시 음식도 중요하지만 위생적인 관리를 신경 써야 하며, 쉽게 상할 수 있는 두부나 나물류 등은 피하는 것이 좋습니다. 아울러 집에서 냉장고에 오래 보관한 반찬류는 상온에서 균의 성장 속도가 빠르므로 주의해야 합니다.

암 환자를 위한 추천 도시락

사색사미주먹밥과 닭섭산적

환자가 아무것도 먹고 싶은 생각이 없을 때 별식으로 만들어봅니다. 주먹밥에 여러 가지 채소를 혼합하여 다양한 영양을 섭취할 수 있도록 하고, 식어도 먹는 데 부담이 없는 닭섭산적을 곁들입니다. 그러면 도시락 하나로 필요한 모든 영양을 섭취할 수 있습니다(조리법: 사색사미주먹밥 88쪽, 닭섭산적 150쪽 참고).

충무김밥과 오징어된장초무침

식어도 맛있게 먹을 수 있는 메뉴로 충무김밥 도시락을 준비합니다. 충무김밥에 곁들이는 오징어 무침은 흔히 매운 고추장양념으로 만들지만, 자극적이지 않은 건강양념된장으로 무쳐보겠습니다. 늘상 먹던 빨간색 무침은 아니지만 고춧가루를 사용하여 칼칼한 맛을 가미하고, 여러 가지 채소를 넣어 영양을 골고루 섭취할 수 있도록 합니다.

■ 재료

쌀밥 2공기, 식초 1큰술, 설탕 0.5큰술, 소금 1/3작은술, 참기름 약간, 오징어된장무침(오징어 120g, 무 50g, 양배추 30g, 오이 20g, 양파 20g, 당근 10g, 대파 4g, 풋고추 2g, 된장 30g, 올리고당 105g, 양조식초 5g, 설탕 4g, 마늘 2g, 고춧가루 2g, 볶음참깨 1g)

■ 이렇게 만들어보세요

1. 모든 채소는 깨끗이 씻어 굵은 채를 썰어 준비합니다.
2. 오징어는 내장을 제거하고 깨끗이 씻어 데칩니다.
3. 무침용기에 데친 오징어를 채 썰어 넣고 준비한 채소를 모두 담은 다음 된장양념으로 골고루 버무립니다.
4. 쌀밥과 양념을 골고루 섞어줍니다.
5. 김은 3장을 준비하여 앞뒤로 살짝 구워 반씩 자릅니다.
6. 구운 김에 밥을 넣고 가늘게 말아 5등분으로 썹니다.
7. 김밥과 오징어무침을 곁들여 도시락을 완성합니다.

> **영양 Tip**
> 쌀밥보다 영양이 풍부한 보리밥이나 현미밥으로 김밥을 싸도 좋습니다.

참치치즈호밀빵샌드위치

■ **재료**

호밀빵샌드위치 4장, 슬라이스치즈 2장, 참치통조림 1캔, 마요네즈 2큰술, 브로콜리 60g, 소금 약간, 양상추(또는 상추) 적당량

■ **이렇게 만들어보세요**

1. 식빵은 프라이팬을 달군 후 앞뒤로 뒤집어가며 노르스름하게 굽거나 토스터로 굽습니다.
2. 참치통조림은 체에 밭쳐 국물을 완전히 빼고 그릇에 담습니다.
3. 브로콜리는 작은 송이로 떼어 팔팔 끓는 물에 파랗게 데친 다음 재빨리 찬물에 담갔다가 건져 물기를 닦고 잘게 다집니다.
4. ②번의 참치에 브로콜리, 마요네즈 1큰술과 소금을 넣고 골고루 섞어줍니다.
5. 구운 식빵에 마요네즈 1큰술을 고루 펴서 바르고 양상추, 참치샐러드, 슬라이스 치즈 1장, 양상추를 순서대로 얹은 다음 그 위를 식빵으로 덮습니다.
6. 완성된 샌드위치를 마른 면보자기에 싸서 도마 등으로 살짝 누른 후 가장자리를 먹기 좋게 자릅니다.

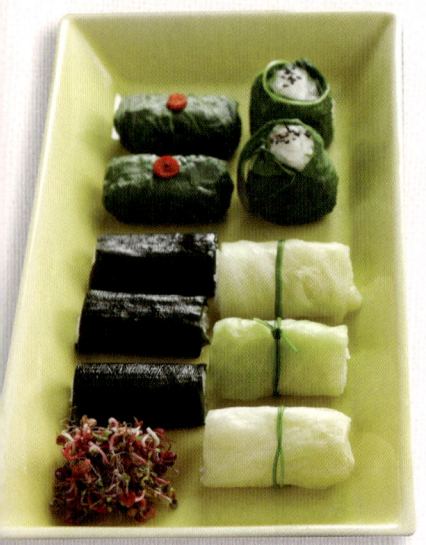

건강쌈으로 만든 건강롤

환자가 도시락을 싸서 외출해야 한다면 건강롤을 싸주십시오. 규칙적인 시간에 영양소를 골고루 섭취해야 하는 당뇨 환자들은 실제로 쌈을 싸서 다니시는 분들이 많습니다. 그러나 외출 후 쌈을 싸서 먹기란 상당히 번거로우므로 아예 건강롤을 싸서 도시락에 담아주시기 바랍니다.

신선한 쌈은 비타민과 무기질이 풍부해서 우리 몸의 신진대사를 원활히 하는 데 도움을 줍니다. 쌈밥의 양념으로 만들 쌈장에 소고기나 돼지고기를 다져 넣어서 단백질을 보충해도 좋고, 도시락 한 켠에 건새우볶음이나 장조림을 곁들이면 작더라도 네모난 도시락 하나로 모든 영양을 섭취할 수 있습니다(조리법: 채소쌈으로 만든 건강롤 90쪽 참고).

건강기능식품 현명하게 선택하기

●●●●● 암 환자는 치료와 회복을 위해 특정 영양소가 더 필요할 수 있습니다. 그러나 가장 기본이 되는 식사를 소홀히 하거나 주치의와 상의하지 않고 몸에 좋다는 제품들을 구하러 다니느라 시간과 돈을 낭비한 적은 없으십니까? 효과가 증명되지 않은 제품들이 주변에 너무도 많아 그간 환자들의 올바른 선택을 가로 막아왔습니다. 다행히 2004년부터 식품의약품안전청에서 특정 영양소와 질병과의 상관관계를 파악하여 질병에 맞는 건강기능식품을 선택할 수 있도록 정보를 제공하고 있으므로 참고하시는 것이 좋습니다.

건강기능식품이란

식품이나 음식으로 채우지 못한 기능을 보충할 목적으로 인체에 유용한 기능을 가진 원료나 성분을 사용해 섭취하기 쉽게 정제하거나 캡슐 등으로 제조한 가공식품을 말합니다. 그러나 건강기능식품은 병을 예방하거나 치료하기 위한 의약품이 아니므로 약을 대신할 수는 없습니다. 다만, 건강한 식생활을 유지하면서 부족해지기 쉬운 성분 등을 보충해주는 개념의 식품일 뿐입니다.

정확한 정보 확인은 필수

암 환자 주변에는 'ㅇㅇ가 좋다더라', 'ㅇㅇㅇ을 먹었더니 좋더라' 등과 같은 이야기가 무수히 많습니다. 특히 우리나라 사람들은 '~라 하더라'는 정보에 쉽게 현혹됩니다. 위에서도 말했듯이 건강기능식품은 약을 대신할 수 없는 보충식품일 뿐이므로 효능 및 기능성에 대한 정보를 확인하십시오.

건강기능식품 정보는 제품 뒷면에 있는 영양 기능 정보란을 확인하면 알 수 있습니다. 더 자세한 정보는 식품의약품안전청 홈페이지에 접속하여 '건강기능식품 → 소비자정보 → 기능정보'를 순서대로 클릭하면 기능성에 따라 11가지로 분류하여 설명해놓았습니다(참고: 식품의약품안전청 산하 건강기능식품

정보 홈페이지-http://hfoodi.kfda.go.kr).

■ 건강기능식품의 대표적인 기능

기능성 분류	기능성 원료
장 건강에 도움	유산균, 프락토올리고당, 목이버섯, 알로에
건강한 수준의 콜레스테롤 유지에 도움	감마리놀렌산, 키토산, 대두단백
건강한 수준의 혈액 흐름에 도움	EPA, DHA, 감마리놀렌산
건강한 수준의 체중과 체지방 유지에 도움	히비스커스 복합 추출물
유해활성산소 제거에 도움	녹차 추출물, 베타카로틴
뼈와 관절 건강에 도움	프락토올리고당, 초록입홍합 추출 오일복합물
면역 기능 유지에 도움	인삼, 홍삼

건강기능식품 섭취 시 주의사항

● **어떠한 경우에도 과다 섭취하지 말아야 합니다.**

아무리 좋은 음식이라도 지나치면 몸에 해롭듯 건강기능식품도 과다 섭취하면 좋지 않습니다. 제품에 기재된 섭취량과 섭취 방법을 따라야 합니다.

● **여러 종류의 건강기능식품를 섭취하거나 다른 약과 동시에 먹지 않도록 합니다. 섭취 시 반드시 주치의와 상의합니다.**

각각의 약물 성분과 영양소 성분이 서로 흡수를 방해하거나 약효를 떨어뜨리는 등 악영향을 미칠 수 있습니다. 약품과 건강기능식품을 동시에 복용하고 싶을 때는 의료진과 상의해야 합니다.

● **건강기능식품을 치료 목적으로 사용하면 안 됩니다.**

건강기능식품은 음식으로 채우지 못한 영양소를 보충하는 것인데 특정 질병을 치료하는 의약품과 혼동하여 사용하면 안 됩니다. 건강기능식품은 질병 치료 목적으로 사용할 수 없으며, 질병 치료를 위해서는 반드시 의사에게 진찰을 받고 적합한 의약품을 처방받아 복용해야 합니다.

> **Tip 이것만은 꼭 알아둡시다**
> • 건강을 유지하기 위해서는 균형 잡힌 식생활과 규칙적인 운동이 무엇보다도 중요합니다.
> • 건강기능식품은 제품의 기능 정보를 충분히 숙지한 후 사용해야 합니다.
> • 섭취량은 권장량 이상을 먹으면 오히려 부작용이 나타날 수 있으므로 꼭 지키기 바랍니다.

의료진의 의견 ⑤ – 치료 과정 중에

대체 시도는
반드시 의사와 상의하십시오

암 환자라면 암 치료를 위해 시도하는 여러 가지 방법에 대해서 귀가 따갑고 머리가 어지러울 정도로 주변에서 많이 들었을 것입니다. 이러한 방법을 표준 치료에 추가하여 이용할 때 이를 보완적인 치료라고 합니다. 그 외에 표준 치료를 하지 않고 시행하는 것은 대체 시도라고 표현합니다.

많은 의학 연구센터에서 이런 보완적인, 혹은 대체적인 시도의 과학적인 면을 검증하기 위해 연구, 시험하고 있습니다. 그러나 아직까지는 많은 부분이 충분히 연구되지 못했을 뿐 아니라, 효과는 물론이고 안전성도 확인되지 않고 있습니다. 어떤 시도는 전혀 도움이 되지 않거나 오히려 유해할 수도 있다고 연구되었습니다.

만약 환자 여러분이 이러한 시도를 받고자 고려하고 있다면 반드시 주치의와 상의하십시오. 왜냐하면 이러한 시도가 표준 치료에 부정적인 영향을 미치거나 해를 끼칠 수도 있기 때문입니다. 미국의 암 연구소와 본 연세암센터에서는 이미 공인되고 증명된 치료를 받으라고 강력히 권하고 있습니다. 비표준적인 치료에 의존하다가 건강해질 수 있는 기회를 놓쳐서는 안 되기 때문입니다.

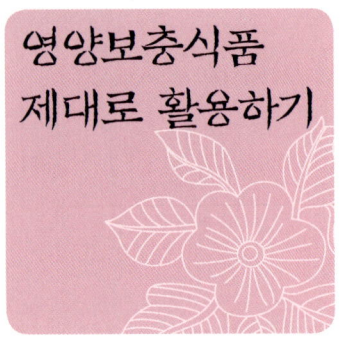
영양보충식품 제대로 활용하기

│ 영양보충음료

식사량이 너무 적은 경우에는 영양보충음료를 활용합니다. 물론 식사를 통해 필요한 영양소를 섭취하는 것이 가장 이상적인 방법이긴 하나, 의지만으로는 조절이 안 되는 경우가 있습니다. 이럴 때는 가족들의 걱정조차도 스트레스가 됩니다.

계속 식사량이 적다 싶으면 최소한의 열량과 영양 보충을 위해서 영양보충음료를 하루에 2~3캔 정도 섭취할 것을 권해드립니다. 시중에 음료뿐만 아니라 파우더 제품 등 다양한 제품이 나오고 있으며, 한국인이 선호하는 맛은 물론 다양한 맛을 선보이고 있습니다. 영양보충음료는 한 번을 먹어도 영양소가 골고루 들어 있으므로 병원에서도 권해드리고 있습니다. 만약 그대로 먹기가 불편하거나 기호에 맞지 않을 경우 과일이나 커피를 약간 넣어 마셔도 좋습니다.

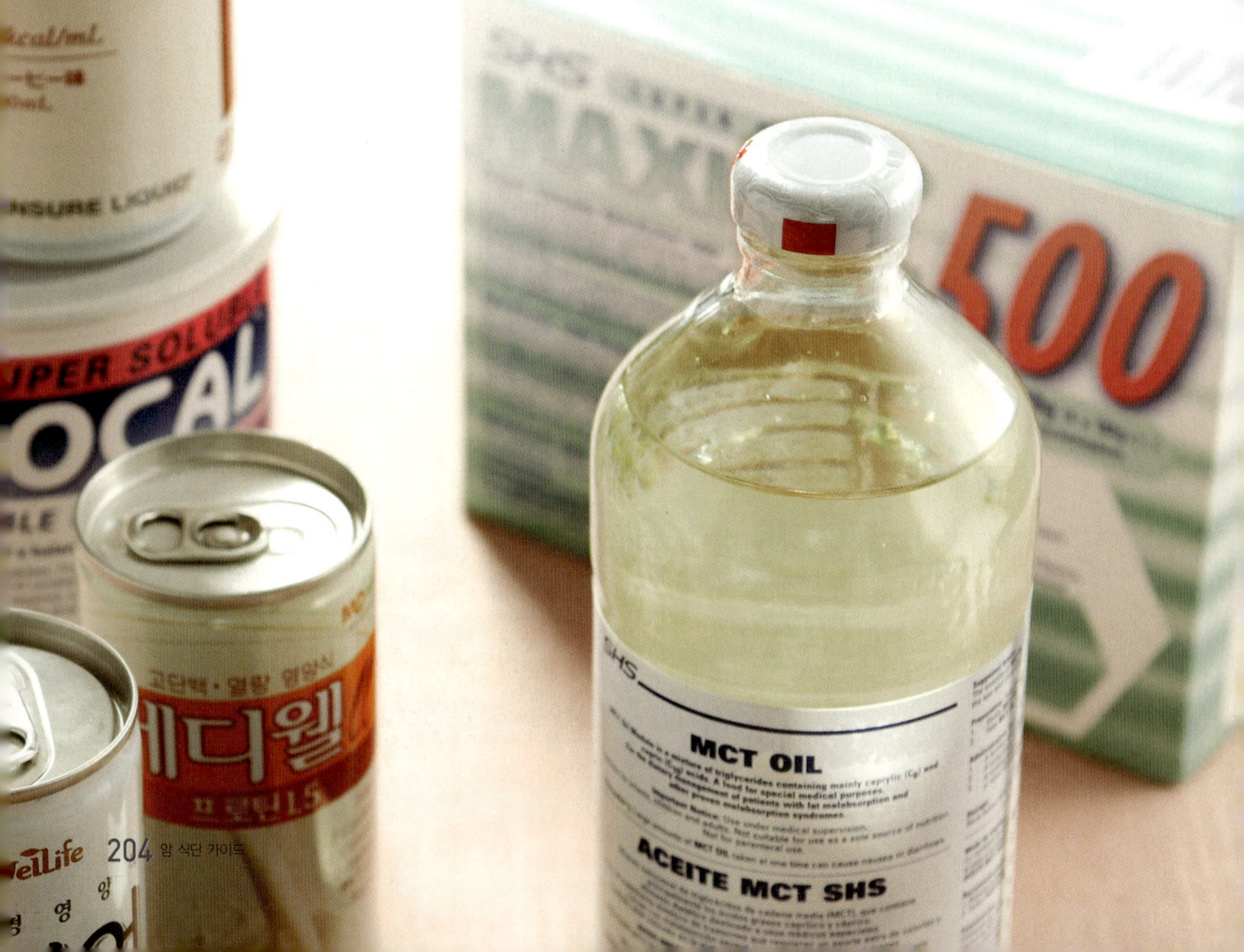

■ 영양보충음료 종류

제품명	제조회사	용량(cc)	열량(kcal)	탄수화물(g)	단백질(g)	지방(g)	특징
그린비아 마일드케어	정식품	200	200	29	11	6	• 일반 환자용 • 메론 맛
그린비아 디엠	정식품	200	200	33	8	4	• 당뇨 환자용
그린비아 하이프로틴	정식품	200	200	28	13	4	• 단백질 보충용
뉴케어	대상	200	200	30	7	6	• 일반 환자용 • 구수한 맛, 딸기 맛, 검은깨 맛
뉴케어 당뇨식	대상	200	200	25	10	8	• 당뇨 환자용
뉴케어하이프로틴	대상	200	200	24	13	6	• 고단백 영양 균형식
메디푸드글루트롤	한국메디칼푸드	200	200	28	9	10	• 당뇨 환자용
메디푸드엘디 1.5	한국메디칼푸드	200	300	46	12	9	• 일반 환자용 농축 영양식 (1.5kcal/ml)
메디웰	엠디웰	200	200	28	8	7	• 일반 환자용
메디웰 당뇨식	엠디웰	200	200	22	10	9	• 당뇨 환자용
메디웰프로틴 1.5	엠디웰	200	300	38	13	11	• 고단백 고열량 영양식
엔슈어액	애보트	250	250	41	9	6	• 일반 환자용 • 커피 맛, 바닐라 맛
글루서나	애보트	237	237	23	10	13	• 당뇨 환자용

> **Tip** 영양보충음료 활용하기
>
> ■ **바나나셰이크**
> 영양보충음료(1캔)와 바나나 1개(120g)를 믹서기에 넣고 곱게 갈면 바나나셰이크가 완성됩니다.
>
> ■ **딸기셰이크**
> 영양보충음료(1캔)와 딸기 10알(150g)을 믹서기에 넣고 곱게 갈면 딸기셰이크가 완성됩니다.
> ※ 구수한 맛이나 바닐라 맛의 영양보충음료를 사용하면 맛이 좋습니다.

영양강화제

영양강화제란 한 가지 혹은 몇 가지 특정 영양소를 함유하고 있는 제품으로 특정 영양소를 보충할 때 사용하는 제제입니다. 지방강화제, 탄수화물강화제, 단백질강화제, 아미노산강화제, 미량영양소강화제가 있으며, 식용유, 콘시럽, 탈지분유도 칼로리 및 단백질 추가제로 사용이 가능합니다.

■ **영양강화제 종류**

제품명	제조회사	용량 (g)	열량 (kcal)	탄수화물 (g)	단백질 (g)	지방 (g)	특징
맥시줄	한국메디칼푸드	20	76	19	–	–	탄수화물강화제
프로맥스	한국메디칼푸드	10	38	–	9.1	–	단백질강화제
엠씨티오일	한국메디칼푸드	10	83	–	–	10	지방강화제
듀오칼	한국메디칼푸드	20	98	15	–	4	탄수화물·지방강화제
폴리코즈	애보트	6	23	6	–	–	열량 보충용 탄수화물제품

> **Tip** 영양강화제 활용하기

■ 흰죽에 맥시줄 혼합하기
흰죽에 맥시줄을 혼합할 때 일반 섭취량에 비해 약 1.5배에 가까운 추가 열량 섭취가 가능합니다. 그러나 총 섭취량에는 큰 변화 없이 효과적인 고열량 섭취가 가능합니다.

■ 우유나 두유에 프로맥스를 첨가하기
프로맥스 1포에는 계란 1개에 달하는 단백질이 들어있습니다. 따라서 우유나 두유 1잔(200cc)에 프로맥스 1포(10g)를 넣어 섭취할 경우 총 21g의 단백질을 섭취할 수 있습니다.

■ 엠씨티오일 사용하기
엠씨티오일은 지방의 소화흡수가 빨라서 간·담도계·췌장 질환으로 지방의 소화흡수가 어려운 사람이 사용하면 유용합니다. 1회 최대 15~20cc씩 사용하고, 총 사용량은 의사의 지시에 따릅니다. 주스, 드레싱, 찜, 낮은 온도의 구이 등 다양한 조리법에 이용할 수 있으나, 발연점이 낮기 때문에 튀김과 같은 고온의 조리에는 적당하지 않습니다.

■ 우유나 분유에 듀오칼 혼합하기
듀오칼 혼합 시 일반 섭취량에 비해 약 1.5배에 가까운 추가 열량 섭취가 가능합니다. 그러나 총 섭취량에는 큰 변화 없이 효과적인 고열량 섭취가 가능합니다.

■ 단백질 바나나셰이크
우유 200cc에 바나나 1개, 프로맥스 1포(10g), 꿀 1작은술을 넣고 믹서기로 갈면 단백질 바나나셰이크가 완성됩니다.

■ 단백질 과일젤리
포도주스(250cc)에 분말 젤라틴(10g)과 설탕(20g)을 넣고 약한 불에서 녹인 후 프로맥스 1포(10g)를 넣습니다. 그 혼합액을 컵에 넣고 과일통조림을 약간 첨가하여 냉장고에 1시간 정도 두면 단백질 과일젤리가 완성됩니다.

– 자료 출처: 한국메디칼푸드(http://kmfweb.co.kr)

적극적인 영양 공급 방법

앞장에서 여러번 강조하였듯이 암 환자는 치료 기간 내내 적절한 영양 상태 유지가 중요하기 때문에, 의료진들은 주도적이며 적극적으로 식사를 하라고 강조합니다. 그러나 병원에서 암 환자들의 음식 섭취 상태를 조사해본 바에 의하면, 열량과 단백질 섭취량이 일일 권장량의 70~80% 수준으로 부족하게 나타났습니다.

환자들이 입원을 하면 치료 일정과 일방적인 식사 제공, 특히 병원 특유의 냄새 등으로 식사를 잘하지 못하는 경우가 많습니다. 이러한 환경도 환자의 영양 불량 상태를 유발하는 요인입니다.

물론 치료를 위해서는 환자 스스로 먹는 양을 늘리는 것이 최상의 방법입니다. 그러나 환자의 여러 가지 상황을 고려하지 않고 많이 먹기만을 강요하면 점점 먹는 것에 대해 스트레스를 받게 되고, 급기야는 소화 불량, 설사 등으로 이어져 영양 상태를 더 악화시키는 악순환을 겪게 되는 경우도 많습니다. 따라서 환자의 식사와 영양 상태를 진단하여 스스로 식사 상태를 호전하기 어렵다는 판단이 들 때 적극적인 영양 지원을 해야 합니다.

최근 많은 병원들이 영양 상태가 좋아야 치료 과정도 잘 견디고, 합병증도 감소하며, 치료 결과 또한 좋다는 연구 논문들을 근거로 하여 치료 첫 단계부터 적극적인 영양 요법을 시행하고 있습니다.

그 첫 단계로 영양보충식품의 섭취를 권고할 수 있습니다. 영양보충식품은 영양소가 종합적으로 농축되어 있고, 쉽게 이용하도록 분말이나 액상 상태로 상품화되어 있습니다. 최근 국내에도 여러 종류가 개발되어 시판되고 있으므로 기호와 영양 성분에 따라 하루에 1~2잔씩 이용하는 것을 권장합니다(참고: 영양보충음료 제대로 활용하기).

만약 이런 조치를 한 후에도 환자의 영양 상태가 개선되지 않는다면 보다 적극적인 영양 지원 방안을 고려할 수 있습니다. 그 중 하나가 튜브나 혈관을 통해 직접 미세하게 조절한 영양액을 투입하는 방법입니다. 환자의 소화관 기능이 정상이면 튜브로 영양액을 공급하고, 소화관 기능이 떨어져서 이용이 불가능하면 혈관으로 영양액을 투입합니다. 물론 이러한 방법은 정상적으로 음식을 먹음으로써 영양을 섭취하는 방법에 비해 많은 부작용이 있을 수 있으므로 의료진들의 지속적인 관리 아래 진행해야 합니다.

특히 우리나라는 음식 문화 정서상 이러한 영양 지원 방법에 대해 환자나 보호자가 느끼는 거부감이 큽니다. 하지만 그만큼 환자의 영양 상태가 암 치료에 중요함을 인식해야 합니다. 그리고 이러한 조치는 환자의 영양 상태를 향상시키기 위한 최선의 노력임을 이해하고 의료진의 판단을 믿어야 하겠습니다.

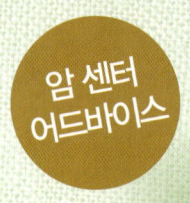
암 센터 어드바이스

영양보충음료를 약과 같이 먹어도 되나요?

영양보충음료는 부족한 식사량을 보충하는 제품입니다. 말 그대로 식사를 대신하여 균형 잡힌 영양 섭취를 도와주기 위한 것이지, 특정 성분을 강화하거나 치료 효과를 보기 위한 약이 아닙니다.

약 복용 시 식사와 관련된 기준을 똑같이 적용해야 합니다. 식사를 피하여 공복에 약을 복용하라고 하면 영양보충음료도 피해야 하며, 식사와 같이 복용이 가능하다면 약과 같이 먹는 것이 가능합니다.

항암 치료 기간 중 민간요법을 병행하면 효과가 더 있지 않을까요?

간혹 민간요법 광고나 주변 권유에 이끌려 병원에서 시행하는 항암 치료를 거부하거나 치료 중에 민간요법을 시도하는 환자들이 있습니다. 그러나 암을 이기고 살아남은 사람들의 96% 이상이 전통적인 의학 치료를 받았다고 합니다.

물론 의학 치료를 잘 받기 위해서는 기본적인 체력이 밑받침 되어야 합니다. 환자는 치료 과정에서 항암제 주사를 맞기도 하고, 먹는 항암제, 소화제, 빈혈약 등 많은 종류의 약을 복용하게 되는데, 여기에 정체 모를 약까지 복용하면 주요 대사기관인 간에 더 많은 부담을 주기 때문입니다.

따라서 치료 기간 동안은 균형 잡힌 일상 식사를 하는 것이 좋으며, 그 후에 환자의 컨디션에 따라 의사와 상의하여 약을 복용하는 것이 권장됩니다.

6장
암 재발을 예방하는 식사 요령

암은 치료가 끝났다고 해도 재발할 수 있으므로 재발을 막는 노력이 필요합니다. 그중에서도 중요한 것은 좋은 식습관의 유지입니다. 치료를 견디기 위해 고열량, 고단백 식사에 중점을 두었다면 치료를 종료한 후에는 표준 체중을 유지하며, 건강 균형식으로 돌아가야 합니다. 뿐만 아니라 금연, 절주, 적절한 운동 등을 통한 건전한 생활양식을 재설계하여 습관화하는 것이 최선이자 최상의 방법입니다.

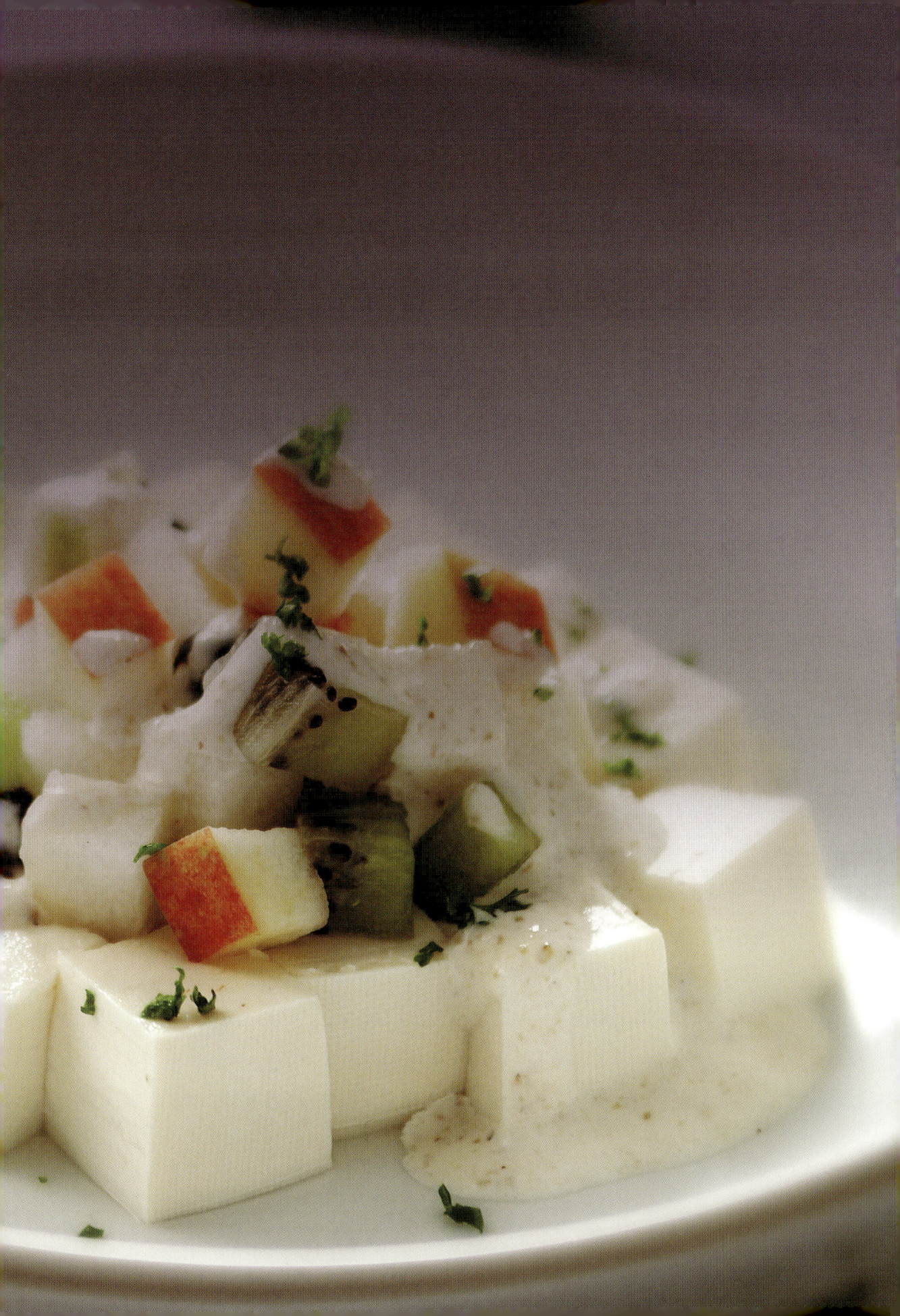

건강 균형식으로 돌아가라

●●●●● 암 치료의 모든 과정이 끝나면 수술 후 상처도 회복되고, 서서히 건강과 자신감을 되찾으며, 끝이 없을 것 같았던 암과의 투쟁에서 벗어나 새로운 삶을 시작할 것입니다. 치료 기간 동안 부진했던 식욕 또한 정상으로 돌아올 것입니다.

그러나 이제부터 환자 여러분은 건강한 생활을 위해 또 다른 선택을 해야 합니다. 특히 치료 과정에 길들여진 식습관을 정상적으로 변화시켜야 할 것입니다. 치료 기간 동안의 고단백, 고열량 식사보다는 일상 활동에 알맞은 열량과 건강에 유익한 식품 위주로 매일 다양하게 식사해야 합니다. 그리하여 몸에 필요한 영양소의 균형을 이루십시오.

건강한 식습관의 목표는 표준 체중 유지입니다. 표준 체중 유지는 암뿐만 아니라 당뇨, 고혈압, 심장 질환 등 각종 성인병 예방과도 직결됩니다. 자신의 표준 체중 산출 방법은 2장에 나오는 '나의 적정 체중과 영양 필요량 알아보기'를 참고하시기 바랍니다.

치료 중에 다행히 식사량이 줄지 않고 고단백, 고열량 식사를 지속적으로 하면서 체중이 증가한 상태라면 치료 후에는 열량과 단백질의 양을 정상적인 생활에 맞게끔 줄여야 합니다. 반면, 치료 기간 내내 식욕 저하 및 치료 부작용으로 식사를 적절하게 하지 못해 체중이 많이 줄어든 상태라면 치료 후 환자의 저하된 소화 및 대사 능력 회복 속도에 맞추어 식사량을 조금씩 늘리면서 체중을 늘리는 것이 좋습니다.

어느 정도 체중이 늘어나고 일상생활과 사회생활을 할 수 있으면 활동량에 맞추어 식사량을 조절하는 것이 좋습니다. 흔히들 좋은 음식을 잘 먹으면 건강에 좋을 거라 생각하지만, 많이 먹는 것과 균형 잡힌 식사는 분명코 다릅니다. 모든 식품은 항암 성분도 있지만 발암 성분도 함께 지니고 있습니다. 일방적으로 채식만 한다든가, 아니면 유기농 식품만 고집한다고 하여 암이 예방되는 것은 아닙니다.

치료 종료 후에도 환자나 보호자들은 재발에 대한 걱정으로 여러 가지 민간요법을 시도하는 경우가 많습니다. 그러나 아직까지 어떤 연구도 암 재발을 막아주는 음식을 제시하지 못하고 있습니다. 너무 조급해하지도 말고, 너무 욕심내지도 말며, 꾸준하게 적정한 양으로 영양소를 공급하면 항상 우리 몸은 건강해지려는 노력을 포기하지 않을 것입니다.

다만, 몸에 좋지 않은 음식을 감정적이거나 습관적으로 혹은 무의식적으로 먹는 습관을 버리고, 평소 즐겨 먹지 않던 음식도 건강을 위해서 먹어야 하는 결단과 용기가 필요합니다.

결론적으로 말하면, 내 몸에 맞는 영양 필요량을 토대로 적절한 식품의 종류와 양을 선택하여야 합니다. 식품은 그 자체가 보약이 아니라 영양소의 균형과 조화를 이루며 제대로 먹어야 항암제이자 보약이 됨을 인식해야 합니다.

개인 상황에 따라 다르게 식사하라

치료 기간 동안 체중이 증가한 경우

치료 기간 동안 다행스럽게도 식사와 관련한 부작용이 적고, 고열량, 고단백 식사를 지속하여 오히려 치료 전보다 체중이 더 증가한 경우는 치료를 끝내면서 서서히 표준 체중으로 돌아가야 합니다. 그러기 위해서는 식사량을 줄여야 합니다.

그러나 주방과 냉장고에 음식이 여전히 가득하다면 식사량을 줄이기 어렵습니다. 우선 냉장고나 주방에 있던 고열량식품을 저열량식품으로 과감하게 바꾸십시오. 항암 효과도 있고 열량이 적은 식품으로 채소류보다 더 좋은 것은 없습니다. 당근, 오이, 셀러리, 파프리카 등 다양한 색깔의 채소로 냉장고를 채우고, 우유도 저지방제품으로 바꾸기 바랍니다.

가급적 냉장고에 많은 음식을 보관하지 않도록 하십시오. 그동안 필요 이상으로 음식을 준비하였다면 적게 요리하도록 하고, 간식을 자주 먹었다면 간식부터 줄여야 합니다. 설탕이나 기름 등 양념을 지나치게 많이 넣어 조리하기보다는 식재료 자체의 맛을 그대로 살리는 요리법으로 바꾸는 것이 좋습니다. 아무리 저지방에 저열량 음식이라도 너무 많이 먹으면 이것 역시 열량을 증가시킨다는 사실을 잊지 말아야 합니다.

음식을 먹기 전에는 정말로 배가 고픈지 생각해보고 먹도록 하십시오. 만약 열량보충을 위해 마요네즈나 올리브유 등 샐러드드레싱을 자주 먹었다면 이제는 열량을 적게 섭취하기 위해서 오리엔탈드레싱을 이용하시기 바랍니다.

만약 체중을 줄여야 한다면 먼저 1kg 정도 빼는 것부터 노력하십시오. 1주일에 500g 정도 빼는 것이 몸에 무리가 가지 않고 요요 현상도 없이 건강하게 체중을 줄이는 방법입니다. 퇴원 후 정상적인 활동과 운동을 하면 식사량을 더 이상 줄이지 않아도 체중이 감소할 수 있습니다.

식사 후에 포만감을 느끼기 위해 섬유소가 많은 잡곡밥과 과일, 야채류를 매

식사마다 포함시키는 것을 잊지 마십시오. 섬유소는 음식을 천천히 소화, 흡수되도록 하여 상당히 오랫동안 포만감을 느끼게 함으로써 과식을 방지해주기 때문입니다. 결과적으로는 섭취 열량을 줄여 비만을 예방합니다.

치료 동안 체중이 감소한 경우

항암 치료 기간 내내 식사를 하지 못했거나 수술로 식사량이 줄어 체중이 감소한 상태에서는 정상 체중을 만들기 위해 식사량을 늘려야 합니다. 게다가 수술까지 했다면 상처 회복을 위해서 고단백, 고열량 식사를 유지하는 것이 좋습니다.

그러나 간혹 먹는 것을 두려워하며 예전 식사량조차 유지하지 못하는 경우가 발생할 수 있습니다. 이럴 때는 조급하게 생각하지 말고, 친숙하고 쉬운 조리법으로 간단한 식사부터 시도하여 보십시오. 환자의 소화 능력에 따라 열량 밀도가 적은 미음이나 죽보다는 한 번을 먹어도 열량이 높은 밥으로 식사하는 것이 좋습니다. 천천히 음식 맛을 음미하면서 치료로 사라진 미각을 되살려보기 바랍니다. 과거에 특별히 좋아했던 음식을 다시 한 번 만들어보는 것도 좋습니다. 4장에서 소개한 음식들을 회복기에 이용해도 좋습니다. 보신 음식에 의존하기보다는 일상 음식으로 몸에 필요한 영양소가 골고루 구성된 균형 잡힌 식사를 유지하면 점점 몸 상태가 좋아짐을 느끼게 될 것입니다. 만일 식욕이 회복되지 않거나 체중이 오랫동안 증가하지 않으면 주치의 혹은 병원의 임상 영양사와 상의하도록 합니다.

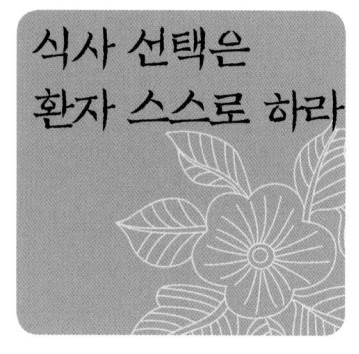
식사 선택은 환자 스스로 하라

●●●●● 암 투병이란 경험은 삶을 이제와는 다른 각도로 보게 하며, 삶의 가치에 대한 우선순위를 재정립하는 좋은 계기가 될 수 있을 것입니다. 식생활 역시 예전보다 영양적으로 균형 잡힌 식습관으로 변화시키는 기회가 될 것입니다. 그러나 이러한 식습관 변화 과정의 주체는 반드시 환자여야 합니다. 뿐만 아니라 가족과도 일치하는 신념과 의견을 가져야 하겠습니다.

암 진단 후 치료 시작부터 치료 후까지 환자의 식사 선택권이 가족에게 있는 경우가 많습니다. 가족과 주변의 권유로 환자는 아침부터 녹즙에, 홍삼 또는 항암 효능이 있다는 버섯 달인 물로 시작하여 종합 비타민, 로얄젤리, 체력을 빠르게 회복시킨다면서 개소주, 정체불명의 건강기능식품, 보약에 보신 음식까지 종일 먹게 됩니다. 그 결과 이러한 식품으로도 충분히 배가 불러 정작 식사는 할 수가 없습니다. 게다가 제대로 먹느니, 안 먹느니 하며 가족 간에 불화가 생기고 정신적 스트레스가 가중된다고 호소하는 경우도 종종 발생합니다.

어디 그뿐인가요? 이러한 식품에 지출하는 비용도 만만치 않습니다. 그렇지만 결과는 어떨까요? 이러한 식품들은 이미 암 치료로 혹사된 간을 더 혹사시켜 건강 상태를 더 나빠지게 할 수 있습니다.

물론 치료 후 환자 스스로 엄격한 자기 관리와 절제를 하는 것도 중요하지만, 이는 어디까지나 좋은 건강 상태를 유지하고, 건전한 식생활을 통한 삶의 질을 회복하기 위한 것임을 잊지 않으시길 바랍니다. 따라서 환자 스스로 자신의 체력, 식욕, 건강 체중 등을 고려한 균형 잡힌 식습관을 유지해야 합니다. 가족들은 이러한 환자의 뜻과 노력을 지지해주고 협조해야 할 것입니다.

5초만 생각하고 선택하라

●●●●●● 치료를 마치고, 식욕이 회복되고, 사회로 복귀하면 수많은 먹을거리가 유혹하고, 먹을 기회도 많아지게 됩니다. 그러다보면 긴장이 풀어지고 어느덧 무절제한 식생활로 돌아가기 쉽습니다. 삶의 질을 생각하면 암 치료 후에 금욕적인 식생활을 권하고 싶지는 않습니다. 그러나 필요 이상 많이 먹을 필요는 없습니다. 일상식품에서 항암식품, 발암식품이 특별히 구분되지는 않습니다. 그러나 항암 식습관과 발암 식습관은 있습니다. 따라서 자신도 모르는 사이 발암 식습관을 가지게 되지 않도록 주의해야 합니다. 즉, 항암식품으로 알려진 것을 자주 섭취하여 그 효능을 늘리되, 발암식품으로 알려진 것은 섭취 빈도라든가 양을 줄여야 합니다. 이렇게 하기 위해서는 식품을 선택하거나 음식을 먹을 때 5초만 생각하고 결정하기 바랍니다.

내가 지금 좋은 식습관을 유지하는지 알기 어려울 때는 매일 먹는 음식을 간단하게 적어보십시오. 음식명과 섭취량을 적어서 일정 기간마다 내가 무슨 음식을 주로 먹는지, 매일 먹어야 할 음식들은 잘 먹고 있는지, 건강에 도움이 되지 않는 음식을 먹고 있지는 않은지 살펴보는 것이 좋습니다. 그러면 본인이 일상에서 섭취하는 음식을 파악하는 과정에서 평생 지속해야 할 건강한 식습관을 가질 수 있습니다.

그렇다고 너무 완벽하려고 하지 마십시오. 가끔은 실패할 수 있지만 그래도 좌절하지 않고 꾸준히 실천하는 의지가 더 중요합니다.

매일 늘린다		가급적 줄인다	
항산화 영양소	각종 채소류나 과일	트랜스지방산	감자튀김, 도넛, 크루아상(빵)
필수지방산	생선류, 식물성 기름	단순당류	사탕류, 음료수 등
섬유소	현미, 잡곡류, 채소나 과일	식품첨가물	과자, 사탕류, 육가공품 등
비타민	각종 채소류, 과일	포화지방산	등심, 삼겹살 등
수분	보리차, 생수, 옥수수차	알코올	과음

소박한 식사의 힘을 믿어라

●●●●● 아무리 항암식품이라 할지라도 정상 체중을 유지하기 위해서는 과도한 섭취를 피하는 것이 좋습니다. 그러려면 기름, 소금이나 설탕, 버터 등을 지나치게 넣어 조리한 음식은 피하고, 소박하고 가급적 조리 과정이 적은 음식을 좋아하도록 미각을 훈련하며, 그 양에 적응하도록 하는 것이 중요합니다.

평범하게 먹는다고 해서 반드시 단조로운 식단을 의미하는 것은 아닙니다. 매일 매끼 다양하고 신선한 식재료를 준비하여 간단한 방법으로 조리하되, 한 종류는 날로 먹어도 좋습니다. 음식 재료 고유의 맛을 음미하고 되도록 양념을 덜 넣도록 합니다.

건강한 조리 방법으로는 끓이기보다는 굽거나 찌는 것이, 튀기기보다는 재빨리 끓여내는 것이 더 좋습니다. 볶을 경우에는 기름을 흥건하게 두르고 튀기듯이 조리하지 말고, 물을 약간 넣거나 기름을 조금만 두르고 센 불에서 살짝 볶는 것이 좋습니다. 소스나 양념은 가열할 때 넣지 말고 식탁에서 조금씩 찍어 먹는 것이 좋습니다.

성장이 멈추고 활동량이 적은 성인은 아무래도 하루 필요 열량이 적습니다. 따라서 무엇을 먹느냐보다 적절한 양으로 골고루 먹느냐가 더 중요합니다. 식사는 잡곡밥을 주식으로 하고, 고기나 생선, 계란과 같은 단백질 반찬 1~2종류, 야채 반찬 2~3가지를 매끼마다 가능한 한 매일 다르게 그리고 간단한 조리법으로 준비해두기를 권유합니다. 간식으로는 우유 1잔과 과일 1~2인분 정도를 먹고, 물이나 건강차는 수시로 마시는 것이 좋습니다.

이렇게 소박한 식사를 가족들과 즐겁게 하는 습관이 가족 모두의 건강을 위한 보험이 되며, 최고의 건강 유산이 될 수 있음을 기억하기 바랍니다.

좋은 생활습관을 유지하라

●●●●● 좋은 식습관만 유지하면 암을 예방할 수 있을까요? 그렇지 않습니다. 일상에서 먹는 음식 외에도 술, 흡연, 공해, 심지어는 스트레스까지 발암의 요인이 될 수 있습니다. 이러한 수많은 요인들을 적당히 통제하고 건전한 생활습관을 유지하는 것 또한 중요한 암 예방 방법입니다.

지금까지 연구에서 가장 확실한 발암 인자는 담배입니다. 담배는 암 발생 요인의 30%를 차지한다고 합니다. 담배의 해악은 직접 피우는 사람에게만 미치지 않습니다. 담배 연기에 함유된 성분들이 주변 사람의 호흡기로 들어가서 담배를 피운 것과 같은 결과를 만들어내기 때문입니다. 따라서 치료 후 담배 연기에 노출되는 것을 삼가는 것이 좋습니다.

담배와 함께 자주 거론되는 것으로 술이 있습니다. 알코올 성분이 직접적인 발암인자라는 연구는 없습니다. 그러나 알코올은 체내에서 항암 성분인 비타민과 무기질을 소모시켜 궁극적으로 발암물질의 작용을 도와주는 역할을 합니다. 특히 술과 더불어 먹는 안주는 주로 고지방, 고열량으로 된 식품이어서 체중을 증가시킵니다.

술을 마시는 자리에는 거의 담배 연기가 있는 법, 술자리에 가다보면 자연스럽게 간접흡연에 노출되기 쉽습니다. 그렇다고 해서 술을 입에도 대지 말라는 말은 아닙니다. 기분 좋게 한두 잔 마시는 정도에서 멈춘다면 적당한 음주 또한 삶의 활력소가 될 것입니다. 그러나 지나치게 술을 권하거나, 잔을 돌려 마시거나, 독한 술로 폭탄주를 마시는 음주 문화는 자제해야 합니다.

마지막으로 운동을 권합니다. 운동 역시 주변 권유보다 자신의 현재 체력에 맞는 것부터 서서히 시작하는 것이 좋습니다. 이를테면 처음에는 집안을 한 바퀴 돌다가 조금씩 그 횟수나 범위를 늘려나가도록 합니다. 처음부터 너무 무리한 운동을 하면 오히려 하지 않은 것보다 못할 수 있습니다. 그 후에는 일상에서 가볍게 즐길 수 있는 일 중에 운동이 될 만한 것들을 찾아보십시오.

차츰차츰 체력이 좋아지는 것을 보며 조금씩 운동 시간과 강도를 높여가도 늦지 않습니다. 무슨 운동을 하느냐가 중요한 것이 아니라 매일 꾸준히 하는 것이 더 중요합니다. 일상생활 속에서 즐겁게 하는 운동만이 제대로 효과를 볼 수 있음을 잊지 마십시오. 만약 심각한 과체중이거나 심장에 문제가 있다면 새로운 운동을 시작하기 전에 반드시 주치의와 상의하는 것이 좋습니다.

의료진의 의견 ⑥ – 치료를 마친 후에

현재를 즐기며 정기 검진을 받으십시오

암 진단은 환자 여러분의 생활과 생명을 위협할 뿐만 아니라 자긍심과 사회생활에도 큰 충격을 주었을 것입니다. 암 환자가 겪는 정신적 혼란, 슬픔, 절망, 두려움 등 감정의 변화는 정상적인 반응으로서 치료 후에는 서서히 감소할 것입니다. 그러나 때로는 치료 종료 후 회복 기간 중에도 이러한 감정이 심하게 나타나기도 합니다.

많은 환자들이 병원에서 치료를 종료하고 집으로 올 때 더 불안하다고 합니다. 그동안 의지했던 의료진 없이 스스로 일상생활을 하는 것에 대한 두려움 때문입니다. 혹시라도 잘못하여 재발하면 어쩌나 하는 공포감을 느끼기도 하고, 치료 중에 받았던 관심과 치료를 받지 못한다는 생각으로 오히려 우울해하기도 합니다. 이러한 불안감은 극히 자연스러운 것으로 체력과 상처가 회복됨에 따라 건강에 자신감이 생기면서 점차 감소할 것입니다.

또한 많은 환자들이 정기적인 검사와 진찰 직전에 불안감을 느낀다고 합니다. 그러나 이 모든 반응은 정상적인 것이므로 놀랄 것은 없습니다. 다만, 이러한 감정이 스스로 해결할 수 있는 것인가, 가족이나 친구의 도움이 필요한 것인가, 아니면 전문가의 도움을 받아야 하는 것인가를 구별해야 합니다. 누군가의 도움이 필요할 때는 친구나 가족들과 함께 나들이, 영화감상, 운동 등 예전에 즐기던 활동을 해보십시오.

육체적 활동은 부정적인 감정을 극복하는 데 많은 도움이 됩니다. 특히 운동은 체내에 엔도르핀이라는, 즐거움을 느끼게 하는 호르몬을 나오게 합니다. 명상, 요가 등도 좋습니다. 이런 활동조차 할 의욕이 없다거나 끝없는 슬픔, 자기 비하, 죄 의식, 미래에 대한 극심한 공포 등은 전문의의 도움이 필요한 우울증의 신호들일 수 있습니다. 이러한 감정이 들면 주치의와 상담하십시오. 주치의가 환자 여러분을 적절한 전문가에게 의뢰해줄 것입니다.

암 치료 과정은 삶을 다른 각도로 보고 인생의 우선순위를 재정립하는 기회가 될 것입니다. 불행한 연상을 중단하고, 현재에 즐거운 그 무언가를 찾도록 하십시오. 가족과 사랑, 하고 싶었던 취미 활동, 이 모든 것을 자유롭게 하기 바랍니다. 같은 병이 있는 환자와 보호자들을 위한 자조 모임을 찾는 것도 좋습니다. 치료 후에도 자조 모임에 참가하면 지속적으로 암에 대한 정보를 얻을 수 있고, 치료 후 생활에도 도움을 받을 수 있습니다. 이제 막 암 진단을 받았거나 치료를 시작하는 환자 혹은 회복이 어려운 사람들에게 자신의 치유 경험을 나누며 희망과 위로가 되어주는 것도 보람될 것입니다.

끝으로 암은 치료를 받았다 해도 신체 어느 부위에서든 재발할 수 있으므로 정기 검진이 필요합니다. 대개는 치료 종료 후 몇 주 간격으로 하다가 6개월 간격으로 검진합니다.

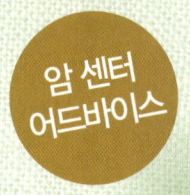

항암 치료가 끝났는데 이제는 약간 짜게 먹어도 될까요?

치료를 종료하고 체력을 서서히 회복하면 식욕 또한 정상으로 돌아옵니다. 치료 부작용으로 제대로 먹지 못했던 음식들이 하나, 둘씩 생각나고, 늘어나는 식욕으로 여러 가지 맛있는 음식들을 찾게 됩니다.

하지만 암은 언제나 재발 가능성이 있으므로 완전히 안심하기는 이릅니다. 물론 지나친 걱정으로 식사를 제한하는 것도 좋지 않지만, 완치되었다는 섣부른 믿음으로 마구잡이로 음식을 먹는 것도 바람직하지 않습니다.

특히 맵고 짠 음식은 위장 점막을 자극하여 발암물질의 작용을 촉진합니다. 재발 방지를 위한 식사 원칙은 암 예방을 위한 식사 원칙이 그대로 적용됩니다. 즉 적절한 열량을 섭취하되, 편식하지 말고 골고루 영양 면에서 균형을 이룰 수 있도록 음식을 먹어야 합니다. 특히 암 유발 식품으로 알려진 맵고 짠 음식, 너무 뜨거운 음식, 불에 탄 고기나 생선, 곰팡이 핀 음식 등을 피하고, 신선한 자연식품으로 건강한 식생활을 유지해야 합니다.

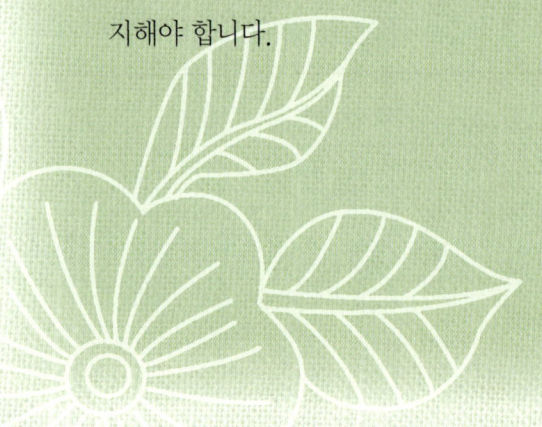

치료 중에는 체력 보강을 위해서 고기를 많이 먹었는데, 치료 후에 고기를 많이 먹어도 되나요?

항암 치료 중에는 치료를 견디기 위한 체력 및 면역 세포의 유지를 위해 질 좋은 단백질 식품인 육류를 섭취해야 합니다. 물론 치료 후에도 회복을 돕기 위해서 육류의 섭취가 필요합니다.

그러나 치료가 끝난 후 어느 정도 체력이 회복되고, 체중 또한 정상으로 돌아오면 단백질 필요량이 달라질 수 있습니다. 그때는 일상생활에 필요한 열량 범위 안에서 단백질 섭취를 조절해야 합니다. 한국영양학회에서 제시하는 한국인 영양권장량에 의하면, 30대 이상 성인 남성의 1일 단백질 필요량은 50g이며, 여성은 45g입니다. 이 양은 개인의 상황에 따라 다소 가감할 수는 있으나, 치료 중 단백질 필요량(참고: 2장에 나오는 '나의 적정 체중과 영양 필요량 알아보기')보다는 적습니다.

미국암협회에서는 암을 예방하기 위해 붉은색 육류의 섭취량을 하루 80g 이하로 제한하도록 권하고 있습니다. 육류와 암 발생에 관한 연구 자료를 살펴보면, 육류를 먹으면 암에 걸릴 확률이 높다는 기록이 많습니다. 그 이유는 육류를 직화열로 구을 때 육류에 함유된 동물성 지방 즉, 포화지방산이 발암물질을 생성하기 때문입니다.

결론을 말하면, 암 치료 후에는 단백질 필요량이 적어지는데다 육류 섭취에 따른 암 발생 요인을 줄여야 하므로 육류 섭취량과 빈도를 적절하게 제한하는 것이 좋습니다. 또한 단백질 식품으로 육류뿐만 아니라 생선류, 두부, 콩, 우유 등을 다양하게 섭취하는 것이 건강에 도움이 됩니다.

미국에서 보내온 암 환자를 위한 레시피

부록 – 산드라 폰텔로 씨의 레시피

산드라 폰텔로 씨는 미국에서 암 전문병원으로 유명한 엠디(MD)앤더슨 병원에서 암 환자를 위해 자원봉사 활동을 하고 계신 분으로, 암 치료 중인 환자에게 음식을 만들어서 사랑과 위로의 마음을 전하고 있습니다. 연세암센터가 환자를 위한 책을 집필한다는 소식을 듣고, 기꺼이 그동안 자신이 만들었던 요리 레시피를 주셨습니다.

●●●●● 암을 진단받은 환자에게 위로와 도움은 큰 힘이 됩니다. 암 환자에게는 병에 대한 걱정과 슬픔을 떨쳐내는 것이 가장 시급한 일일 것입니다. 음식은 모든 사람들에게 편안함과 안전함을 느끼게 해줄 수 있습니다. 제가 개발한 요리법을 나눔으로써 무시무시한 암과 맞서서 싸우는 많은 환자들과 가족들에게 희망을 드리고 싶습니다.

미국 텍사스 남부에서 영양식이란 탄수화물, 단백질, 지방을 골고루 포함한 음식을 일컫는데, 이러한 음식이야말로 마음을 위로해줄 뿐 아니라 체력을 강하게 유지시켜주므로 항암 치료 중인 환자들을 만족시켜줄 것입니다.

제가 소개하고자 하는 음식은 야채라자냐와 치즈케이크입니다.

야채라자냐는 탄수화물, 지방 그리고 단백질 성분이 골고루 포함되어 있어 훌륭한 한 끼 식사가 될 수 있습니다. 맛도 좋아서 힘든 치료를 견뎌야 하는 환자들의 고통을 먹는 즐거움으로 보상해줄 것입니다. 제가 제시하는 재료 외에도 돼지고기, 닭고기, 소고기 등과 단백질 식품은 물론 옥수수, 아스파라거스, 가지, 호박 등을 추가하여 얼마든지 창의적으로 만들 수 있습니다.

또한 치즈케이크는 훌륭한 디저트가 됩니다. 1975년, 저는 처음으로 상점에서 산 치즈케이크를 맛보고 얼마나 기뻐했는지 모릅니다. 어린아이였던 저는 그 케이크가 다 없어질 때까지 냉장고를 수차례 왔다 갔다 하면서 한 조각씩 꺼내 먹었습니다. 그 후 치즈케이크를 좋아하게 되면서 저만의 치즈케이크를 만들기 위해 많은 노력을 하였습니다. 그 결과 뉴욕 스타일의 치즈케이크와 아몬드치즈케이크 레시피를 완성했습니다. 제가 개발한 치즈케이크는 어린 시절 상점에서 샀던 치즈케이크와는 비교도 되지 않을 만큼 큽니다. 다른 사람들도 이 케이크를 아이들처럼 흥분하면서 마지막 한 조각까지 다 먹을 수 있기를 그려봅니다.

암으로 걱정과 불안 속에서 고통받는 분들의 마음을 위로하고 치료를 돕기 위해 저의 사랑을 담은 치즈케이크를 드리고 싶습니다. 이 레시피들을 연세암센터와 공유하여 암으로 힘들어하는 환자들을 도울 수 있기를 바랍니다

요리별 레시피

야채라자냐

탄수화물이 풍부한 라자냐면, 단백질이 풍부한 치즈, 좋은 열량 공급원인 버터, 비타민과 피토케미컬이 풍부한 각종 야채들을 골고루 담아 간단하게 조리할 수 있는 음식입니다.

■ **재료(2인분)**

라자냐면 1파운드(약 455g), 식용유 약간, 버터 7큰술, 마늘, 소금, 말린 바질과 오레가노 적당량, 마늘가루 약간, 노란호박 1컵, 애호박 1컵, 잘게 썬 버섯 1.5컵, 잘게 썬 당근과 브로콜리 각각 0.5컵, **크림소스**[버터 녹인 것 8큰술, 밀가루 8큰술, 하얀 후춧가루 0.5작은술, 우유 5컵), 파마산치즈 0.5컵, 모짜렐라치즈 2파운드(약 907g), 리코다 15온스(약 425g)], 시금치 1단, 파슬리가루, 버터, 프렌치빵, 샐러드, 포도주

■ **이렇게 만들어보세요**

1. 9×13인치(약 23×33cm) 크기의 깊은 팬에 식용유를 두릅니다.
2. 1파운드(약 455g) 박스의 라자냐면이 부드러워질 때까지 끓여서 헹군 후 식힙니다.
3. 냄비에 버터 3큰술, 마늘, 소금, 말린 바질, 말린 오레가노를 넣고, 노란호박 1컵과 애호박 1컵을 볶아놓습니다.
4. 다시 냄비에 버터 2큰술, 마늘, 말린 바질, 말린 오레가노를 넣고, 잘게 썬 버섯 1.5컵을 볶아

놓습니다.

5. 또 다시 냄비에 버터 2큰술, 마늘, 말린 바질, 말린 오레가노를 넣고, 잘게 썬 당근 1.5컵, 브로콜리 1.5컵을 넣고 익을 때까지 볶습니다.
6. 크림소스 재료를 그릇에 섞은 후 전자레인지에 1분 30초씩 돌려 뜨거워지고 끈끈해질 때까지 반복해서 가열합니다.
7. ⑥번을 소금, 마늘가루, 후춧가루로 양념한 다음 어느 정도 끈끈해지면 파마산치즈 0.5컵, 모짜렐라치즈 간 것 2파운드(약 907g), 라코타 15온스(약 425g)를 넣습니다.
8. 신선한 시금치 1단을 잘 씻어서 건조시킵니다.
9. 크림소스 0.5컵을 프라이팬에 붓고, 라자냐면 4장을 아래에서부터 깔아줍니다. 그 위에 미리 볶아둔 야채 0.5컵을 펴놓고, 모짜렐라치즈를 뿌린 후 라자냐면 4장을 다시 깔고 리코타를 면 위에 놓습니다. 그 다음에는 시금치를 한 층 깔고, 크림소스 1컵을 뿌린 후 라자냐면을 1장 올려놓고 채소와 모짜렐라치즈를 다시 얹습니다. 마지막 층은 라자냐면, 리코타, 시금치를 올려놓고 크림소스로 덮어줍니다. 그리고 맨 위에는 모짜렐라치즈와 파슬리가루를 뿌려줍니다.
10. ⑨를 350도의 오븐에서 한 시간 또는 중앙 부분이 뜨거워질 때까지 익힙니다.
11. 350도에서 20분 정도 굽습니다.
12. 버터를 바른 더운 프렌치빵과 샐러드를 곁들이면 좋습니다. 허락된다면 포도주 반 잔 정도와 같이 즐깁니다.

치즈케이크(뉴욕 스타일)

■ **재료**

실온의 크림치즈 패키지 6~8온스(약 170~227g), 곡물 크래커 부순 것 1.5컵, 버터 녹인 것 6큰술, 설탕 1.25컵, 달걀 6개, 레몬 잘게 간 것 1큰술, 레몬즙(레몬 2개 분량), 휘핑크림 0.5컵, 사워크림 0.5컵, 바닐라 2작은술, 아몬드 추출액 1작은술, **토핑**[사워크림 16온스(약 455g), 설탕 4큰술, 바닐라 1작은술, 아몬드 추출액 1작은술]

■ **이렇게 만들어보세요**

1. 9×4인치(약 23×33cm)의 둥근 모양 팬에 식용유를 두르고 오븐을 350도로 예열합니다.
2. 곡물 크래커 부순 것 1.5컵, 버터 녹인 것 6큰술, 설탕 0.5컵을 잘 섞어 팬에 바르고 약 10~15분 동안 350도의 오븐에서 굽습니다. 다른 재료를 조리하는 동안 식혀둡니다.
3. 크림치즈를 믹서기로 2~3분 동안 간 후 설탕을 넣고 잘 섞이게 휘젓습니다. 그 다음에는 믹서기를 저속으로 설정한 후 계란을 넣고 잘 섞이도록 저어줍니다. 나머지 재료들을 추가로 하나씩 넣습니다.
4. ③을 300도로 예열한 오븐에 1시간 정도 구워내고, 온도를 275도로 낮추어 1시간 30분 동안

오븐에서 조리합니다.
5. 준비한 토핑 재료를 잘 섞습니다.
6. 치즈케이크 윗면에 사워크림을 펴서 바르고, 1시간 정도 식힌 후에 냉장 보관합니다.
7. 신선한 과일을 곁들여 먹으면 좋습니다.

아몬드치즈케이크

■ **재료**

실온의 크림치즈 패키지 6~8온스(약 170~227g), 곡물 크래커 부순 것 1.5컵, 버터 녹인 것 6큰술, 흑설탕 1.25컵, 달걀 6개, 휘핑크림 0.5컵, 아몬드 추출액 0.5컵, 바닐라 2작은술, **아몬드 토핑** (흑설탕 2컵, 굵은 설탕 1컵, 연유 1컵, 버터 4큰술, 피칸 3컵, 아몬드 약간)

■ **이렇게 만들어보세요**

1. 9×4인치(약 23×33cm) 둥근 모양의 팬에 식용유를 두르고 350도의 오븐에 넣습니다
2. 곡물 크래커 부순 것 1.5컵, 버터 녹인 것 6큰술, 설탕 0.5컵을 잘 섞어 팬에 바르고 약 10~15분 동안 350도의 오븐에서 굽습니다. 다른 것을 조리하는 동안 식혀둡니다.
3. 믹서기를 중간 속도로 설정한 후 크림치즈를 넣고 걸쭉해질 때까지 갈아줍니다.
4. 걸쭉해진 크림치즈에 흑설탕을 넣고 젓다가 달걀을 하나씩 추가하면서 천천히 젓습니다. 나머지 재료도 넣어줍니다.
5. 혼합물의 반 정도를 팬에 붓고 아몬드 조각을 한층 덮은 후 나머지 혼합물을 팬에 마저 붓습니다.
6. 300도의 오븐에서 1시간이 지나면 온도를 275도로 낮추어 1시간 30분 동안 더 익힙니다.
7. 아몬드 토핑을 만들기 위해서 흑설탕, 굵은 설탕, 연유를 냄비에 넣고 중불에서 약 5분간 잘 저어준 후 버터와 피칸, 아몬드를 잘게 부수어 넣고 5~7분간 더 저어줍니다.
8. 케이크를 올려놓을 왁스 페이퍼를 준비하는 동안 ⑦을 식힌 다음 먹기 좋은 크기로 분리해놓습니다.
9. 치즈케이크 위에 아몬드를 장식으로 올립니다.
10. 잘 익은 치즈케이크를 오븐에서 꺼내어 1시간 정도 식힌 다음 24시간 동안 냉장 보관합니다.

암 환자 영양 관리에 대한 친절한 안내서가 되길 바라며

암 환자는 효과적인 항암 치료의 진행을 위해 많은 열량과 단백질이 필요합니다. 하지만 실제로 세브란스병원에서 입원 환자의 영양 상태를 평가해본 결과, 영양 불량 상태로 선별된 환자 중 약 74%가 암 환자로 밝혀졌습니다. 뿐만 아니라 항암 치료 중인 환자의 일일 평균 식사 섭취량을 조사해보니 일반적인 권장량(열량 2,100kcal, 단백질 95g)에 비해 열량은 50%인 1,090kcal, 단백질은 44%인 42g 정도 섭취하고 있는 것으로 조사되었습니다.

한편, 연세암센터에서는 지난 2008년 5~6월 동안 항암 치료로 입원 중인 환자 108명을 대상으로 설문 조사를 하였습니다. 설문 조사 결과에 따르면, 항암 치료 중인 환자들은 식욕 부진 그리고 육류, 기름, 생선 비린내 등 냄새에 대한 거부감, 저염식 식사에 대한 부적응, 병원식 특유의 냄새에 대한 고통 등이 식사를 방해하는 요인이라고 지적하였습니다. 게다가 치료 중인 암 환자의 경우 단맛에 대한 민감도는 증가하거나 감소하고, 짠맛과 신맛에 대한 민감도는 감소하는 등 맛에 대한 감각 변화도 동반되는데, 이는 궁극적으로 음식의 맛을 제대로 느끼지 못하는 요인이 되고 있음을 알 수 있었습니다. 환자들은 다양한 간식, 부족한 열량과 단백질을 보충할 수 있는 식사 그리고 메스꺼움, 구토 등 항암 치료로 부작용이 있을 때의 식사 방법 제안 등을 요구하였습니다.

이에 세브란스병원 영양팀과 CJ프레시웨이 메뉴팀은 항암 치료 중인 환자들의 심각한 영양 문제를 개선하기 위해 연구개발팀을 구성하였습니다. 그리고 지난 2008년 6월부터 2009년 2월까지 8개월 동안 문헌 연구와 건강 메뉴 조리법에 대한 조사, 타 병원 운영 사례 분석 등을 하며 항암 치료 중인 환자를

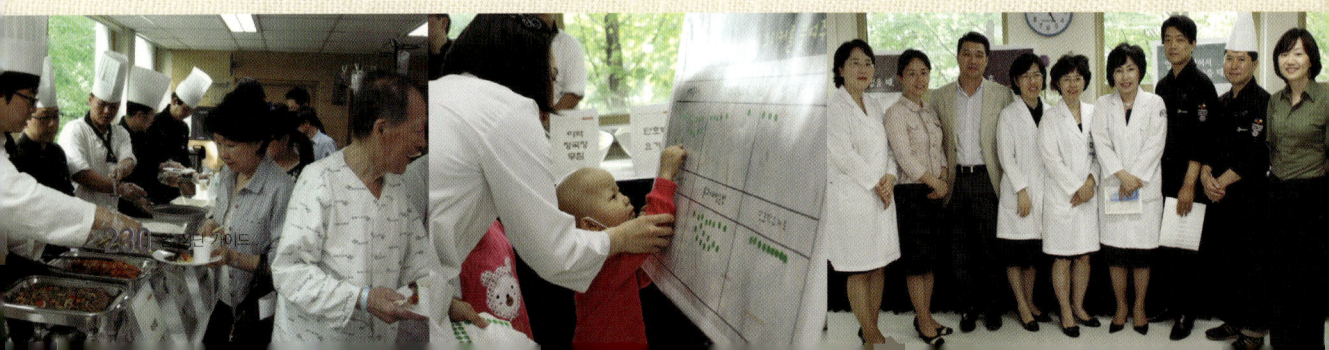

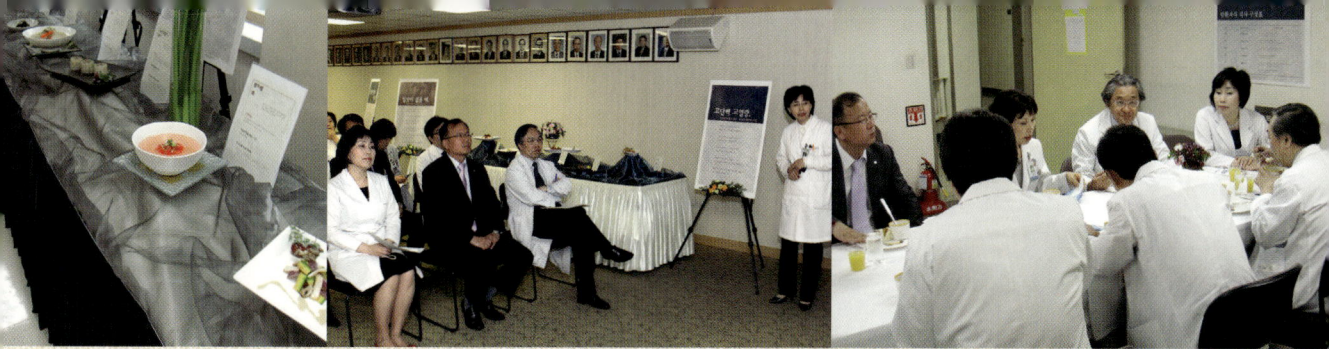

위한 메뉴를 연구, 개발하였습니다. 쉽게 구할 수 있는 식재료로 간단하게 조리할 수 있어야 하고, 영양 면으로나 맛으로나 항암 치료 중인 환자에게 도움이 되어야 한다는 기준을 가지고, 100여 개의 메뉴를 직접 요리하여 4차례 시연회를 거친 후 47종을 채택하였습니다.

이렇게 개발한 47선 요리는 세브란스병원 의료진을 대상으로 하여 첫선을 보이고, 환자와 보호자를 대상으로 한 전시회와 시연회에서 일반인에게 소개되었습니다. 시연회에서 정현철 연세대암센터원장님은 "암 치료 중에는 더 많은 열량과 영양소가 필요한 반면, 환자들이 치료 증상과 잘못된 상식으로 오히려 정상인보다 더 잘 먹지 못하는 경우가 많다. 이런한 환자의 상황을 고려하여 국내 최초로 암 전문병원에서 고열량에 고단백이면서 환자의 치료에 따른 증상 등을 완화할 수 있는 암 환자 전용 메뉴를 개발하였음에 의미가 크다"라고 하시며, "이러한 식사를 제공하여 식사량을 증가시킴으로써 환자의 영양 상태를 개선하고 항암 치료에 도움을 줄 것으로 기대한다"라고 말씀하셨습니다.

이렇게 만든 메뉴는 2009년 7월부터 본격적으로 연세암센터에 입원하고 있는 환자들에게 제공되고 있습니다. 그 결과 예전에 일반식을 제공할 때보다 식사율도 증가하였고, 식사를 기다리는 환자가 있을 정도로 반응이 좋습니다. 어떤 환자들은 아예 메뉴 조리법을 알려달라고 부탁하기도 합니다. 그래서 더 많은 환자와 가족들에게 메뉴뿐만 아니라 항암 치료 기간 동안의 식생활 전반에 대한 안내를 해드리고자 이 책을 발간하게 되었습니다.

진행총괄	정현철 (연세암센터 원장)
	이창근 (CJ프레시웨이 대표이사)
	김형미 (세브란스병원 영양팀 팀장)
진행협조	김정남 (세브란스병원 영양팀 과장)
	유한경 (세브란스병원 영양팀 임상 영양사)
	송승은 (세브란스병원 영양팀 임상 영양사)
메뉴기획	서희정 (CJ프레시웨이 메뉴팀)
디자인	남 현 (삼호미디어)
요리	김정현, 황하성 (CJ프레시웨이 메뉴팀)
푸드스타일링	임윤수, 김혜경, 윤미현, 김보람 (CJ프레시웨이 조리교육센터)
식단계획	정지현 (CJ프레시웨이 세브란스점 점장)
식기협찬	경남무형문화재 제14호 징장 이용구 옹의 두부자공방 (055-945-2626)
	The kitchen (031-909-1117~8)
사진	이과용 (leekw28@hanmail.net), 이근영 (mustashe.dali@gmail.com)

암 치료에 꼭 필요한
암 식단 가이드

1판 32쇄 | 2025년 12월 8일
지 은 이 | 연세대암센터 · 세브란스병원 영양팀 · CJ프레시웨이
발 행 인 | 김 인 태
발 행 처 | 삼호미디어
등   록 | 1993년 10월 12일 제21-494호
주   소 | 서울특별시 서초구 강남대로 545-21 거림빌딩 4층
         www.samhomedia.com
전   화 | (02)544-9456
팩   스 | (02)512-3593

ISBN 978-89-7849-411-3 13510

Copyright 2009 by SAMHO MEDIA PUBLISHING CO.

출판사의 허락 없이 무단 복제와 무단 전재를 금합니다.
잘못된 책은 바꿔 드립니다.